의료 사고 예방 솔루션 2

환자 안전 RCA 분석 ImSAFER

Improvement for medical System by Analyzing Fault root in human ERror incident

Authorized translation from the Japanese language edition, entitled
医療におけるヒューマンエラーなぜ間違えるどう防ぐ第2版
ISBN 978-4-260-01937-8
著：河野龍太郎
Published by IGAKU-SHOIN LTD., TOKYO Copyright © 2014
All Rights Reserved. No part of this book may be reproduced or transmitted in any form or by any means, electronic or mechanical,
including photocopying, recording or by any information storage retrieval system,
without permission from IGAKU-SHOIN LTD.
Korean language edition published by HanEon Co ., Ltd. Copyright © [Publisher shall herein the year of publication]

의료 사고 예방 솔루션 2

환자 안전 RCA 분석 ImSAFER

Improvement for medical System by Analyzing Fault root in human ERror incident

가와노 류타로 지음 | 정정희 감수 | 이민자 옮김

일러두기

이 책에 언급된 의료 전문 지식과 계산법, 의료 상황에 대한 내용들은 출판된 시점에서 최신 정보를 바탕으로 최선의 노력을 기울였습니다. 그러나 의학과 의료 분야는 빠르게 발전하고 있으며 수시로 정보가 업데이트되어 책에 수록된 모든 내용이 완벽하게 들어맞는다고 단언하기는 어렵습니다. 따라서, 이 책을 활용하고자 하는 독자는 책의 내용에 대해 좀 더 세심한 주의를 기울여 주시기를 부탁드립니다.

이 책에 언급된 약제명, 약제 사진, 법령과 같은 규칙들은 향후 새로 업데이트되었을 경우, 여기에 제시된 내용으로 인해 뜻하지 않은 사고가 발생해도 저자, 편집자, 출판사는 책임을 지지 않습니다.

* 감수자 주: 이 책에 기재된 '의약품 사진'과 '약품명', '성분명', '법령'은 일본의 원서를 그대로 살린 것입니다. 그 내용 가운데 일정 부분은 우리나라와 같지만, 간혹 우리나라와 맞지 않는 부분은 '참고'로 두어 설명하였습니다. 국내 약제에 관한 추가 정보는 대한민국의약정보센터(킴스온라인, http://new.kimsonline.co.kr)나 드러그인포(http://www.druginfo.co.kr)에 접속하면 그에 대한 정보를 얻을 수 있습니다.

* 국내 약품명 표기: 〔약제명〕〔성분명〕
국내 약품명은 국내 의료 현장에서 대표적으로 쓰이는 약제로 선정하였으며, 일부 약품명에 기재되어 있는 제약회사명은 약제 홍보와 무관함을 알려드리는 바입니다. 국내 약품명 설명이 들어가 있지 않은 사진은 일본과 국내에서 사용 중인 약품이 같거나 일본에서만 사용하는 경우입니다.

　이 책의 초판(제1판) 서문에 적혀 있는 날짜가 '2004년 6월'입니다. 그당시 저는 기업의 연구소에서 휴먼팩터를 연구하고 있었지요. 오늘날 이렇게 제2판의 서문을 쓰게 된 것이 2014년 1월이므로, 제1판은 10여 년 전에 나온 셈입니다. 10년이면 강산도 변한다던데, 그렇다면 오늘날 의료 현장에는 얼마나 안전한 시스템이 갖춰져 있을까요?

　제가 보기에는 10여 년이 지난 뒤니 분명 다양한 면에서 개선되었으리라 봅니다. 여러 개선된 면에 대해서 의료 관계자들의 노력을 높이 평가할 수 있겠지요. 그러나 저는 의료 현장에서의 한계도 확실히 느끼며 이해하고 있습니다. "의료 사고는 반드시 일어난다!" 이렇게 단언할 수 있다는 것입니다.

　의료 안전의 중요성을 인식한 일본 정부는 2006년 의료법 개정 당시 의료 안전 관리 체제의 정비를 담당하는 의료 기관을 확대시켰습니다. 같은 해 4월에는 진료 보수 개정법과 관련하여 의료 안전을 위한 대책에 관한 가산점 조치를 신설했습니다. 또한 2007년 3월에는 의료 안전 관리자의 업무 지침과 업무 내용에 맞춰 의료 안전 관리자를 양성하기 위한 연수 프로그램을 만들었고, 관련 지침도 내렸습니다.

　이 연수 프로그램은 '연수를 하면서 학습해야 하는 기본 사항'을 제시하고, 관련 사례를 분석할 수 있는 능력을 갖추도록 요구하고 있습니다. 그러므로 의료 안전 관리자 양성 코스에서는 하루 동안 사례 분석 실습을 하게 됩니다. 그러나 실습의 내용이나 분석 결과를 보면 표면적인 분석만으로 끝나기 때문에 효과적인 대책을 끌어내지 못할 가능성이 있습니다.

실제로 사례 분석을 하면서 자주 듣는 의문이나 고민을 들어보겠습니다.

① 분석 결과가 분석자에 따라 다르다.
② 배후 요인이 충분히 검토되지 않는다.
③ 인과 관계의 비약이나 요인이 배제되어 있다.

분석 결과의 차이는 대개 분석자의 경험이나 지식, 또는 이용하는 모델의 차이가 원인이라고 생각합니다. 특히 배후 요인 탐색에 자유 기술 방식을 도입한 분석 방법은 이 차이를 피할 수 없습니다. 이 결점을 보완하기 위해서 체크리스트를 사용하는데, 누락을 피하려면 항목을 늘릴 수밖에 없습니다. 간단하게 분석하기 위해 자유 기술 방식을 도입했는데, 누락을 피하기 위한 항목이 늘어나면서 오히려 시간과 노력도 더 늘어나게 되었습니다.

지난 10여 년 동안 저는 여러 병원과 연구회에서 휴먼에러에 대한 메커니즘이나 대응책에 대해 강의하고, 분석 방법에 대한 연수 지도도 해왔습니다. 이 와중에 저는 어떻게 하면 적절한 분석을 할 수 있을지 생각을 거듭했고, 그리하여 나름 개량을 실천해왔습니다.

제1판에서는 Medical SAFER를 제안하여 실습을 지도했습니다. 그러면서 이 분석 방법의 문제점도 발견했습니다. 그래서 분석 방법을 조금씩 개선해왔습니다. 제2판에서는 휴먼에러에 대한 사실과 현상을 분석하는 방법의 개선점으로 다음과 같은 세 가지 특징을 갖춘, 새로운 휴먼에러에 대한 사실과 현상의 분석 방법인 ImSAFER를 제안하게 되었습니다.

① 분석 결과의 안정성
② 이용 가능한 시간과 분석자의 능력에 맞춘 분석 수준 도입
③ 배후 요인을 찾아내는 방법의 효율화

ImSAFER는 지금까지의 문제점을 해결하기 위해 심리학에서 2개의 인간 행동을 모델로 도입했습니다. 즉, ImSAFER의 특징은 바로 인간 행동 모델을 이용하여 에러 행동을 분석해가는 점에 있습니다. 제가 알기로는 지금까지 인간 행동 모델을 강조하여 분석하는 방법은 진행된 적이 없다고 봅니다. 이 방법은 분석뿐만 아니라 사물을 보는 법과 생각하는 법도 바꿀 수 있는 도구로도 사용할 수 있습니다. 그리고 이렇듯 사물을 보는 법과 생각하는 법을 바꿀 수 있는 것이 의료 현장에서 환자 치료와 간호에 큰 도움이 된다고 확신합니다.

지난 10년간 매우 충격적인 재해와 사고가 발생했습니다. 2011년 3월 11일에 발발한 동일본 대지진과 쓰나미, 그로 인한 후쿠시마 제1 원자력 발전소의 사고가 그것입니다. 이 두 가지 커다란 사태 당시 의료 관계자들의 헌신은 대단히 크고 높게 평가되었습니다.

그리고 다른 한편으로 제가 크게 느낀 것은 일본인들이 위험에 대한 감각이 없거나 부족하다는 문제입니다. 위험은 모든 분야에서 어디에나 존재하고, 서로 링크되어 있다는 것을 염두에 두어야 합니다. 이것이 리스크매니지먼트에 관한 기본적인 생각입니다.

이 책에서는 위험 감각에 대해 직접 언급하지는 않았습니다. 그러나 의료 현장에서의 문제 해결에는 냉철한 관찰력이 요구됩니다. 또한 이 분석 방법은 위험 감각을 양성하는 데도 도움이 된다고 생각합니다.

의료 사고가 한 건도 일어나지 않게 하려면 이 책이 널리 활용되도록 해야 합니다. 그럼으로써 에러를 보는 법과 사고하는 방식을 바꾸고, 이 책에 소개된 의료 시스템을 활용해 다른 분야에서도 효과적인 에러 대책을 취할 수 있게 되기를 진심으로 바랍니다.

2014년 1월
가와노 류타로

차 례

제1부

휴먼에러에 대한 사고방식
의료 사고를 파악하다

1. 의료 현장에서의 문제점

▶ 의료 시스템 관리의 문제

의료 시스템에는 다양한 문제가 있다고 생각합니다. 저는 그동안 직접 경험한 일 중 깊이 생각한 것과 느낀 문제점에 대해 말하고자 합니다.

환자를 착각해 발생하는 사고 중 제일 많은 경우

제가 의료 사고 관련 보고서를 처음으로 주의 깊게 읽은 사례는, 환자를 착각하여 발생한 의료 사고에 관한 것이었습니다. 1999년 1월 11일 요코하마 시립 대학부속병원(이하 요코하마 시립 대학병원)에서 일어난 의료 사고였지요. 이 보고서를 인터넷으로 본 저는, 실제로 있었던 일이 생각나 우선 의료 사고 방지 연구회나 병원에서 하는 강연 등에서 그림 1-1을 보여주면서 다음과 같은 질문을 하였습니다.[1]

> 우리들 앞에서 두 사람이 대화를 하고 있습니다.
>
> 남성 : 야마모토 씨, 오늘은 날씨가 매우 좋네요.
>
> 여성 : 아, 네! 기분이 좋습니다.
>
> 이러한 경우 여성의 이름은 무엇일까요?

이렇게 질문하면 대개 "이상한 질문이잖아?"라고 말하며 의아해합니다. 그리고 "아시는 분은 손을 들어주세요"라고 말하면 자신 없는 듯이 드문드문 손을 듭니다.

"일반적인 일본인이라면 아마 '야마모토 씨'라고 판단할 겁니다. 다른

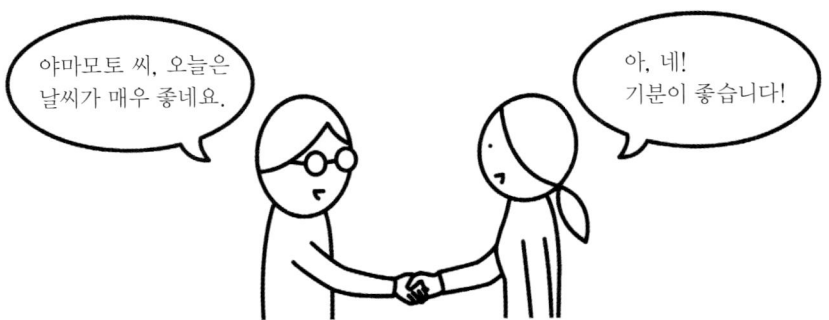

그림 1-1 강연할 때 처음 제시한 슬라이드
두 사람이 대화를 하고 있습니다. 그런데 오른쪽 여성의 이름은 무엇일까요?

강연에서도 같은 질문을 하면 대부분의 사람들은 '야마모토 씨'라고 대답합니다"라고 설명하면 안심하는 표정을 짓습니다.

그런데 "이러한 추정이 반드시 바르지는 않습니다. 또는 이러한 추정을 해서는 절대로 안 되는 시스템이 있습니다. 그것은 어떤 시스템일까요?"라고 질문하면 "도대체 저 강사는 뭘 말하고 싶은 거지?"라는 의문이 담긴 표정을 짓는 의료 관계자와 "음, 음"이라고 고개를 끄덕이는 의료 관계자, 이렇게 두 부류로 나누어지는 게 관찰됩니다.

환자는 언제나 "네"라고 대답한다

요코하마 시립 대학병원에서 환자를 착각하여 발생한 사고의 보고서에는, 최초 잘못은 수술대기실에서 일어났다고 적혀 있습니다.[2]

그림 1-2는 보고서에 게재된 것을 알기 쉽게 나타낸 것입니다. 그림 1-2의 가운데 있는 C는 병동 간호사, D는 수술실 간호사, E와 F는 12번 수술실(환자 B의 수술 예정인 방)의 간호사입니다. 병동 간호사 C가 환자 A를 승강기로 태워 보낸 직후, 수술실 간호사 D가 말을 걸었습니다.

> 간호사 D: 금요일에 뵌 D입니다. B씨, 안녕히 주무셨어요?
>
> 환자 A: 네.

이 대화를 옆에서 듣고 있던 수술실 간호사 E와 F는 '이 사람이 B씨 구나'라고 판단하고 12번 수술실, 즉 환자 B의 수술이 이루어질 예정인 수술실로 이송한 것입니다.

저는 처음에 소박한 의문이 들었습니다. "왜 환자 A가 'B씨'인 것처럼 '네'라고 대답했을까?" 이를테면 환자 A는 12번 수술실에 갈 적에 수술실 간호사 E와 F로부터 "B씨, 오늘 어떠세요?"라는 질문을 듣고서 "좋아요"라고 대답합니다. 이어 "B씨, 춥지 않으세요?"라는 말에 "춥지 않아요"라고 대답합니다.[*1] 자신이 아니라 다른 사람의 이름을 말했는데도 "네"라고 대답한 것이 이상해서 "이 사고와 관련하여 환자 A에게도 문제가 있다"고 생각하게 되었습니다.

그런데 제가 최초로 참가한 의료 사고 방지 연구회 산하 '의료 사고 방지를 위한 심리학 연구회'(대표 : 요코하마 시립 대학 국제문화학부 가와우라 야스시 교수)에 회원으로 있는 의사에게 "실제로 이렇게 다른 사람의 이름으로 부르는데 대답하는 경우가 있습니까?"라고 질문했습니다. 그러자 그럴 수 있다고 대답하더군요. 의사와 간호사 몇 분을 더 만나 같은 질문을 했더니, 꽤 많은 분이 "있을 수 있지요"라고 대답했습니다.

매우 놀라웠습니다. 왜냐하면 다른 사람의 이름으로 자기를 불렀는데 대답하는 사람은 상식적으로 거의 없다고 생각했으니까요. "그럼 왜 그런 일이 일어날까요?"라고 질문하자, 요코하마 시립 대학병원의 사고의 원인은 두 가지라고 했습니다. 하나는 환자가 좀 난청이었다는 것, 또 하나는 수술 전의 가벼운 마취로 의식이 흐려져 있었다는 거지요. 그래서 자신에게 말한 것이라고 생각하고 대답한다는 것입니다.

이 또한 놀라웠습니다. 환자는 다른 사람의 이름으로 불려도 그냥 대답한다는 사실을 의료 관계자들도 이미 알고 있었던 셈이니까요.

제가 생각한 것은 다음과 같은 점입니다.

환자가 잘못 대답한다는 것을 알고 있었다면, "환자가 잘못 대답하는

[*1] 한편 환자 B도 "A씨, 춥지는 않습니까?"라는 말에 "춥지는 않네요!"라고 대답했다.

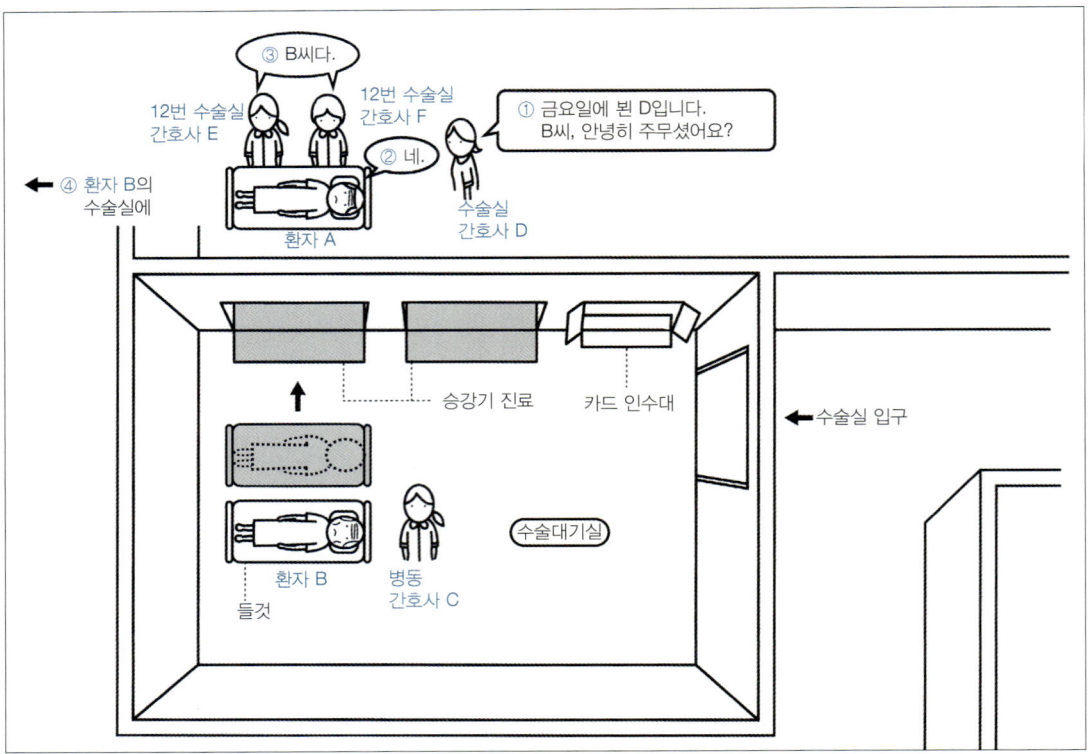

그림 1-2 수술대기실에서의 인수인계

① 수술실 간호사 D가 환자 A에게 "B씨"라고 말을 걸었다.
② 그러자 환자 A가 "네"라고 대답했다.
③ 이 장면을 본 간호사 E와 간호사 F는 환자 A를 환자 B라고 판단했다.
④ 간호사 E와 간호사 F는 환자 A를 환자 B의 수술실로 운송했다.

[요코하마 시립 대학부속병원(당시)의 의료 사고에 관한 사고조사위원회 기초 자료에서, 작성]

것이다"라는 전제하에서 환자를 구별하는 방법을 의료 시스템의 일환으로 설계해놓아야 한다는 것입니다.

그러니까, 환자를 식별하는 방법을 담당자 개인의 문제로 생각할 것이 아니라, 담당자가 환자를 확실하게 식별할 수 있도록 의료 시스템을 만들어야 한다는 것이지요. 왜냐하면 이러한 잘못으로 인해 중대한 결과가 초래될 수 있으니까요.

교토 대학병원의 의료 사고도 마찬가지

다음 해(2000년) 3월 2일, 교토 대학 의학부 부속병원(이하 교토 대학병원)에서도 의료 사고가 발생했습니다. 이 사고는 요코하마 시립 대학병원의 사례와 달리 외부 조사 위원회가 작성한 조사 보고서가 없을 뿐만 아니라, 공개된 사고에 대한 보고서조차 전혀 없습니다. 신문이나 저널리스트의 자료를 볼 수밖에 없다보니, 내용이 편향적일 수 있습니다. 제 3자의 공평한 관점에 기반한 조사 보고서가 필요합니다.[*2]

그 당시 교토 대학병원에 17세의 여성 환자가 입원하고 있었지요. 그녀는 중증이라 인공호흡기를 장착하고 있었습니다. 간호사들이 인공호흡기의 가습기 챔버에 멸균정제수를 정기적으로 공급하고 있었습니다. 그런데 간호사 G는 보충용 멸균정제수가 다 떨어져가는 것을 알게 되어 추가분을 받아두려고 했습니다. 그래서 여느 때처럼 멸균정제수가 들어 있던 500㎖짜리 병을 찾기 시작했습니다. 그러나 병이 보이지 않았습니다. 그래서 선배 간호사에게 물어보니, 조유실 선반에 있는 것이 같은 멸균정제수라면서[*3] 사용해도 좋다는 어드바이스를 받았습니다.

조유실에 가보니 선반에는 역시 하얀 폴리탱크가 있었습니다. 멸균정제수가 떨어지면 이것을 사용해도 좋다는 선배의 말에 안심하고 일을 했습니다.

하루 근무가 끝나는 시간이 지났지만, 일은 아직 많이 남아 있었습니다. 환자의 병실로 가보니 멸균정제수가 다 떨어져 있었습니다. 간호사 G는 오전 중에 확인해둔 하얀 폴리탱크를 가지러 갔습니다. 그 뒤에도 일이 남아 있었기에 서둘러 그 폴리탱크를 환자의 침대 옆에 옮겨놓았습니다. 그리고 폴리탱크에서 주사기로 멸균정제수를 흡입하여 가습기에 주입했습니다. 그렇게 했어도 얼마 동안은 괜찮았습니다. 업무를 인수한 간호사도 멸균정제수가 떨어지면 마찬가지로 폴리탱크에서 주사기로 멸균정제수를 흡입하여 보급했습니다. 그런데 그 후에 환자의 상태가 갑자기 악화된 것입니다.

문제는 폴리탱크였습니다. 멸균정제수가 들었다고 생각했던 폴리탱

---

*2 일본 간호협회의 조사를 참고하는 것이 좋다.[3]
*3 실제로 거기에 있던 것은 소독용 에탄올이 든 폴리탱크 2개였다. 멸균정제수가 든 폴리탱크는 그 방에 없었다.

크에 사실은 소독용 에탄올이 들어 있었던 것입니다. 즉, 에탄올 폴리탱크를 멸균정제수가 들어 있는 폴리탱크와 착각한 것입니다. 이 두 폴리탱크는 사실 아주 많이 비슷합니다. 그래서 에탄올이 든 폴리탱크가 병실로 옮겨진 후에도 간호사 여러 명이 가습기에 에탄올을 넣은 것입니다. 멸균정제수라고 생각하고 말이지요. 간호사 여러 명이 마찬가지로 전혀 몰랐다는 사실만으로도 이 두 폴리탱크가 얼마나 비슷했는지 짐작할 수 있습니다.[*4]

에러는 당연한 것!

뒤에 설명하겠습니다만, "사람은 보고 싶은 것을 본다"는 특성이 있습니다. 예를 들면 냉두부에 간장을 치려고 간장병을 찾는 사람에게는 테이블에 있는 검은 액체가 든 용기는 모두 간장병으로 보이는 것입니다. 그렇지만 먹어보고 나서야 간장이 아니라 돈가스용 소스임을 알 수 있지요. 돈가스용 소스를 간장이라고 착각한 에러와, 에탄올을 멸균정제수라고 착각한 에러에 관한 사실과 현상은, 휴먼에러 발생 메커니즘이라는 관점에서 모두 같은 것입니다.

조건에 따라서는 에탄올을 멸균정제수라고 착각할 확률이 더 높습니다. 예를 들면 우리가 간장과 소스를 착각한 경험이 있다고 합시다. 그 가능성을 떠올리고 냉두부에 간장을 칠 때 문득 다시 한 번 조심하게 됩니다. 고통스런 경험이 떠오르니까요. 그러나 하얀 폴리탱크에 에탄올이 든 경우가 있음을 사전에 모르거나 전혀 의식하지 않고 있다고 합시다. 그러면 비록 라벨이 붙어 있더라도 그 라벨을 인지하지 못한 채 멸균정제수가 든 폴리탱크라고 확신해버리게 됩니다. 역으로 인간이 가지고 있는 이렇듯 고도한 정보 처리 기능이 우리의 일상생활에서의 퍼포먼스를 향상시키는 것입니다.

눈의 구조를 생각해봅시다. 눈의 망막에는 하얀 폴리탱크에 붙은 라

---

*4 어떤 병동의 간호부장은 소독용 에탄올이 든 폴리탱크가 멸균정제수가 든 폴리탱크와 매우 비슷해 보인다는 이유를 들어 멸균정제수가 든 폴리탱크 제품이 입고되는 것을 거절했다.

벨의 문자가 비쳤을지도 모릅니다. 그러나 뇌가 문자를 문자로 처리하지 않는 한 보이지 않는 것입니다. '깨닫기는 했어도, 인지하지는 못하는' 상태인 것입니다.

허술한 관리가 에러로 이어진다

교토 대학병원의 사례를 보면 병원의 관리에 문제가 있었음을 파악할 수 있습니다. 폴리탱크가 있던 조유실(물품 창고로 이용하고 있었다)의 사진을 봤을 때 제가 먼저 느낀 것은 "물건을 놓는 장소가 정해져 있지 않구나!" 하는 것과, "빈자리에 물건을 그저 어수선하게 놔뒀구나!" 하는 것입니다. '안전'에 기반을 둔 관리가 이루어지지 않은 것입니다. 원래 인간은 "물리적 자극을 주는 요소를 그대로 보는 것이 아니라, 보고 싶은 것을 본다"는 경향이 있습니다. 따라서 에러가 발생하지 않도록 의료 시스템을 되새겨야 합니다. 즉 요코하마 시립 대학병원과 교토 대학병원의 사고 모두 허술한 관리가 불러일으킨 에러라고 할 수 있습니다.

기타 의료 사고를 봐도 의료 시스템은 휴먼에러를 방지하기 위해 '개인의 주의'에만 의지하는 것 같습니다. 그러니까 시스템 전체로서 보지는 않는 것 같습니다.[4] 저는 그 후 의료 현장의 실태를 조사하면서 다양한 사실과 현상을 알게 되었습니다.

관리를 해도 에러는 일어난다

항공 사고 사례를 통해 에러와 관리를 생각해봅니다.

1977년 3월 27일, 대서양의 북아프리카 쪽에 있는 스페인령 카나리아 제도의 테네리페 섬에서는 최악의 비행기 참사가 일어났습니다. 그 섬의 로스 · 로디오스 공항에서 벌어졌는데, 민간 항공 사상 최악의 비행기 사고이지요. 초대형 여객기 2대가 활주로에서 충돌해 583명이 사망한 것입니다.

사고의 개요는 대강 그림 1-3과 같습니다. 네덜란드 항공사인 KLM의 초대형 여객기(이하 KLM기)가 활주로의 이륙 시작점까지 이동을 끝내고 이륙 준비를 했습니다. 이러한 사실을 KLM기 조종사가 관제탑에 신호로 알렸고, 항공관제사는 출발에 대한 지시를 내렸습니다. KLM기 측에서는 그 지시를 복창하고, 또한 다음과 같이 덧붙였습니다.[5]

> KLM기 : 우리는 지금 이륙한다(We are now at take-off).
> 관제탑 : OK… 이륙은 잠시, 뒤에 말한다(OK… Stand by for take-off, will call you).

KLM기는 엔진을 열고 활주를 시작했습니다. 속도를 조금 내리던 순간 안개 속에 뭔가 있는 듯싶더니만, 바로 눈앞에 팬암 항공사의 점보기(이하 팬암기)가 갑자기 모습을 드러낸 것입니다. 그날은 안개가 짙고, 시야가 매우 나빴습니다. "위험하다!"라고 생각한 KLM기의 기장은 조종대를 힘껏 잡아당기려고 했습니다. 하지만 유감스럽게도 충분한 속도를 내지 못했기 때문에 이륙하지 못하고 팬암기와 활주로에서 충돌한 것입니다.

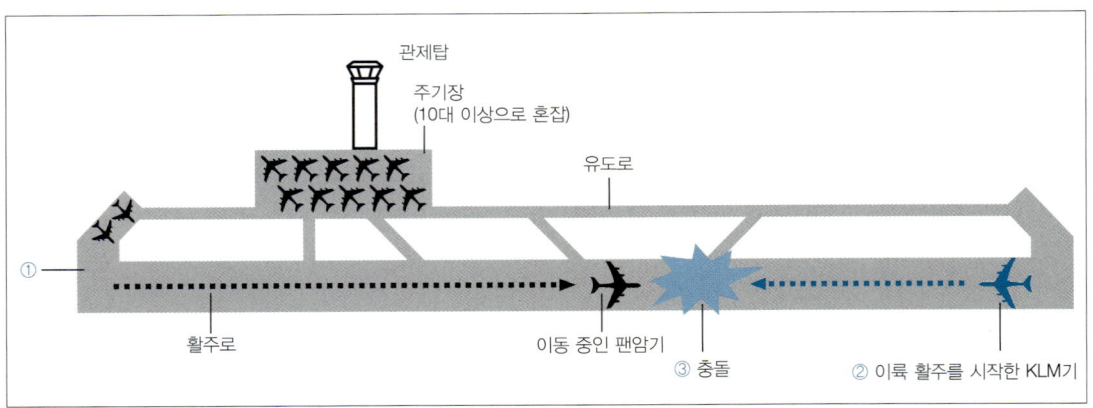

그림 1-3 점보기 2대가 활주로에서 충돌
① 안개가 짙은 상황에서 팬암기가 활주로 왼쪽 끝으로부터 이륙 개시 지점을 향해 이동 시작
② 활주로 오른쪽 끝으로부터 KLM기가 이륙 시작
③ 두 비행기는 활주로에서 충돌

"OK!"라는 말은 쓰지 말자!

그러면 문제는 무엇일까요?

일반적으로 사고는 한 가지 원인 때문에 일어나는 경우는 거의 없습니다. 이 사고와 관련하여 다양한 원인이 지적되고 있습니다. 가장 안타까운 것이 "OK!"라고 한 뒤 "이륙은 잠시"라고 말하는 부분에서 혼신음이 발생해 관제사의 말이 기장에게 정확하게 전해지지 않았던 것입니다. 그리고 다른 몇 가지 요인 중 하나가 단어 문제였습니다.

KLM기의 "우리는 지금 이륙한다"는 통보를 관제사는 "우리는 지금 이륙 위치에서 기다리고 있다〔We are now (waiting) at take-off (position)〕"로 해석한 것입니다. KLM기가 사용한 이 "at take-off"는 애매한 용어이고, 항공관제 업무에 종사하는 저도 처음 교신 기록을 읽었을 때 "at take-off position"이라고 해석했습니다.

관제사가 "OK!"라고 대답한 것도 문제였습니다. 관제사들 사이에서는 OK라는 단어를 쓰지 않도록 훈련으로 지도하고 있습니다. 왜냐하면 OK가 애매하기 때문입니다. "OK!"라고 대답하면, "OK!"라고 대답한 사람과 그것을 들은 사람이 의미를 달리 해석할 가능성이 있으니까요. 그 의미 중 하나는 KLM기가 이륙하는 위치에서 기다리고 있다는 것을 이해했다는 의미이고, 또 하나는 이륙을 허가한다는 의미라고 생각할 수 있기 때문입니다. 애매하거나 정확하지 않으면 에러가 일어날 가능성이 있지요. 그래서 항공관제에서는 OK 대신 정확하게 정해진 용어를 쓰도록 지도하고 있습니다. 그렇지만 일상생활 중에 OK를 습관적으로 사용하다 보면, 그 단어가 업무를 보는 중에도 그만 무의식적으로 나오게 됩니다.

"직장이니까" 혹은 "업무에 관련된 게 아니니까"라고 일일이 생각하면서 단어를 구분해 사용하기란 대단히 어렵습니다. 교육이나 훈련 중에 정확하게 지도하고 있는데도, 일상적으로 사용함으로써 습관화되면 중요한 상황에서도 무의식중에 그만 나오게 됩니다. "정해진 것을 얼마나 정확하게 지키게 하는가"라는 문제는 현재 항공업계에서도 커다란 과제입니다.

참고로 현재는 "take-off"라는 단어는 원칙적으로 사용하지 않습니다. "cleared for take-off(이륙 허가)" 또는 "cancel take-off clearance(이륙 허가 취소)"만 사용하지요.[6] 사용하는 단어를 한정해 에러를 방지하려는 것입니다.

관리하지 않으면 에러는 발생한다

관리가 이루어지지 않는 작업 현장에서 에러는 빈번하게 발생합니다.

원래 의료 시스템은 에러 방지에 기반을 둔 관리 면에서 약하고, 더구나 에러는 개인의 문제라고 생각되지요. 이는 큰 문제입니다. 휴먼에러 방지는 물론, '양질의 의료'라는 기반에서 의료 시스템의 설계 자체를 안전하고 효율적으로 다시 할 정도의 근본적인 대책이 필요합니다.

▶ 사건 사례를 수집하는 데 있어 문제점

왜 사건 사례 보고 시스템이 중요한가?

먼저 사건 사례 보고 시스템이 어떻게 탄생했는지 설명하겠습니다. 탄생 프로세스를 이해하면 사건 사례 보고 시스템을 활용하는 데 대한 기본적인 사고방식, 특히 설계 사상 디자인 철학(design philosophy)을 이해할 수 있다고 생각합니다.

여기에서도 비행기 이야기가 등장합니다. 1974년 12월 1일에 댈러스 국제공항으로 향하던 트랜스월드 항공사의 514편(이하 TWA 514편)이 공항 바로 앞에 있는 산에 추락해 승무원 7명을 포함한 92명 전원이 사망하는 사고가 일어났습니다.

TWA 514편은 수도 워싱턴에서 80㎞ 앞에 있는 웨더 산(해발 500m 이상)에 완만한 하강 자세로 추락했습니다. 원인은 파일럿이 고도를 지나치게 낮춘 것입니다. 다만 어프로치 개시 위치(initial approach fix)의

고도는 549m였기 때문에 만약 해당 기가 549m를 유지했다면 사고를 피할 수 있었을지도 모릅니다. 그러나 조종을 담당하던 부기장의 기량과 활기류를 만난 상황이 겹치고, 또한 시정도 15~30m였기 때문에 비행기의 하강을 막을 수 없었던 것입니다.

그 후에 사고 조사에서 항공관제사와 파일럿 사이에서 대논쟁이 벌어졌습니다.

항공관제사의 제1의 임무는 비행기의 충돌 방지였습니다. 그에 따라 다른 비행기의 안전 간격을 고려해 549m에서 시작하는 어프로치를 허가하는 것이었습니다. 관제사는 공항 주변을 보여주는 차트에 적혀 있는 최저 안전 고도인 1,036m를 유지시켜 산을 피하게 하고, 그 후에 어프로치 개시 고도인 549m로 하강시키자고 생각했습니다. 한편 파일럿은 관제사가 어프로치를 허가했으니 그 개시 고도인 549m까지 즉시 하강해도 좋다고 해석했습니다. 원인은 관제 용어인 "어프로치를 허가한다"는 말을 관제사와 파일럿이 서로 다르게 해석했기 때문입니다.

이 사고를 교훈 삼아 항공관제 시스템은 파일럿과 관제사의 언어의 해석 차이를 없애기 위해 반년마다 AIM(Aeronautical Information Manual)[*5]을 발간하여 언어를 정의하고 해석하며, 기본적인 용어도 해설을 하게 되었습니다. 이렇듯 이 사고 뒤에 항공로상의 안전을 향상시키기 위한 많은 개선점이 등장했습니다. 관제사가 사용하는 용어에 대한 정의는 물론이고, 차트에 표시하는 방법, 그리고 미국 측에 등록된 비행기에는 대지 접근 경보 장치(GPWS : Ground Proximity Warning System) 설치를 의무화했습니다.

이 사고는 단지 "언어를 해석하는 문제가 중요하다"는 것을 인식시킨 것 이상의 영향력을 발휘했습니다. 실은 이 사고가 일어나기 2개월 전(1974년 10월)에도 유나이티드 비행기(이하 UA기)가 같은 상황을 겪은 것을 알았습니다. UA기는 TWA 514편과 같이 어프로치 개시 지점보다

---

*5 일본에서는 일본판 AIM-J가 발간되고 있다.

훨씬 더 앞서 있었는데도 관제사가 어프로치를 허가한 것입니다. 그래서 549m까지 고도를 낮춘 결과 눈앞에 산이 다가왔습니다. 하마터면 산에 부딪칠 뻔 했습니다만 다행히 날씨가 좋아서 충돌을 피할 수 있었습니다.

UA기를 조종하던 파일럿은 이 경험을 사회에 전했습니다. 또한 이 정보는 연방 항공국(FAA : Federal Aviation Agency)에도 전해졌습니다. 그러나 이 정보는 다른 항공사에까지는 전해지지 않았습니다. 만약 이러한 경험이 전해졌다면 TWA 514편의 사고는 피할 수 있었을지도 모른다고 봅니다.

이때부터 항공로상의 안전을 위해서는 보통 운항에 종사하는 항공 관계자가 자신이 경험한 공청회·직무 관련 정보를 더욱더 보고하게 해야 한다고 생각했습니다. 그런 정보 공유화는 항공 안전 수준을 한층 더 높일 수 있다고 본 것이지요. 그래서 1975년 5월에 FAA에 의한 항공 안전 보고 시스템(ASRS : Aviation Safety Reporting System)이 개시된 것입니다.

그러나 처음에는 잘 되지 않았습니다. 파일럿이나 관제사, 기타 항공 관계자가 큰 목소리로 반대했기 때문입니다. FAA가 항공사나 항공관계자에게는 인허가(認許可) 관청이기 때문이었지요. 그러니까 그런 곳에 본인이 경험한 에러를 보고하면 처벌을 받을 수 있다고 걱정한 것입니다. 그래서 FAA는 자신들이 직접 ASRS를 운영하는 것이 아니라 예산을 확보하는 활동만 하고, 시스템의 운용은 미항공우주국(NASA : National Aeronautics and Space Administration)에 위탁함으로써 새로운 ASRS를 1976년 4월에 개시했습니다. ASRS는 주로 미국의 항공관계자(승객이나 외국의 항공관계자도 보고할 수 있다)를 대상으로 사건 사례 보고를 수집했고, 2012년 말까지 100만 건 이상을 보고받았습니다.

의료 안전 대책의 의무화

다시 일본의 의료 이야기로 돌아갑시다. 일본 후생노동성은 2001년

①~③은 신뢰하는 분위기를 만드는 데 꼭 필요합니다. ④와 ⑤는 관계자에게 보고하는 것을 촉진하는 데 필요합니다.

이 점을 참고하면 의료 시스템에서 보고하는 측과 수집하는 측의 신뢰 관계가 매우 잘 구축될 수 있다고 생각합니다. 앞서 소개한 NASA에서 운영하는 ASRS는, 우선 보고하면 만일 문제시 되어도 그 에러에 대한 책임을 묻지 않는다는 면책 조항이 있습니다. 그래서 보고가 많이 이루어진다고 생각합니다. 이래야 한다는 조항이 없는데도 매우 많은 사건 사례 보고가 실명으로 이루어지고 있는 것입니다. 그러니 다른 산업 시스템도 의료계를 본받아야 할 것입니다.

단 어떤 병원에서는 사건 사례 보고가 시말서로 작성되고 있다고 합니다. 만약 이것이 사실이라면 힘들여 보고한 사건 사례가 적극적인 사고 방지 활동에 효과적으로 활용되기보다, 원래의 목적과는 동떨어진 방식으로 사용될 것임은 두말할 필요도 없습니다.

수집된 사건 보고가 효과적으로 활용되는가?

어떤 병원에서는 사건 사례 보고의 흐름이 다음과 같이 이루어지고 있습니다. 예를 들어 어떤 간호사가 대수롭지 않은 에러를 했다고 보십시다.

① 에러를 저지른 간호사는 소정의 사건 사례 보고용지에 적은 뒤, 병동의 위험 관리 담당자에게 제출한다.
② 위험 관리 담당자가 필요한 정보를 보충하기 위해, 또한 그 병동에서 찾아낸 대책을 검토하기 위해 보고자와 인터뷰하는 경우가 있다.
③ 처음에 간단한 조사로 이루어진 보고서가 병원의 의료안전추진실의 총담당자에게 전해진다.
④ 총담당자는 보고된 인시던트(incident)에 대한 대책을 긴급하게 취해야 할지 판단하고, 필요하다면 대책을 검토하고 실행한다.

분명 외부에서 바라보면 이러한 일련의 흐름에 문제는 없는 것 같습니다. 그러나 보고된 많은 인시던트가 어떻게 활용되는가를 생각하면 문제가 보이는 것 같습니다. 그러니까 단순하게 집계되어 안전추진위원회에 통계데이터로 보고되는 경우가 많은 것 같습니다. 예를 들면 4층 병동에서는 인시던트 보고 건수가 50건, 3층 외과병동에서는 32건, 집중치료실에서는 25건이라고 하는 식입니다.

효과적인 대책을 만들어내고 있는가?

과연 이것으로 재발 방지를 위한 효과적인 대책이 검토되고, 또한 그것을 실행할 수 있을까요? 요일마다 집계해 무엇을 얻었을까요? 월요일에 사건 사례가 많았다고 합시다. 그것에서 무엇인가 효과적인 대책이 나올 수 있을까요?

물론 그런 집계에서 대책에 관한 힌트를 얻을 수도 있을 것입니다. 예를 들면 "4월과 5월에 많다"는 경향이나 어떤 의료 종사자에게 많은가 하는 교차 집계를 봤다고 합시다. 그렇게 해서 신입 간호사에게 처치를 맡겼던 처음 단계에서 많다는 것을 알게 되었지요. 그렇게 되면 교육 훈련 내용의 수정과 신입 간호사 혼자서 처치를 할 수 있을지 여부를 판정하는 기준을 작성하는 데 필요한 대책을 세울 수 있을지도 모릅니다.

대부분의 병동에서 이루어지는 사건 사례 보고에서의 대책은 이러한 단순 집계나 교차 집계에 의한 것이 많습니다. 이는 병원 측이 효과적인 대책을 세우는 것을 어려워하고 있음을 보여준다고 생각합니다. 애써 수고하여 수집하는데도 불구하고, 효과적인 대책이 세워지고 있는가와 관련해서는 다양한 문제가 있는 것 같습니다.

무엇 때문에 효과적인 대책이 세워지지 않는가?

그러면 효과적인 대책은 무엇일까요? 우선 사건 사례를 수집하는 목적이 무엇인가를 다시 한 번 생각해봅니다.

이 책에서의 인시던트(incident)라는 것은 일반적으로 사고까지는 아닌 사소한 사실과 현상을 가리킵니다.[8] 이것을 수집하는 목적은 실제로 사고가 일어나기 전에 사소한 사건 사례의 단계에서 대책을 강구하기 위해서입니다. 즉, 사건 사례의 재발 방지를 제1로하고, 그것이 커다란 사고에 이르지 않게 관리하여 방지하는 것이 목적입니다.

그렇지만 현실에서는 어떤 사건 사례가 발생하여 그 대책을 검토하고 실시해도, 다시 같은 사건 사례가 발생하고 보고됩니다. 그래서 안전 담당자는 어려움에 처한 현실을 반복하는 것이 보입니다.

재발했다는 것은 그 사건 사례의 발생 방지를 위해 취한 대책이 효과적이지 않았다는 뜻이기도 합니다. 매우 당연한 일입니다만, 효과적인 대책이라는 것은 재발 방지에 효과적인 대책이어야 합니다. 결국 이로써 무엇인가가 잘못되었다고 생각할 수밖에 없습니다.

보는 법과 생각하는 법이 다르다!

결론부터 말하면 사고나 에러를 보는 법과 생각하는 법이 다르기 때문에 재발 방지를 위한 효과적인 대책이 나오지 않는 것입니다. 보는 법과 생각하는 법을 바꾸지 않는 한 사고나 에러는 계속 반복됩니다.

먼저 의료안전추진실의 총담당자 및 각 진료 과나 병동에 배치된 담당자, 또는 병원의 관리직이 사고나 에러를 보는 법과 생각하는 법을 바꿔야 합니다. 그러려면 다음과 같은 2가지가 중요합니다.

① 사고는 왜 일어나는지, 휴먼에러는 왜 발생하는지를 제대로 이해한다.
② 이치에 맞는 사고 방지책을 세워 실행한다.

사건 사례 보고용지의 문제

실제로 각 병원에서 수집된 사건 사례 보고용지는 체크 방식을 많이 사용하고 있습니다. 간단하게 보고할 수 있도록 하기 위한 배려 차원이

---

[8] 영어인 incident에는 공청회·직무 보고에 담긴 사실이나 현상, 현재적 사실과 현상의 구별이 없다.

지요(그림 1-4). 최근에는 병원 내에 LAN이 설치되어 있다보니 컴퓨터 단말기로 직접 사건 사례를 보고할 수 있는 시스템을 도입하는 병원도 늘고 있습니다. 분명 하나하나 손으로 쓰기보다 컴퓨터 화면을 보면서 풀다운 메뉴로 해당하는 항목을 선택하거나, 관련 항목에 체크하는 방식으로 보고서를 간단하게 작성할 수 있지요. 이는 앞서 소개한 사건 사례 보고 제도가 제대로 기능하기 위한 조건 중 ⑤의 '용이하게 보고할 수 있어야 할 것'에 해당합니다. 아울러 보고 건수가 늘어난다는 장점이 있습니다.

인시던트 보고가 없으면 사건 사례의 실태는 알 수 없지요. 그러니 인시던트 보고서의 탄생이야말로 커다란 진보라고 할 수 있습니다. 그리고 항목마다 집계를 간단하게 할 수 있다는 장점도 있습니다.

그렇지만 문제는 이렇게 수집된 보고로 다음과 같은 2가지를 할 수 있을지 여부입니다.

① 원인을 해명할 수 있는가?
② 효과적인 대책을 취할 수 있는가?

지금까지의 사건 사례 분석은 앞서 소개한 바와 같이 단순 집계 또는 교차 집계로 이루어지는 경우가 많았습니다. 그렇게 된 원인 중 하나는 사건 사례 보고 형식에 휴먼에러의 원인과 그에 대한 방지책을 검토하는 데 필요한 정보를 기입하는 난이 없거나 부족했기 때문이지요.

수집을 담당하는 사람이 요구하지 않으면 정보는 수집되지 않는다

왜 그러한 형식이 되어버린 것일까요? 이것도 수집하는 측에서 사고의 구조나 휴먼에러 발생 메커니즘을 충분히 이해하지 않고 있기 때문입니다. 관점을 바꾸어봅시다. 사건 사례 보고 형식은 사건 사례를 수집하는 측과 보고하는 측의 커뮤니케이션 도구 중 하나임을 알 수 있습니다. 결국 수집하는 측이 필요한 정보를 보고하는 측에 요구하지 않으면

		사건 사례 보고			
		제출　　년　　월　　일			
보고자	직종·소속	□상근　　　□비상근　　　□외래 담당　　□간호사 □조산사　　□약제사　　□기사　　　□물리치료사　　□기타			
	경력	□1년 미만　　□2년 미만　　□3년 미만　　□4년 미만　　□5년 미만 □5년~10년 미만　　□10년~15년 미만　　□15년~20년 미만 □20년~25년 미만　　□25년 이상			
	진료과	□신경정신과　　□신경내과　　□소화기내과　　□순환기내과 □호흡기내과　　□혈액내과　　□알레르기내과　　□감염내과　　□내분비내과 □신장내과　　□소아과　　□외과　　□정형외과　　□성형외과 □뇌신경외과　　□호흡기외과　　□심장혈관외과　　□피부과 □비뇨기과　　□산부인과　　□안과　　□이비인후과 □방사선과　　□마취과			
발생 시간		□평일 오전　　□평일 오후　　□평일 야간 □휴일 오전　　□휴일 오후　　□휴일 야간			
발생 장소		□외래진찰실　　□수술실　　□검사실　　□병동　　□처치실 □회복실　　□중환자실　　□기타			
환자	성별	□남　　　　□여			
	연령	□1세 미만　　　　□1세~6세 미만　　　　□6세~15세 미만 □15세~65세 미만　　□65세~80세 미만　　□80세 이상			
	속성	□입원 환자 입원 날　　□입원 환자 입원 2~3일째　　□입원 환자 퇴원 전날 □입원 환자 기타　　　　□외래 환자　　□다른 병원에서 전원된 입원 환자 □다른 병원에서 전원되어 온 외래 환자　□기타			
내용	내용	□요양지도·정보제공　　□진료·진단　　　　□검사　　　□처치·수술 □마취　　　□투약　□주사·채혈·점적　　□수혈　　　□재활 □환자 관리·간호　　□기타			
	원인	□시간 착오　　□수법 에러　　□적용 착오　　□용법·용량 잘못 □설명 의무 위반　　□지시 잘못　　　□지시 수용 잘못　　□관찰 에러 □소독·청결작업 에러　□기재·기구재료(거즈 등) 관리 잘못 □의료시설 보수·관리 잘못　□잘못 취급(부위·환자)　□기타			
	배경 요인	□의사 사이에서, 다른 진료 과와의 연계　　□의사, 기타 직원 사이의 연계 □진료기록 관리　　□보고지시　　□의사에 대한 신뢰 □의사의 대응　　　□간호사의 대응　　　□기타 의료 종사자의 대응 □의사의 설명　　　□간호사의 설명　　　□기타 의료 종사자의 설명 □사무관리 체제　　□근무 체제　□교육·훈련　□관리지침 정비 □기기 조작　　　　□기기 유지·보수　　□기타			
발생한 경우 생명의 위험도		□매우 높다　　□높다　　　□가능성 유　　□ 낮다　　　□없다　　　　□기타			
사후 보고		□소속부장　　□ 총담당자　　□기타			
향후 대책 등					
추적조사		□있음　　　□없음　　　□기타			

그림 1-4　체크하는 방식 사건 사례 보고용지의 예

수집할 수 없습니다.

이러한 의미로 보면, 사건 사례 보고 형식에는 다양한 개량의 여지가 남아 있음을 알 수 있습니다.

보고하는 측도 보는 방법과 생각하는 방법을 바꾼다

그러면 병원의 의료 안전에 종사하는 총담당자나 위험 담당자만 보는 방법과 생각하는 방법을 바꾸면 되는 것이 아니냐고 물으시겠지요.

하지만 그것만으로는 충분하지 않습니다.

그래서 보고하는 측도 사고의 구조나 휴먼에러가 발생하는 메커니즘을 충분히 이해해야 합니다. 그러한 지식이 부족하면 분석하여 대책을 만드는 입장에 있는 사람이 사용할 수 있는 정보가 보고되지 않을 가능성이 높기 때문입니다. 특히 그러한 사건 사례를 경험한 사람만이 알 수 있는 내용인 경우, 그것이 기술되지 않는 한 분석되지 않습니다.

그래서 매우 중요한 것이 사건 사례를 보고하는 측과 그것을 수집하고 분석하는 측 모두 다음과 같은 3가지를 확실하게 이해해야 한다는 것입니다.

① 사고의 구조
② 휴먼에러 발생 메커니즘
③ 대책 관련 사고방식

다음 장에서 이러한 점에 대해 차례차례 설명하려고 합니다. 이 생각에 도달하기 위한 과정에는 제 개인적인 경험이 크게 관련되어 있지요. 그래서 먼저 제 경험을 이야기하고자 합니다. 그러니까 시스템에서 인간이 가지고 있는 문제점 몇 가지가 여기에 있었던 것입니다.

●참고 문헌

1) 가와노 류타로 : 특별 강연 '사고 방지의 관점에서 바라본 의료 사고', 의료 사고를 생각하는 공
   개 세미나 – 개최실행위원회 주최(2002년 7월 6일, 요코하마). 세미나 – 보고서 '의료 사고 방지를
   위하여' 가나가와현 간호협회, 2003.

2) 요코하마 시립 대학 의학부 부속병원의 의료 사고에 관한 사고 조사 위원회 보고서, 1999년 3월.

3) 일본 간호협회 : 교토 대학 의학부속병원 에탄올 오주입 사고 교토 시 재판 판결에 의한 의견
   서, 간호, 56(9) : 80-85, 2004.

4) 가와노 류타로 : 휴먼에러 방지를 위한 전략, Emergency Nursing, 16(10) : 10-14, 2003.

5) 하시모토 구니에 : 안전 인간공학, 중앙노동재해방지 협회, 1984.

6) 국토교통성 항공국 감수 : Aeronautical Information Manual JAPAN 전기판, 일본비행기
   조종사 협회, 2013.

7) 후생노동성 : 환자의 안전을 지키기 위한 의료 관계자의 공동 행동 – Patient Safety Action.
   제3회 의료 안전 대책 연락회의 자료, 2001년 3월 26일.

8) 항공수송기술 연구 센터 : http://www.atec.or.jp/

9) ASRS : http://asrs.arc.nasa.gov/

10) Reason. J. : Managing the risks of organizational accident. Ashgate Publishing.
    1997(시오미 히로시 감역 : 조직사고, 일과기련, 1999).

2. 휴먼에러를 연구하게 된 계기

▶ 항공관제사 시절의 경험

남쪽 해상 부문 담당

　저는 대학을 졸업하고 운수성(현재의 국토교통성) 항공국에 입사했습니다. 하네다 공항의 부지 안에 있는 트레이닝 시설에서 기초적인 교육과 훈련을 받은 뒤, 사이다마 현 도코로자와 시에 있는 동경 항공교통관제부(이하 도쿄 관제부)에 항공관제사로 배치되었습니다.

　하늘은 매우 넓기 때문에 '섹터(sector)'라는 공역으로 나뉘어 있습니다. 하나의 섹터에 2~3명의 관제사가 배치되어 주어진 공역 내의 비행기를 컨트롤하고 있습니다.[1] 공역 내에서는 담당 관제사의 권한과 책임이 있습니다. 그날 저는 일본의 남쪽에 있는 넓은 해상 공역을 관제하고 있었습니다. 서쪽의 공역은 오사카 섹터가 관제하고 있었습니다.

오사카발 괌행의 사전 조정

　담당하는 공역의 서쪽에 있는 G81(현재는 명칭이 바뀌었습니다만, 당시의 표기법으로 설명)이라는 항공로 위를 고도 2만 8,000피트(약 8,500m, 플라이트 수준 280 : 이하 FL280이라고 표기)와 3만 1,000피트(약 9,400m, FL310)로 남서쪽을 향하여 수평 비행하는 비행기 2대가 있었습니다.

　때마침 오사카 섹터에서 사전 조정을 해달라는 연락이 왔습니다. "지금부터 오사카발 괌행에 3만 3,000피트(약 10,000m, FL330)로 비행 승인을 하려는데 괜찮은가?(Approval request, FL330, Osaka to Guam?)"

라는 말이었습니다. 관제탑에서 자신의 관할 공역을 보면 2만 8,000피트와 3만 1,000피트를 사용하고 있고, 3만 3,000피트는 비어 있었기 때문에 "3만 3,000피트, 좋습니다(Approved FL330 for Osaka to Guam)"라고 대답한 것입니다.

잠시 후 그 비행기가 이륙했습니다. 즉시 오사카 공항의 레이더가 그것을 포착했습니다. 파일럿과 관제사의 교신은 처음에는 오사카 터미널의 출발관제사와 하고, 다음으로 도쿄 관제부의 오사카 섹터로 이어집니다. 저에게는 아직 콘택트가 없는 상황입니다.

잠시 후에 오사카 섹터에서 다시 조정 연락이 와서 "제한 사항 없이 3만 3,000피트까지 상승하려 한다(Request FL330 with no restriction)"라고 하는 것입니다. 다시 관제탑을 보니 조금 전 2만 8,000피트와 3만 1,000피트의 비행기가 있어 이들의 고도를 가로질러 상승하게 된다고 봤습니다. 반드시 괜찮을 것이라고 판단했습니다. 그리고 차례대로 위치 통보(포지션·리포트)를 통해 그 결과를 파악하고서 괜찮다고 저는 판단했습니다.

"제한 사항 없이 3만 3,000피트까지 상승을 승인합니다(Approved FL330 with no restriction)"이라고 대답했습니다.

오사카 섹터에서의 문의

아직 비행기는 오사카 섹터에 있습니다. 잠시 후 다시 오사카 섹터에서 호출 램프가 켜졌습니다. 이런 일은 별로 없지요. 그런데 호출 램프는 아직 켜져 있었습니다. "정말로 괜찮습니까? 제한 사항 없이 정말 괜찮은 것입니까?"라는 문의가 온 것이지요.

남쪽 해상 섹터는 제가 관제하던 부문입니다. 저의 권한과 책임에 따라 판단하지 않으면 안 되는 상황에서 다른 범위에 있는 사람이 "괜찮습니까?"라고 물어온 것입니다. 그래서 저는 그쪽이 이상한 말을 한다고 생각하여 "네네, 괜찮습니다"라고 대답했습니다. 비행기는 오사카에서 아직 그다지 멀리 떨어져 있지 않았습니다.

잠시 후에 오사카 섹터에서 호출 램프가 다시 번쩍번쩍 켜졌습니다.

"정말 괜찮은가? 블루피시(BLU라는 항공로 A90 위에 있는 위치를 표시하는 포인트)에 도착 예정 시각은 ○시 ○분이다. 괜찮아?"라고 하는 것입니다. 이 시점에서 저는 상당히 화가 났습니다. 여기는 제가 관제하는 구역입니다. 그래서 "괜찮습니다!"라고 대답했지요.

나의 관제하에

점점 이 오사카발 괌행 비행기가 오사카 섹터와 남쪽 해상 섹터의 바운드리(boundary, 경계선)에 가까워졌습니다. 경계선에서는 제가 조정하게 되어 있습니다. 일반적으로는 경계선 조금 전에 관제 책임을 이관합니다. 호출 사인, 그리고 상승 중이기 때문에 통과 고도, 최종 승인 고도, 다음으로 위치 통보 시점의 통과 예정 시각 등을 전달받았습니다. 그런데 "그쪽을 통과하는데 정말로 괜찮냐고?" 다시 물었던 것이지요. 저는 다시 완전 화가 나서 "괜찮다!"라고 말하고 전화 스위치를 철거덕 꺼버렸습니다.

제가 책임을 지고 관제해야 하는 섹터의 일에 대해서까지 이러쿵저러쿵 말하는 것이 불쾌했습니다. 여기는 제 섹터입니다. 다른 섹터의 관제사가 꼬치꼬치 말하는 것을 듣고 싶지 않다고 생각했습니다.

그런데 왜 그랬는지 몰라도 제가 전혀 보지 못했던 비행기 3대가 비행하고 있었던 것입니다. 그림 2-1을 봐주세요.

2만 7,000피트(약 8,200m), 2만 9,000피트(약 8,800m), 3만 3,000피트(약 1만m)의 높이로 3대의 대형 여객기가 마치 둥근 달처럼 날고 있던 것입니다(관제사는 비행기가 모여 날고 있는 것을 "달이 되어 난다"라고 표현했습니다). 이대로 가면 공중 충돌을 할 가능성이 매우 높았지요. 무엇인가 하지 않으면 안 되는 상황이었습니다.

그러나 저는 이러한 상황을 전혀 알아차리지 못한 상태였습니다. 이렇게 긴박하고 위험한 상황인 것을 전혀 모르고 있었던 것입니다.

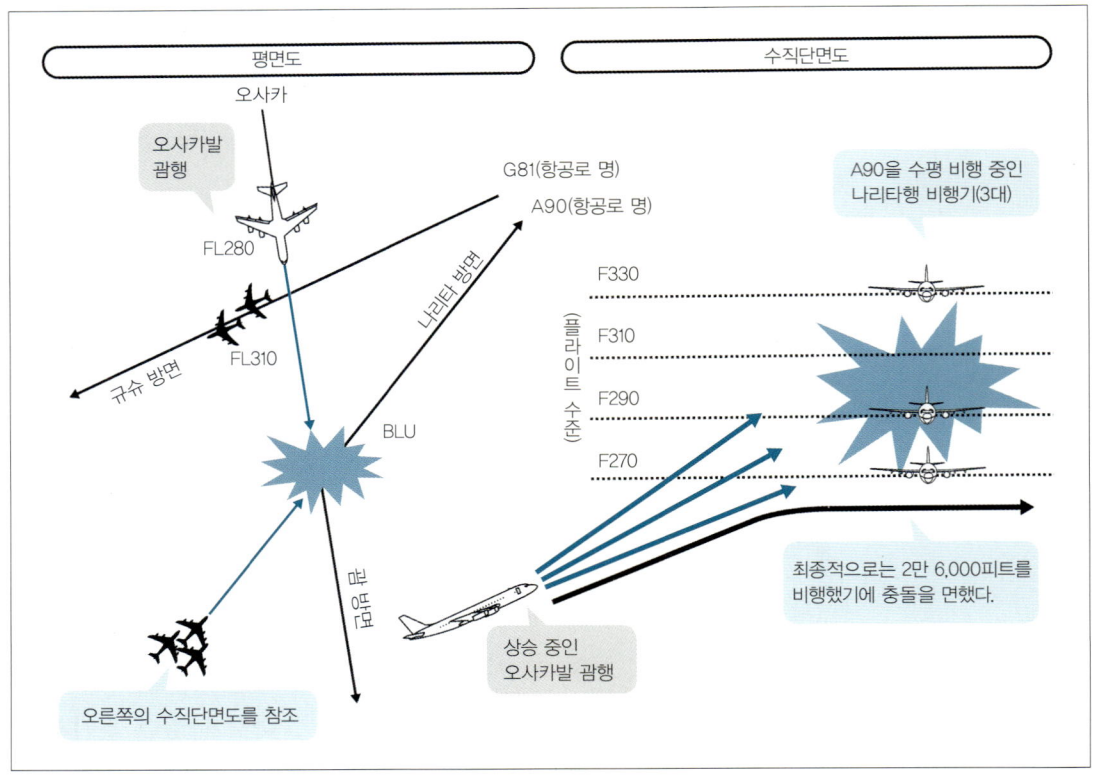

그림 2-1 이상 접근 상황(항공로의 평면도와 수직단면도)
오사카발 괌행 비행기 1대와 나리타행 비행기 3대를 충돌 코스로 유도했다.
당시에는 전혀 몰랐다.

"이것과 이것이 충돌합니다!"

마침 그때 베테랑 관제사인 N씨가 제가 조절하고 있는 상황을 등 뒤에서 보고 있었습니다. 그리고 바로 이렇게 위험한 상황을 발견한 것입니다. 정말 우연이었습니다. "앗! 이것과 이것이 충돌합니다!"라고 지적해주었습니다.

그 순간 저도 "앗, 부딪친다!"라고 즉시 이해할 수 있었습니다. 그런데 상황을 이해한 순간, 뭐가 뭔지 알 수 없었습니다. 깨달은 순간 제 머릿속에서 영상이 한꺼번에 사라진 것입니다. 상황이 어떻게 된 것인지를 전혀 알 수 없었습니다.

"큰일이다! 뭔가 하지 않으면…"이라는 의식은 분명히 가지고 있었습니다. 하지만 어떻게 해야 좋을지 몰랐습니다. 심장은 큰 소리로 쿵쿵

고동을 치고, 얼굴은 뜨겁게 달아올랐습니다. 그리고도 저는 어떻게 하면 좋을지 전혀 알지 못했습니다.

"2만 6,000피트를 유지하세요!"

결국 저는 아무것도 할 수 없었습니다. 제 뒤에 있던 베테랑 관제사 N씨가 빠르게 처리해주었습니다.

그래서 모든 것이 아무 일 없이 조용하게 끝났습니다. 어이없었지만 '다행이다! 천만 다행이다!'라는 말이 마음속 깊은 곳에서 올라왔습니다.

답은 간단했습니다. "2만 6,000피트(약 7,900m)를 다음 지시가 있을 때까지 유지하세요(Maintain flight level 260 until further advice)!"라는 지시였습니다. 비행하고 있던 비행기의 한 층 아래의 고도인 2만 7,000피트의 1,000피트(약 300m) 아래인 2만 6,000피트가 안전 간격으로 확보된 고도가 됩니다. 오사카발 괌행은 상승 중이었습니다. 그래서 베테랑인 N씨는 상승 중인 괌행 비행기가 2만 6,000피트로 상승하도록 지시한 것입니다.

위험한 순간이 지나자 제 손이 덜덜 떨리기 시작했습니다. 동요하고 있었던 것입니다. 당연히 그날은 더 이상 업무를 진행할 수 없었습니다. 전혀 할 수가 없었습니다. 프로라고 생각했던 관제사로서의 프라이드는 조각나버렸습니다. 트래픽을 간과한 것 자체가 부끄러운 일입니다. 그리고 "이것과 이것이 충돌합니다!"라는 지적을 받았음에도 대책 지시를 할 수 없었던 것입니다. 더구나 답은 매우 간단했습니다. 이 모두를 전부 할 수 없었던 것입니다.

▶ 에러가 일어난 '후'

그 뒤 저는 매우 고통스러웠습니다. 악몽을 자주 꾸고, 수면 부족이 1개월간 계속되었습니다. 밤중에는 꿈을 꿉니다. 도중에 깨어납니다. 그래서 다음 날 아침에는 머리가 지끈거렸습니다. 그리고 '또 에러하는 것은 아닌지?'라는 공포가 밀려와 확인, 확인, 또 확인을 몇 번씩이나 했습니다. 그러자 녹초가 되었습니다. 이러한 상태가 꽤 오랫동안 계속되면서 저는 더 이상 안 되겠다는 생각을 하기에 이르렀습니다. 그래서 제에러의 원인을 깊이 생각해보게 되었습니다.

경험 부족, 지나친 자신감, 그리고 인간관계

원인은 인간관계, 경험 부족, 자신감 충만 등이었습니다. 특히 문제가 된 것은 인간관계였습니다. 이것은 부끄러운 이야기입니다만, 저는 평소에 그날의 오사카 섹터 담당자를 싫어했습니다. 업무 전에 승무원 전원이 모인 브리핑 룸(사전 조정실)에서 '이 사람과는 절대 같은 조가 되고 싶지 않아요'라고 기도하고 있었던 것입니다. 그래서 오사카 섹터에서 온 호출 램프가 점멸하고 픽업하여 소리를 듣는 순간 누구인지 알았을 때 '으, 싫어!' 하는 마음이 들었습니다. 처음부터 들을 자세가 되어 있지 않았던 것입니다.

경험도 부족했습니다. 남쪽 해상 섹터의 관제 기술로서 습득하는 데 긴 시간이 필요한 OJT(On the Job Training : 직장 내 실시 훈련)를 받은 저는, 이 사건이 벌어지기 2일 전에 염원하던 체크아웃, 즉 합격을 한 것입니다. 그리고 저 자신이 생각한 대로 조절할 수 있다고 생각했습니다. 그 뒤 다른 관제사가 제게 말했습니다. 제가 트래픽을 간과한 장소에서는 다른 관제사도 마찬가지로 간과한 적이 있다고 말이지요. 하지만 제가 실습 훈련을 받는 동안 한 번도 그런 경험을 하지 않았습니다. "훈련 기간 중에 가르쳐줬으면 얼마나 좋아!"라고 생각했습니다. 이것도 나중에 안 사실입니다만, 오사카 섹터의 제가 싫어하는 관제사는 당시 실시 훈련 중에 슈퍼바이저로부터 'no restriction(제한 사항 없이)'으로 상승이 승인되는 것은 지금까지의 경험으로는 생각할 수 없으니 확인하라는 지시를 받았던 것입니다.

지나친 자신감도 있었습니다. 체크아웃을 할 때, 긴급 사태에 처한 미군기가 있었습니다. 저는 그것을 순서대로 처리했지요. 체크아웃이라는 다소 긴장된 상황에서도 냉정하고 신속하게 처리한 것입니다. 그 때문에 저는 조금 지나친 자신감에 빠져 있었지요. "뭐든 덤벼라! 다 해낼 수 있다!"는 식이었습니다.

힘도 넘쳤습니다. 비행기에서 하는 요구는 가능한 한 받아들이면서 서비스하려고 생각했습니다. 제한 사항 없이 3만 3,000피트로 상승하고 싶다는 요구를 받았을 때에도 그랬습니다. 가능한 한 그것을 실현시켜 괌 공항의 날씨가 나빠도 안심하고 대체 공항으로 비행할 수 있도록 해주고 싶었던 것입니다(저고도는 공기 밀도가 커서 연료 소비가 많기 때문에 신속하게 높은 고도로 상승시켜주려고 한 것입니다).

한마디 덧붙이자면, 지금은 관제탑의 레이아웃에도 문제가 있다고 생각하고 있습니다.

심리학으로 에러를 방지할 수 있는 것은…

이러한 강렬한 경험 덕에 저는 "어째서 인간은 에러를 할까?", "또다시 에러하지는 않을까?", "에러를 하지 않으려면 어떻게 해야 할까?"라고 열심히 생각하게 되었습니다. 그러던 어느 날, 나고야에서 《시스템 설계와 심리학》[2] 이라는 번역본을 우연히 만났습니다. 그 책에는 시스템을 설계할 때 고려해야 하는 심리학 중심 데이터와 지식이 들어 있었습니다. 저는 그 책을 보고 "시스템이 인간의 특성과 합치되지 않으면 에러가 발생한다"는 사실을 알게 되었습니다.

그리고 "심리학을 배우면 에러의 원인과 대책을 알 수 있을지도 모른다"는 생각이 들어 다시 대학에 입학해 심리학을 전공했습니다. 그래서 어느새 심리학이 제 전문이 되면서 오늘날까지 휴먼에러 연구를 하게 되었습니다.

니어미스(Near Miss)에서 얻은 것

그러한 이상 접근, 즉 니어미스 경험이 그 후 휴먼에러 방지를 구상하면서 매우 중요한 자료가 되었습니다. 지금 다시 생각해보면 그 경험에는 "에러 방지를 위해 무엇을 해야 하는가?" 그리고 "무엇을 생각해야 하는가?" 같은 몇 가지 힌트가 들어 있었습니다. 이상 접근 경험은 관제사로서의 자신감 상실과 불면증 같은 최악의 상황으로 이어졌습니다. 하지만 실제 공중 충돌은 피할 수 있었으니 매우 다행스런 경험이라고 할 수도 있습니다. 또한 가장 운이 좋은 경험이었다고도 생각할 수 있습니다. 보는 방법을 바꾸면 공청회·직무 보고의 경험은 즐거운 경험이 될 수도 있습니다.

그 후 시코쿠 긴키 센터의 자격을 취득하여 4~5년간 레이더 관제를 경험했습니다.

남쪽 해상 센터로의 이상 접근 경험이 그 후에 제 일에 큰 영향을 미치고, 안전을 우선하는 판단을 하게 해주었고요. 그 경험 이후, 이번에는 역으로 2건의 다른 관제사가 저지른 에러를 알고 위험한 상황을 면할 수 있게 어드바이스를 해줄 수 있었습니다.

FDP(비행 계획 정보 처리) 시스템 담당으로

메모
FDP 시스템(Flight Data Processing system)
비행 계획 정보를 처리하는 시스템으로, 레이더 시스템이나 방공 시스템에 온라인으로 접속하고 있다.

저는 심리학을 배우면서 저 자신의 행동 특성을 생각해보게 되었습니다. 그리하여 비행기에 직접 지시를 내리는 항공관제 업무에 그다지 맞지 않는 사람이 아닌가 하는 생각에 이르렀지요. 그래서 같은 도쿄 관제부에 있는 FDP 시스템(메모)[3] 의 프로그램 관리와 시스템 관리 쪽으로 자리를 옮겼습니다.

2003년 3월 1일, 도쿄 관제부에 있는 FDP 시스템이 프로그램을 변경한 후 다운되어 비행기 215편 결항, 최대 6시간 50분간 1,462편 지연이라는 사고가 발생했습니다. 국제선과 국내선 비행기 운항은 커다란 영향을 받았지요. 이 사고에서 알 수 있듯이 FDP 시스템은 항공관제 시스템의 중추이고, 이 시스템이 문제를 일으키면 일본 전체 항공 관련 중대한 영향을 받습니다. 따라서 시스템이 다운되면 10분 이내에 다시 가동시켜야 합니다. 저는 항공국을 퇴직할 때까지 5년간 이곳에서 일을 했고, 그 사이에 2~3회의 FDP 시스템 다운 같은 긴급 사태를 경험했습니다. 다행히 제가 소속된 팀은 10분 이내에 대처할 수 있었습니다.

이곳에서의 경험은 휴먼·머신·시스템(Human-Machine-system, 인간과 기계로 구성된 시스템)의 긴급 사태가 발생할 경우, 인간의 문제와 컴퓨터 시스템의 문제에 대해 생각해볼 수 있는 좋은 기회가 되었습니다.

그리고 제가 소속된 팀에 우수한 FDP 시스템 담당자인 베테랑 관제사가 있었습니다. 그는 FDP 시스템이 문제를 일으켰을 때 매우 적절하게 대응했지요. 저는 그 비결을 물었습니다. 그러자 그는 컴퓨터 프로그램에 정통한 것은 물론, 다른 팀이 겪은 문제 보고서도 신중하게 훑어보고, 그런 문제가 발생할 경우 자신이라면 어떻게 할 것인가를 생각하고 있었던 것입니다. 다른 사람의 경험을 자신의 경험으로 만드는 것은 이렇듯 중요합니다. 직접 이해할 수 있고, 상당한 공부도 되니까요.

이상 접근이라는, 시간상으로는 정말 단 몇 분간의 일이 그 후의 제 행동에 커다란 영향을 준 것입니다.

●참고 문헌

1) 나카노 히데오 : 항공관제 이야기, 교통북스 203, 성산당서점, 2002.

2) Gagné, R.M. : Psychological principles in system development. Holt Rinehart and Winston, 1962(요시다 마사아키 감역 : 시스템 설계와 심리학, 마루젠, 1973).

3) 나카츠지 기치로, 외 : 항공관제 입문(개정 9판). 항공교통관제 협회, 1999.

4) 국토교통부 : 2003년 교통백서, 2003.

3. 지금까지의 사고방식과
에러 발생 메커니즘

▶ 휴먼에러에 대한 지금까지의 사고방식

한번 들으면 사고를 일으키지 않게 하는 강연!?

대학에서 심리학 공부를 마친 저는 휴먼팩터를 연구하게 되었습니다. 그때 어떤 기업의 안전 담당자로부터 전화를 받았습니다. 내용은 안전 강연회의 강사를 할 수 없겠느냐는 것이었지요. 그 안전 담당자의 이야기는 이랬습니다. 그 기업에서 휴먼에러 때문에 문제가 발생했고, 그래서 직원들의 안전 관련 의식을 고양시키기 위해 안전 강연회를 계획했다는 것입니다. 그리고 같은 에러가 반복되니 이참에 직원들의 안전 의식을 고양시키고, 사고가 일어나지 않도록 강연을 해달라는 것이었습니다. 단 1회의 강연을 들은 것만으로 사고가 일어나지 않게 할 수 있다면, 이쪽에서야말로 그 강연을 꼭 듣고 싶다고 생각했습니다.

안이한 대책 3종 세트

휴먼에러 관련 문제가 발생하면 안전 검토 회의가 열리지요. 그때 어떤 대책을 강구하게 됩니다. 그렇게 이끌어낸 대책이라는 것은 안전 의식을 고양시키는 것을 목적으로 합니다. 그리고 다음과 같은 3가지 내용이 제시되지요.

① "충분히 주의하면서 작업하도록!"이라는 통보를 내린다.

② '안전제일'이라는 슬로건을 벽에 붙인다.

③ 안전 관련 전문가를 불러 강연회를 개최한다.

저는 이렇게 자주 이루어지는 3가지 대책을 '안이한 대책 3종 세트'라고 부릅니다.[1] 이러한 '3종 세트'가 그다지 효과가 없다는 사실은, 같은 사고가 재발한다는 사실로 쉽게 알 수 있지요.

그러나 이러한 '3종 세트'가 전혀 효과가 없는 것은 아닙니다. 아예 하지 않기보다는 해보기라도 하는 편이 좋다는 정도의 효과를 기대할 수는 있지요. 그러나 문제는 '3종 세트'에 만족하거나 또는 그 이외의 다른 대책은 없다면서 포기해버리는 점입니다.

정신 바짝 차리고 하세요!

의료 현장에서의 에러에 대한 대책도 이런 식인 경우가 많은 것 같습니다. 다음 상황은 어떤 병원의 공청회·직무 보고 내용입니다.

> 간호사 A는 환자의 약품 교환을 위해 장착된 기기의 알람 스위치를 'OFF'로 했습니다. 왜냐하면 교환을 위해 용기를 열면 경보가 울려 시끄럽기 때문입니다. 교환을 마친 간호사 A는 알람 스위치를 'ON'으로 돌리는 것을 잊었습니다. 다행히 간호사 B가 다른 용건으로 환자의 상태를 보러 왔을 때, 이를 알아차리고 스위치를 'ON'으로 돌렸습니다.
>
> 간호사 A는 간호사 B의 지적을 받고, 이러한 에러를 병원 내의 사건 사례 보고 제도에 따라 보고했습니다.

이러한 보고가 있으면 대개, 다음과 같은 반응을 보입니다.

> 간호부장 C: 교환이 끝나면 알람 스위치를 'ON'으로 돌려놓는 것은 당연한 일 아닙니까? 정신 바짝 차리고 하세요.
>
> 간호부장 D: 군기가 빠졌기 때문입니다. 주의하세요!

동료 간호사 E: A씨는 에러투성이에요. 신중함이 부족해요.

간호사 A: 죄송합니다. 다시는 이러한 일이 없도록 주의하겠습니다.

이상의 상황은 지극히 일상적인 일입니다. 의료 현장에서는 자주 볼 수 있지요. 매우 당연한 일이지만, 크게 반성한 간호사 A는 그 후 경보기의 스위치를 끄고 작업한 뒤, 잊지 않고 스위치를 돌려놓는 기존의 방식을 충실히 이행하려고 노력하리라 기대됩니다.

이렇게 휴먼에러의 재발 방책으로서 가장 널리 이루어지는 것이 '주의'나 '확인'입니다. 그러나 이러한 행위가 잠재적으로 얼마나 위험한지 간호사 A는 전혀 몰랐지요. 과연 휴먼에러는 이렇게 방지될 수 있을까요?

이렇게 하나의 사례를 보는 것만으로 의료 시스템이 갖고 있는 다양한 문제점을 알 수 있습니다.

'단순 에러'로 처리해서는 안 된다!

어느 날 TV에서 의료 관계자가 인터뷰하는 것을 봤습니다. 그런데 '단순 에러'라는 표현을 쓰더군요. 그 사람은 보도 기관이 의료 에러를 빈번하게 언급하자 "의료 관계자도 에러를 일으키고 싶어서 일으키는 게 아닙니다. 단순한 에러조차 일으키고 싶어서 일으키는 게 아니에요"라고 이야기하고 있었습니다. 분명히 에러를 의도적으로 일으키는 의료 관계자는 없을 것입니다. 제가 강조하고 싶은 것은 에러, 그러니까 에러를 '단순한 에러'로 처리하려는 점입니다. 그것이야말로 문제지요.

왜냐하면 단순한 에러라고 생각하는 순간, 그 속에 있는 유발 요인이 보이지 않게 되기 때문입니다. 인간은 보고 싶은 것을 보는 경향이 있지요. 그래서 어떤 특정한 보는 법을 쓰면 다른 것이 보이지 않게 됩니다.

"단순한 에러가 아니다. 뭔가 다른 것이 있을지도 모른다"라고 생각하기 바랍니다. 그렇지 않으면 에러에 관한 요인을 알 수 없습니다. 다시 한 번 반복합니다. "단순 에러라고 파악해서는 안 됩니다. 표면적인 파악 방법으로는 안 됩니다!"

죽창정신(돌격대정신)형 안전의 한계

대부분의 에러는 언뜻 보면 단순한 에러로 보입니다. 바로 그때 잠깐 주의를 기울였다면 막을 수 있었을 것이라든가, 제대로 확인했으면 일어나지 않았을 것처럼 보입니다. 그렇기 때문에 "정신 바짝 차리고 하세요!"라고 야단치는 것이 유효하리라고 보는 것입니다. 그러나 현실에서 또다시 같은 에러가 발생하고 있다는 것은, 그러한 에러 방지책이 효과가 없다는 사실을 증명합니다.

앞서 소개한 에러 방지책인 '안이한 대책 3종 세트'에는 공통점이 있습니다. 그것은 3가지 모두 인간의 심리에 호소한다는 점입니다. 그런데 사람의 마음을 제어하는 것은 쉽지 않습니다. 사람의 마음을 외부에서 자극해 제어하기는 매우 어렵지요. 예를 들어 "정확하게 확인하고서 하세요!"라고 지도해도 주위 환경 조건에 따라서는 그것을 실시할 수 없을 수 있습니다. 또는 그러기가 매우 어려울 수도 있지요. 따라서 인간의 마음을 제어하는 방법 같은 것을 과대하게 기대하기보다, 확실한 방법으로 노력해야 한다는 것입니다.

"정신 바짝 차리고 하세요!", "멍하니 있지 마!", "기합을 넣고!" 같은 인간의 정신력에 호소하는 안전 대책을, 먼저 있었던 JR 동일본 안전연구소의 이케다 씨는 '죽창정신형 안전'이라고 말했습니다.[2] 정말로 이 말은 적절한 표현이라고 봅니다. 태평양 전쟁 말엽, 물자가 부족했던 일본군은 "적과 싸울 때는 총검을 들고 백병전을 한다. 적의 가죽을 갈라 고기를 자르고, 고기를 잘라 뼈를 절단하여 적을 섬멸한다"면서 총이나 대포 대신 죽창 따위를 들고 싸우는 연습을 시키는 등 정신력 고양 훈련을 했습니다. 즉, 정신력으로 적을 격파한다고 부추기면서 정신력의 중요성을 병사들에게 강조한 것이지요. 그러나 이런 방식을 제1로 하는 휴먼에러 방지책에는 한계가 있습니다. 일본이 태평양 전쟁에서 패망했다는 역사가, 이런 방식이 얼마나 어처구니없는지를 훌륭하게 증명해보이지 않았습니까.

▶ 에러는 왜 줄어들지 않는가?

'이치에 맞는 대책'이 아닌 이상 에러는 일어난다

의식 고양에는 한계가 있습니다. 주의의 지속성은 영원하지 않으니까요. 그래서 저희들이 목표로 하는 '새로운 에러 줄이기' 혹은 '방지하기'의 기본은 과학에 기반을 둔 방법입니다. 더군다나 에러를 방지하고 줄이기 위한 전략과 전술을 명확히 함으로써 조직적이고 체계적으로 다룰수 있게 하는 것이 매우 중요합니다. 그래서 앞으로 있을 에러에 대한대책을 세우려면 인간의 마음에 호소하지 말아야 합니다. 그보다 가급적 공학적인 대책과 순서와 제도 등 형식을 마련하고, 구체적인 행동으로 이어질 수 있게 해야 할 것입니다.

다시 한 번 강조합니다. 에러 방지는 항상 과학적인 관점에 기초해야합니다. 실제로 일어난 사건 사례를 수집해 데이터베이스를 만들고, 경험과 학문적 지식을 기초로 대책을 마련해 실행한다는 자세가 중요합니다.

에러 대책은 '이치에 맞지' 않으면 이루어지지 않습니다. 이 '이치에맞다'는 것은 과학적이고 경험적으로도 바르다는 뜻입니다. 인간 행동을 제어하는 문제도 포함되어 있고요.

인간의 심리에 대한 대책의 한계

'휴먼에러는 개인의 특성'이라는 사고방식이 아직 대세입니다. 결국"얼빠진 채로 있으니까 에러를 하는 것이다"라든가 "주의하지 않아서 에러를 저지른 것이다" 같은 인식이 지배적이지요.

이런 사고방식은 대책 마련에 한계로 작용합니다. 그런데 현장에서안전 활동에 종사하는 담당자에게서도 이런 사고방식을 많이 볼 수 있습니다. 그래서 사고나 문제의 원인이 '휴먼에러' 때문이라고 판명이 나면, 에러에 대한 고전적 사고방식에 기반을 둔 검토가 이어지지요. 결국현장에서 일하는 사람의 안전 의식에만 의지하는 재발 방지책이 나오는것입니다. 그것이 앞서 소개한 '통보', '포스터', '안전에 관한 강연'이라는 '안이한 대책 3종 세트'라는 것입니다.

아울러 휴먼에러가 문제의 원인인 이유를 대는 순간, 사람은 또 다른 원인도 있을 수 있다는 가능성을 생각하지 않게 되는 경향도 있습니다.

▶ 휴먼에러의 발생 메커니즘

휴먼에러란 무엇인가?

'에러란 무엇인가?'에 대해서는 의견의 차이가 있고 정의하기도 어렵다는 연구자들이 있습니다. 그런데 다른 한편에 있는 많은 연구자는 설명을 해보고 있습니다. 예를 들면 J. 리슨은 휴먼에러를 "사전 계획에 기반을 둔 일련의 정신적·신체적 활동이 의도한 결과를 얻지 못하는 상태의 총칭. 단 우연에 의해 실패한 것은 제외"라고 정의합니다.[3]

휴먼에러에 관한 다양한 설명과 정의를 요약하면 ① 어떤 인간의 행동이 있고, ② 그 행동이 허용 범위를 벗어난 것으로, ③ 우연에 의한 것을 제외한다는 것입니다. 특히 '휴먼에러는 행동의 일부'라는 이해가 중요합니다. 따라서 인간의 모든 행동을 설명하는 것은 매우 어렵지요. 그래서 복잡한 것을 간단하게 이해하기 위하여 도구인 모델을 이용하게 되었습니다. 의사 결정을 하는 행동에 관한 2가지 심리학적 모델을 소개합니다.

레빈의 행동 모델

K. 레빈은 인간의 행동이 인간과 환경과의 함수(function) 관계에 의해 결정된다고 설명하고, 다음과 같은 모델을 제안했습니다.

$$B = f(P, E)$$

[B : Behavior(행동), P : Person(인간), E : Environment(환경)]

이 모델이 중요한 이유는 인간이 행동을 결정하는 데는 '인간의 특성'과 '인간을 둘러싼 환경'이라는 2가지 변수가 영향을 미치기 때문입니다. 또한 이 변수에 대해 산업계의 사고 분석에서 체계적으로 시도되는 휴먼팩터 공학에서는, 인간의 행동을 이해하는 데는 부주의라든가 빈틈 같은 생리적 · 심리적 상태만을 이해하는 것만으로는 불충분하다고 봅니다. 그러니까 인간과 환경을 다이내믹하게 파악하는 것이 중요하다고 합니다.[4] 즉, 이 2가지 변수에 대해서는 그 상황에서의 순간에 관한 관계가 아니라 시간을 고려한 상호 작용으로 이해해야 하는 것입니다.

코프카의 심리적 공간에 기반을 둔 판단 모델

심리학자인 K. 코프카는 "사람은 자신의 행동을 어떻게 결정하는가?"에 대해 다음과 같은 예를 들어 설명했습니다.[5]

> 눈 덮인 들판에서 말을 타고 달리던 어떤 나그네가 마침 어떤 집을 발견한다. 그는 그 집 주인에게 하룻밤 묵게 해달라고 요청한다(그림 3-1, a).
> 그 집 주인은 나그네가 온 코스를 묻더니 나그네의 무모함에 놀란다. 주인에게 그 이유를 들은 나그네는 졸도해버렸다. 왜냐하면 나그네가 눈 덮인 들판이라고 생각하고 말을 달려서 온 곳이 호수가 얼어서 생긴 빙상을 덮은 눈밭이었음을 알게 되었기 때문이다(그림 3-1, b).
> 그곳은 그 지역 사람이라면 너무 무서워서 지나지 않는 곳이었다.

만약 얼음이 깨져 호수에 빠지면 순식간에 체온을 빼앗겼겠지요. 물에서 빠져나오려고 얼음에 체중을 실으면 얼음이 얇아 깨졌을 것이고, 그래서 다시 물에 잠겼을 겁니다. 나그네는 체력이 다할 때까지 이를 반복하다가 틀림없이 목숨을 잃었겠지요. 나그네는 자신이 저지른 위험한 행위와 그에 따른 결과를 예상하고 졸도해버렸다는 이야기입니다.

왜 나그네는 이렇게 위험천만한 짓을 했을까요? 물론 나그네가 무엇을 어떻게 이해하고 판단했는지 모른다면 이해할 수 없겠지요.

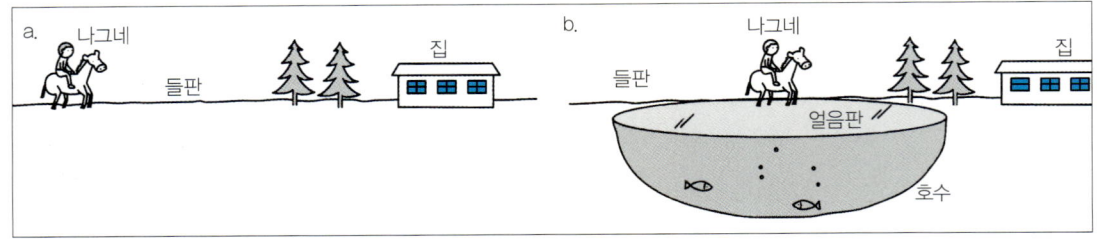

그림 3-1 코프카의 모델
나그네의 심리적 공간(a)에는 호수가 존재하지 않는다. 그러나 물리적 공간(b)에는 호수가 얼음 밑에 존재하고 있다.

보통 사람은 자신의 주변에 있는 실재 물리적 환경을 지각하여 자신이 어떠한 곳에 있는지 이해하고, 머릿속에 세계를 구축합니다. 이 책에서는 이러한 인간을 둘러싼 물리적 환경을 '물리적 공간', 머릿속에 구축된 세계를 '심리적 공간'이라고 부르기로 했습니다.[*1]

나그네의 눈앞에 보이는 것은 익숙한 눈 덮인 들판입니다. 그는 호수의 존재를 모르지요. 그래서 나그네의 심리적 공간에는 호수가 존재하지 않습니다. 그러니 눈 덮인 들판을 지나온 것은 나그네에게는 자연스럽고 합리적인 행동입니다.

이 점에서 코프카는 인간의 행동을 결정하는 것은 실재하는 물리적 공간이 아니라고 본 것입니다. 즉, 물리적 공간에 있는 다양한 자극을 지각 · 인지하여 기억 등을 이용해 이해한 뒤 머릿속에 구축된 세계에 기반을 둔다고 설명했습니다. 이것은 사람의 판단에 관한 매우 중요한 사고방식입니다.

매핑에 의한 심리적 공간 구축

인간이 행동을 결정할 때 중요한 역할을 하는 것이 심리적 공간입니다. 그리고 물리적 공간을 심리적 공간으로 이해하는 프로세스를 매핑(mapping)이라고 합니다.[6] 인간은 이러한 매핑에 의해 구축된 심리적

---

*1 코프카는 물리적 공간이라는 것을 '지리적 환경', 심리적 공간이라는 것을 '행동적 환경'으로 표현하고 있다.

공간에 기초하여 판단합니다.

앞서 소개한 나그네의 심리적 공간에는 호수가 존재하지 않습니다. 문제는 나그네가 물리적 공간에 존재하는 호수를 심리적 공간에 매핑하지 않은 것이지요. 매핑하지 않고 심리적 공간이 형성되면, 그 다음에는 심리적 공간에 기초하여 가장 합리적이라고 또는 바르다고 판단하고 행동하게 됩니다. 충분한 지식과 경험이 있음에도 불구하고, 그것이 결과적으로 에러가 되는 이유는 구축된 심리적 공간이 대개 물리적 공간과 다르기 때문입니다. 잘못된 심리적 공간에 기반을 둔 '올바른 판단'은 잘못된 행동으로 이어질 가능성이 매우 높습니다.

결국 사람으로 하여금 올바른 행동을 취하게 하려면, 먼저 심리적 공간과 물리적 공간을 일치시킬 방법을 생각하는 것이 중요하다는 것을 알 수 있지요.

▶ 휴먼에러는 '결과'이다

제가 분석한 사고 사례에는 에러를 한 사람에게 문제가 있는 것이 아니라, 잘못하기 쉬운 표시나 알기 어려운 설명서 등이 에러를 유발했다고 보는 편이 좋은 사례가 다수 있었습니다. 그래서 저는 다음과 같이 생각했습니다.

"휴먼에러란 인간이 가진 모든 특성과 인간을 둘러싼 광의의 환경이 상호 작용하면서 결정된 행동 중에서 어떤 기대된 범위를 벗어난 것이다."

휴먼에러는 생리학적 특성, 심리학적 특성, 인지적 특성 같은 인간이 본래 가지고 있는 특성(지식과 경험을 포함)과 인간을 둘러싼 기계, 순서 설명서, 팀, 교육 시스템 같은 환경이 잘 합치되지 않아서 일어난 것입니다(메모).

특히 다수의 에러 유발 요인(error inducing factor)이 겹쳐 일종의 문맥(error inducing context)을 이룬 경우는 에러를 유발할 가능성이 높습니다. 여기서 말하는 광의의 환경이란 의료 시스템으로 말하면 실린지

> **메모**
> **인지 심리학에 의한 에러 분석**
> ① 기억의 잘못(lapse : 랩스), ② 실행하려는 판단은 바르지만 다른 행위를 실행(slip : 슬립) 및 ③ 판단 자체의 잘못(mistake : 미스테이크)이 있다.
> 이 분석에 따르면 심리적 공간에 기반을 둔 판단의 휴먼에러는 미스테이크로 분류된다.

펌프나 인공호흡기 같은 하드웨어, 순서 설명서나 체크리스트 같은 소프트웨어, 팀, 교육 제도, 간호사 안내 데스크 같은 작업 환경입니다.

결국 에러를 불러일으키기 쉬운 환경이 인간이 본래 가지고 있는 특성과 상호 작용함으로써 에러가 발생하는 것입니다(그림 3-2). 에러를 불러일으키기 쉬운 요인이 여러 개라면 요인이 얽혀 상승 작용을 일으키고, 이로 인해 에러를 일으킬 가능성도 높아집니다.

사고 보고서에서는 에러란 '원인'일지도 모릅니다. 하지만 적어도 휴먼에러 발생 메커니즘으로 생각하면 "에러는 원인이 아니라 결과다"라고 말할 수 있습니다.

이상의 휴먼에러 발생 메커니즘을 정리하면 그림 3-3이 됩니다.

인간의 신뢰성은 생각보다 훨씬 낮다

제가 심리학을 배우면서 매우 강하게 느낀 것은 "인간만큼 무책임한 존재도 없다", "인간만큼 신뢰성이 낮은 존재도 없다"라는 것입니다.

발달심리학 수업 때에는 "J. 피아제의 발달이론[7]"을 응용하여 휴먼에

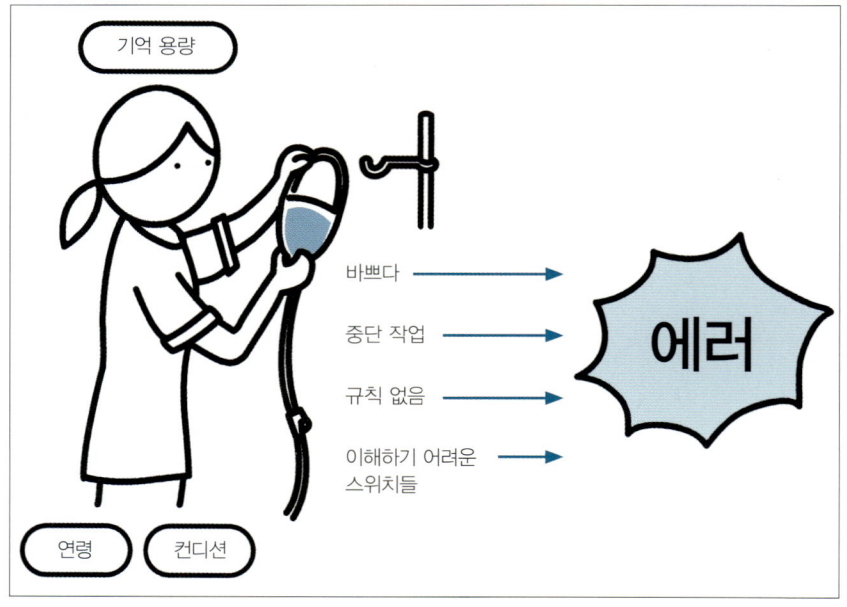

그림 3-2   환경과 인간의 특성이 에러를 일으킨다.

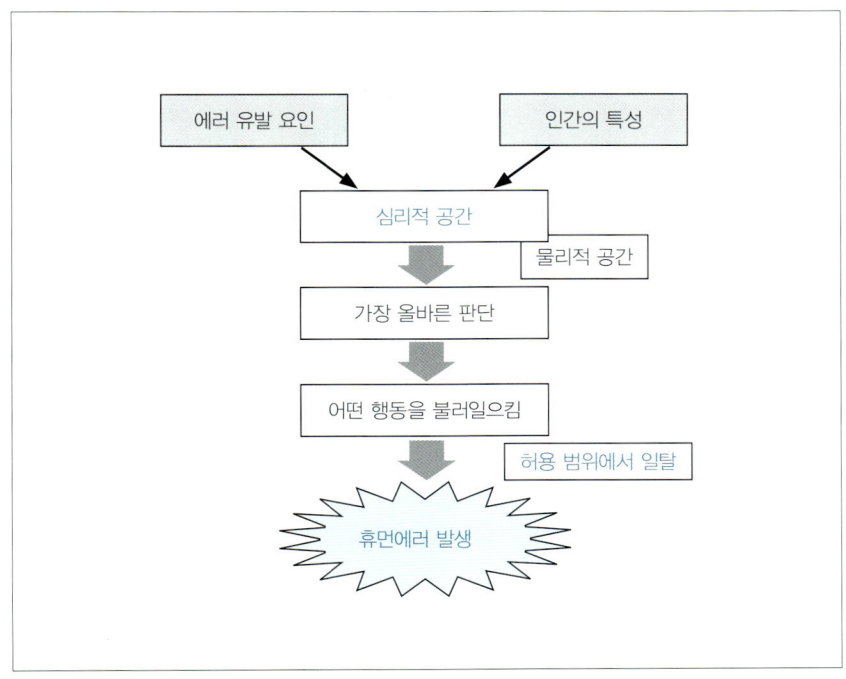

그림 3-3　휴먼에러 발생 메커니즘

러를 방지할 수 없을까?"라고 생각했지요. 그리고 그룹 다이내믹스[8] 수업 때에는 "이러한 집단행동이론이 안전 활동으로 이어지지 않을까?"라고 생각했습니다. 분명 이용할 수 있는 것은 있습니다. 하지만 그렇게 해서 확인한 것은 오히려 인간의 취약성이었지요. 기억에 관한 연구[9]에서는 인간의 기억이 얼마나 의지할 수 없는 것인지, 얼마만큼 빨리 망각해버리는지 또는 변용하는지 등을 배웠습니다. 인지심리학[10]에서는 주의에 관한 문제, 인간이 잘못을 얼마나 쉽사리 저지르는지를 이해할 수 있었습니다. 사회심리학[11]에서는 집단이 인간의 판단에 얼마나 영향을 주는지 등을 이해할 수 있었고요.

'인간에게 의지하지 않으며 형태가 있는 것'으로 대책을

에러 발생 메커니즘을 생각하면서 도달한 결론은, 인간에게 의지하는 것을 제일로 하는 안전 대책은 인간의 취약성 때문에 마찬가지로 취약해진다는 것입니다. 따라서 이제부터 저희들이 에러 방지를 위해 해야

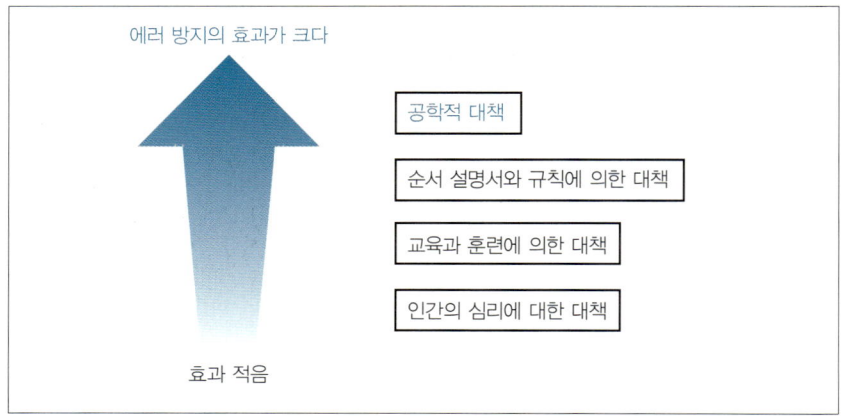

그림 3-4 안전 대책의 효과

인간의 심리에 대한 대책을 마련하기가 가장 어렵다. 에러 방지 효과가 가장 큰 것은 공학적 대책이다. 그러나 우리는 효과를 기대하기가 가장 어려운 인간의 심리에 대한 대책 마련에 시간과 노력을 들여왔다.

하는 것은 다음과 같은 것입니다.

인간에게 의지하기보다 공학적 대책, 순서 설명서, 체크리스트 같은 형식을 가급적 사용하는 것이지요. 그것이 제일이라 봅니다(그림 3-4).

● 참고 문헌

1) 가와노 류타로 : 휴먼에러 방지 전략, Emergency Nursing, 16(10) : 10-14, 2003.

2) 이케다 도시히사 : 철도 노선 보수와 휴먼팩터, 제9회 휴먼 · 머신 · 시스템 연구회 하계 세미나 (7월 23~24일, 하코네), 원자력 학회 휴먼 · 머신 · 시스템 연구부회, 1998.

3) Reason, J. : Human Error. Cambridge University Press, 1990(하야시 기오 감역 : 휴먼에러 인지과학적 접근, 해문당출판, 1994.

4) Lewin, K. : Field Theory in Social Science. Harper & Row, 1951.

5) 시마다 가즈오, 스기다니 히토고토 외 : 기본 마스터 심리학, 10-11, 법학서원, 1981.

6) 후루타 가즈오 : 프로세스 인지공학, 해문당출판, 1998.

7) 오토모 시게루 : 피아제 유아심리학 입문, 동문서원, 1971.

8) 미스미 쥬지 : 리더십 행동 과학(개정판), 유비각, 1984.

9) Lindsay, P. H. and Norman, D. A. : Human information processing an introduction to psycholohy(2nd ed.), Academic Press, 1977(나카미조 사치오, 하코다 히로시, 곤도 도모아키 공역 : 정보 처리 심리학 입문 Ⅱ 주의와 기억, 사이언스사, 1984).

10) 오야마 다다시, 히가시 히로시 편 : 인지심리학 강좌 1 인지와 심리학, 도쿄 대학 출판회, 1984.

11) 사이토 이사무 편 : 대인사회 심리학 중요 연구집 1 사회적 세력과 집단 조직의 심리, 성신서방, 1987.

4. 에러를 유발하기 쉬운 환경

휴먼에러의 발생 메커니즘을 더욱 잘 이해하기 위해 어떤 환경에서 에러가 일어나는가에 대한 사례를 몇 가지 들어보겠습니다.

▶ 모드라는 것

비디오의 시계가 맞춰지지 않는다?

〈고보짱〉이라는 《요미우리》 신문의 만화가 있습니다.[1] '시간 기념일'

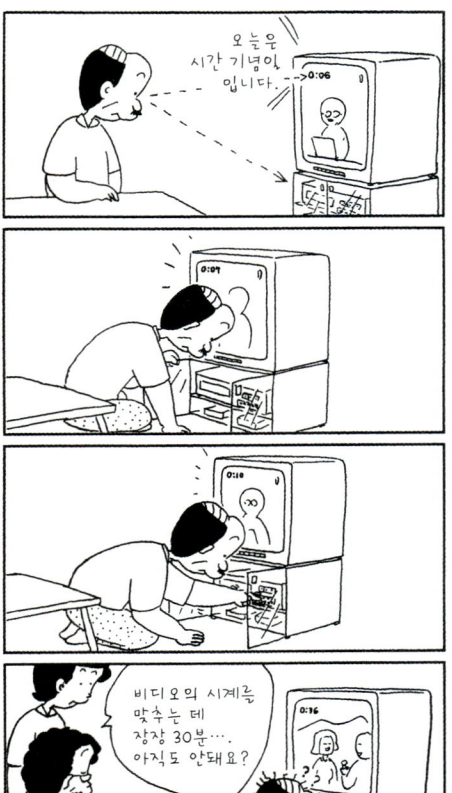

그림 4-1 비디오의 시간이 맞춰지지 않는다!

모드는 이용자를 혼란시킨다. 같은 버튼이나 표시창이 모드 선택에 의해 다른 의미를 가지기 때문이다. 채널 녹화 예약 기능을 설정할 때와 비디오 본체의 시계를 세팅할 때, 같은 버튼과 표시창이 사용된다. 그러나 조작을 달리해야 하기 때문에 이용자는 혼란스럽다.

_ 《요미우리》 신문 조간, 1994년 6월 10일 게재

(© 우에다 마사시 〈고보짱〉)

에 할아버지가 TV 뉴스를 보고 있었습니다(그림 4-1). 뉴스이기 때문에 화면의 왼쪽 위에 시각이 나옵니다.

TV 아래쪽에 있는 비디오의 시각이 다릅니다. 그래서 할아버지가 시각이 맞지 않는 비디오를 조정하려고 했지요. 하지만 좀처럼 맞춰지지는 않았네요. 마지막에는 온 가족이 "비디오의 시계를 맞추는 데 장장 30분…. 아직도 안돼요?"라고 하는 것입니다. 일상생활에서 일어날 수 있는 에피소드를 다룬 재미있는 만화입니다. 저도 모르게 웃음이 나왔습니다. 그러나 할아버지가 정말로 무능해서 시계를 맞출 수 없을까요?

제 생각은 다릅니다. 이것은 물건을 잘 다루지 못하는 인간 탓이 아니지요. 그 물건을 설계한 사람이 이용할 사람을 제대로 배려하지 않았기 때문입니다. 그 이유는 비디오에는 '모드'라는 사고방식이 사용되고 있기 때문입니다.

스마트폰을 사용하기 어려운 것도 비슷한 이유 때문입니다. 스마트폰에는 메일 모드나 카메라 모드 같은 다양한 모드가 있습니다. 더구나 표시 면적이 한정되어 있다보니 메뉴가 많을 경우 자기에게 필요한 것이 어디 있는지 알기 어렵다는 잠재적 문제도 있습니다.

'모드'라는 사고방식은 편리합니다. 하지만 다양한 에러도 유발합니다. 모드라는 사고방식을 설계에 넣으면 그것만으로 "무슨 일인가 일어난다"고 생각해야 합니다. 그리고 비행기가 몇 대인가 떨어지고 있지요. 훈련을 받은 파일럿일수록 에러를 일으킵니다.

모드컨퓨전

1992년 1월 20일, 에어버스 A320형기가 활주로 앞에 있던 산에 충돌했습니다. 파일럿들은 공항이 가까워졌기 때문에 고도를 낮추려고 생각하고 있었지요. 그들은 3.3도의 각도(하강 각도 모드)로 하강하려고 플라이트컨트롤 장치를 세트했습니다. 그런데 '1분에 ○○피트 하강'이라는 스피드를 세트하여 내려가는 항법(하강 속도 모드)으로 세트되어 있었던 것입니다(그림 4-2). 그들은 플라이트컨트롤 장치에 1분에 3,300피트

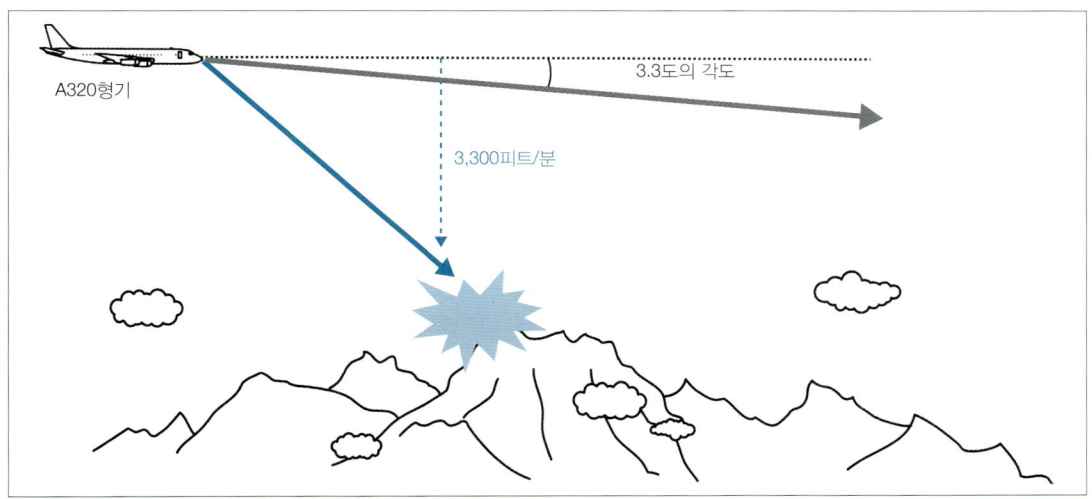

그림 4-2 A320형 비행기 추락 사고(모드에러)
파일럿은 3.3도의 하강 각도를 세트하려고 했지만, 사실은 1분 동안 3,300피트(약 1,000m)의 하강 속도로 세트된 것이다.

(약 1,000m) 하강이라는 수치를 세트했음을 전혀 모르고 있었던 것입니다. 그래서 구름이 낮고 돌풍이 섞인 바람이 겹쳐지면서 공항 바로 앞에 있던 해발 2,000피트(600m)짜리 산등성이에 추락했습니다.

자동화 덕에 발전된 하이테크가 활용되는 비행기를 조종하는 파일럿이 어느 모드로 작동하는지 모르는 것을 모드컨퓨전(Mord-Confusion)이라고 합니다. 이 경우에는 모드를 표시하는데도 문제가 있습니다.[2]

의료 기기의 모드

의료 현장에서는 많은 의료 기기가 사용됩니다. 헌데 제가 본 의료 기기 중에는 에러를 불러일으킬 가능성이 매우 높은 것이 아주 많더군요. 실린지 펌프나 인공호흡기 등의 종류나 형식 등은 너무 많고, 표시나 조작 방법도 제각각입니다. 예를 들어 실린지 펌프나 수액 펌프에는 유량, 적산량, 총량 같은 모드가 있습니다. 요즘에도 실제로 적산량과 유량을 혼동하는 사례가 있지요. 그래서 '모드'라는 말을 듣는 순간, 에러가 일어나리라는 예감이 들었습니다. 조금 이해하기 어렵겠지만, 어린이용 · 성인용 모드의 일종이라고 생각해두는 것이 좋습니다.

▶ 내추럴 매핑

일상생활에서 에러가 유발되기 쉬운 예를 들자면, 자동차의 변속 레버를 들 수 있습니다. 요즘 자동차는 오토매틱이 대부분인데, 오토매틱 변속 레버는 잠재적으로 에러를 유발할 가능성이 높다고 생각합니다.[3]

대개 어떤 하드웨어가 인간에게 제공되면, 인간은 매우 유연하고 높은 학습 능력이 있어서 제공된 시스템을 익혀 적응해버립니다. 따라서 처음에는 사용하기 어렵다고 느꼈던 것이 바로 익숙해지면서 신경을 쓰지 않게 되지요. 결국 특별한 경우를 제외하면 에러를 일으키는 경우는 별로 없습니다. 그러나 조건이 같거나 겹친다면 에러를 유발시킬 가능성이 높아집니다. 저 자신도 이러한 오토매틱 차량을 운전하면서 몇 번인가 잘못했던 경험이 있지요. 물론 환경이 에러에 미치는 영향을 몰랐을 때는 조작할 때의 잘못은 제가 주의하지 않은 탓이라고 생각했습니다.

편리한 나열이 에러를 유발한다

표준적인 변속 레버는 차의 전방에서 순서대로 P(파킹), R(후진), N(중립), D(드라이브), 2, 1로 되어 있습니다(그림 4-3). 이러한 나열은 슈퍼마켓 등에서 차를 머리부터 주차장에 넣고, 물건을 사서 차 뒤 트렁크에 실은 뒤, 차를 주차장에서 뺄 때 편리하게끔 나열되어 있음을 깨달았습니다. 즉, 발진할 때 P에서 R로 넣고, N을 통과하여 D로 함으로써 운전을 했지요. 이것에는 레버를 한번에 맨 앞의 위치에서 순서대로 뒤로 끌어당기면 되는 것입니다. 그러나 휴먼팩터 공학상의 문제라고 생각되는 것은 전진할 때 N을 중심으로 차의 후방을 향해 당기고, 후진할 때 레버를 전방으로 움직인다는 조작입니다.

보통 인간은 자신을 중심으로 '전방에는 앞, 후방에는 뒤' 같은 이미지를 가지고 있습니다. 이러한 이미지와 환경이 적합한 것에 대해 "자연적인 대응을 한다(내추럴 매핑)"고 합니다.[4] 결국, 이러한 오토매틱 차량의 변속 레버 나열은 "자연적인 대응을 한다는 에러를 없앰으로써 사용하기 쉽게 설계한다"는 원칙에서 벗어나 있다고 생각합니다.

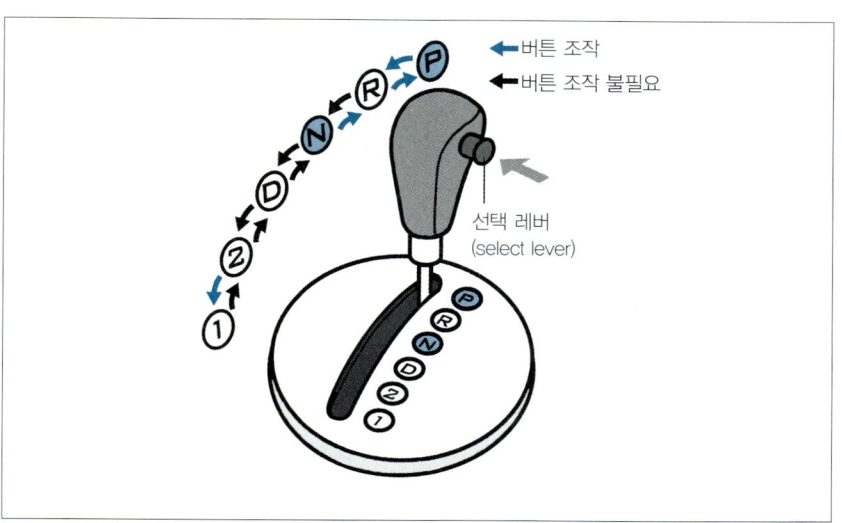

그림 4-3   오토매틱 차량 변속 레버의 기어 위치

전진할 때는 뒤로 당기고, 후진할 때는 앞으로 미는 것은 인간이 가진 자연스러운 반응과 합치하지 않는다. 에러 방지를 위해 선택 버튼이 달려 있지만, 이 버튼을 어느 때 눌러야 하는지 정확하게 설명할 수 있는 사람은 많지 않다.

다중 에러 유발 요인

문제가 잠재화되어 있는 경우는 별로 없습니다. 그러나 다른 조건이 갖춰지면, 즉 에러가 유발되기 쉬운 환경이 겹쳐지면 변속 레버 조작을 잘못할 가능성이 높아지지요. 예를 들면 교차점에서 신호가 빨강이 되었다가 다시 초록이 되기까지 시간이 걸리지 않습니까. 그래서 브레이크를 계속 밟는 것이 귀찮아 변속 레버를 N으로 넣지요. 일반적으로 레버를 N에 넣는 경우는 없습니다만, 그날은 하루 종일 정체에 시달렸고 피곤했습니다. 다리를 조금이라도 쉬게 하려다보니 한눈을 팔았고, 그 사이에 신호가 초록으로 바뀌었네요. 물론 모르고 있자니 뒤에서 클랙슨을 울려댑니다. 당황하여 차를 급히 출발시키려고 하다보니 레버를 앞으로, 그러니까 R에 놓는 것은 충분히 일어날 수 있습니다.

▶ 유사 기기의 위험성

조건이 겹쳐지면 에러가 유발될 가능성이 높아집니다. 평소에 스틱 차량을 운전하던 사람이 어느 날 오토매틱 차량을 운전한다고 가정해봅시다. 스틱 차량을 발진시킬 때는 클러치를 밟고 변속 레버를 앞으로 밀어 1단(낮음)으로 하고, 후진을 할 때는 클러치를 밟고 뒤로 당기지요. 이렇게 하면 조작에 대한 기억이 관성으로 이루어져서 자신이 오토매틱 차량을 운전하고 있다는 사실마저 잊어버리게 됩니다. 그러다 보면 자연스러운 대응을 따르지 않는 환경에 있음을 인지하지 못한 채 결국 인간이 생각하고 있는 방향에 대한 특성만으로 조작해버릴 가능성이 높아지지요. 즉, 대개 자연스러운 대응 원칙에 따라 일이 이루어지지 않는 장소에서는 잠재적으로 에러가 유발될 가능성이 높아진다는 뜻입니다.

복잡한 조작은 바이패스(우회)하게 된다

설계하는 사람은 운전자가 기어 조작을 잘못할 수 있다는 가능성을 예측할 것입니다. 그러니 어느 기어를 특정 기어로 변경하는 경우에는 선택 레버(변속 레버 옆에 있는 버튼)를 누르지 않으면 레버가 움직이지 않게 하는 등 에러 방지책을 취하고 있다고 주장하겠지요. 그러나 어느 때에 버튼을 눌러야 하는지 일일이 외우는 것이 귀찮겠지요. 그래서 언제나 버튼을 눌러 기어 조작을 하고 있는 운전자가 상당히 있다고 생각합니다. 또한 변속 레버 옆에 버튼을 두는 식으로 설계한 것은, 설계자도 레버 배치가 부적절하다는 사실을 인정하고 있음을 보여주는 증거입니다. 그런데 인간은 설계자가 애써 안전을 위해 설계한 장치마저 사용하기가 귀찮을 경우 용이하게 바이패스(bypass, 우회)해버리지요. 이것도 인간이 가진 특성 중 하나입니다.

▶ 표시의 위험성

의료 현장에서는 다양한 가스를 사용합니다. 의료용 산소, 의료용 질소, 의료용 이산화탄소 등이 그렇지요. 수술실에는 마취용 에테르 등이 있고요. 이러한 가스들은 각 방에 배관으로 공급되거나 가스실린더에

담긴 채 이용됩니다.

어느 병원에서 마취과 의사와 간호사 두 명이 위독한 상태의 대장암 말기 환자를 들것으로 수술대로 옮기는 중 이동형 산소탱크(Portable oxygen tank)가 빈 것을 알았습니다. 간호사 한 명이 가스실린더를 호흡기에 연결하자 환자의 상태가 더욱 악화되었습니다. 간호사가 접속한 것은 어찌 된 것인지 이산화탄소가 충전된 가스실린더였던 것입니다.

또 다른 병원에서도 수술이 끝난 환자를 집중치료실(ICU)로 옮기려 할 때, 마취과 의사와 간호사가 이동하기 위해 가스실린더를 인공호흡기에 몇 분간 연결했습니다. 그런데 남성이었던 환자가 그 순간 갑자기 심폐정지에 빠져버렸습니다. 원인은 두 명이 연결한 것이 위와 마찬가지로 이동형 산소탱크가 아니라 이산화탄소가 담긴 가스실린더였기 때문입니다.

이러한 에러의 배경에는 일반 사회 분야와 공업 분야의 가스 표시가 다르기 때문이라고 봅니다.

일반 사회에서는 산소는 녹색으로 표시된 경우가 많고, 병동에서도 벽에 설치되어 있는 산소용 배관이 녹색입니다.

그러나 공업 분야에서의 가스 표시는 산소는 검은색, 이산화탄소는 녹색입니다. 더구나 산소용과 이산화탄소용 가스실린더의 크기는 거의 비슷합니다. 그리고 이산화탄소용 가스실린더에는 회사명이 적혀 있는 경우가 많지요. 그런데 그 회사 이름이 '㈜녹색산소'라고 가스실린더의 본체에 적혀 있는 경우가 있습니다.

인간은 보고 싶은 대로 보는 인지 특성이 있지요. 이러한 에러의 사례를 보면 '산소는 녹색'이라는 일반 사회의 이미지가 긴급할 때의 판단을 흐리게 한다고 생각합니다.

근본적인 대책은 일반 사회의 표시와 공업 분야의 표시를 일치시키는 것입니다. 그러나 이것에는 법률도 관련 있기에 쉽지가 않지요. 그러니 차선책으로서 산소와 이산화탄소의 명찰을 식별하기 쉽게 거는 등 대책을 세워야 합니다. 그렇지 않으면 위험은 사라지지 않을 것입니다.

▶ 우선 휴먼에러를 유발하는 환경이 있다

휴먼에러는 인간이 원래 가지고 있는 특성이 그를 둘러싼 광의의 환경과 잘 합치되지 않기에 일어난다고 봅니다. 따라서 휴먼에러는 원인이 아니라 '배후 요인에서 유발된 결과'라고 이해하는 것이 사고 방지를 위한 중요한 사고방식입니다. 다시 말해서 "휴먼에러는 원인이 아니라 결과다"라는 관점을 세우지 않는다면 효과적인 대책을 생각해내는 데 한계가 있습니다.

이러한 휴먼에러에 대한 사고방식은 현장에서 실제로 일하는 사람과 관리하는 사람 모두 이해하지 않으면 안 되는 사고방식입니다. 즉, 에러에 대한 사고방식이 이해되지 않는 한 휴먼에러를 막기 위한 방지책은 나올 수 없습니다. 에러를 일으킨 당사자에게 원인을 귀속시키는 한 재발 방지책의 유효성에는 한계가 있고요. 휴먼에러는 발생하는 것이 아니라 유발되는 것입니다. 그래서 이렇게 유발되는 원인을 충분히 분석하여 대책을 세우는 것이 제일 우선시되어야 합니다.

●참고 문헌

1) 우에다 마사시 : 〈고보짱〉, 《요미우리》 조간(6월 10일 자), 요미우리신문사, 1994.

2) 가토 간이치로 : 《추락 제2권, 신시스템의 악몽》, 강담사, 2001.

3) 가와노 류타로 : 의료 안전에의 휴먼팩터즈 어프로치, 일본품질관리학회 감수, 일본규격협회, 2010.

4) Norman. D. A. : The psychology of everyday things, Basic Books, 1988(노지마 히사오 역 : 《누구를 위한 디자인? 인지과학자의 디자인 원론》, 신요사, 1990).

5. 에러와 관련 있는 인간의 특성

휴먼에러는 인간이 원래 가지고 있는 특성이 그를 둘러싼 광의의 환경과 잘 합치되지 않아서 유발된다고 생각할 수 있습니다. 그렇다면 에러를 유발하기 쉬운 환경의 특성과, 인간이 원래 가지고 있는 특성을 잘 이해해야 에러를 방지할 수 있겠지요. 그래서 에러와 관련된 인간의 특성을 몇 가지 소개하고자 합니다. 이러한 특성 중 대부분은 교육과 훈련으로 변화시키는 것이 불가능하거나 매우 어렵습니다.

▶ 생리학적 특성

인간은 생물인 이상 생리학적 메커니즘의 지배를 강하게 받고 있습니다. 따라서 생리학적 특성은 피할 수 없습니다. 그 특성을 인위적으로 변화시킬 수 있는 부분도 매우 조금밖에 없습니다.

에러는 주로 새벽에 일어난다

인간은 동물입니다. 그래서 아침에 일어나 저녁에 잠을 잔다는 시계를 몸속에 가지고 있습니다. 이러한 체내시계를 가지고 있는 리듬을 사커디안성(개일성) 리듬(메모)이라고 합니다.

약 1일을 주기로 하기에 '사커디안리듬'이라고도 부릅니다. 체내시계는 하루 25시간의 주기로 이루어져 있다고 알려져 있습니다. 하루는 24시간이니 '25시간'이라고 하면 위화감이 있습니다. 그러나 캄캄한 동굴 안처럼 시간을 잴 수단이 없는 곳에서 체온을 측정하고 그 변화를 보노라면 1일에 1시간씩 리듬이 늦어지는 것이 보입니다. 이러한 체내시계는 매일 24시간으로 리셋됩니다.

> **메모**
> **사커디안성 리듬**
> **(circadian-rhythm)**
> 사커디안성은 '대략'을 의미하는 라틴어의 'circa'와 '하루'를 의미하는 'di'를 합성해 만든 단어이다.

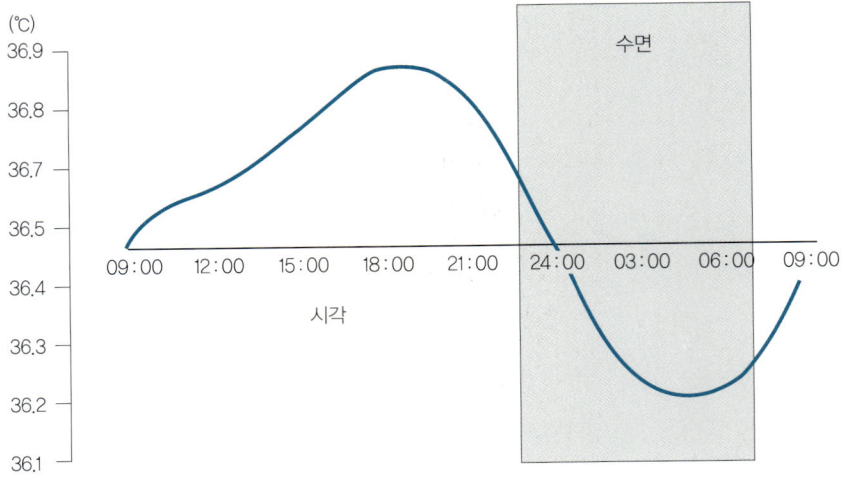

그림 5-1 구강 내 체온의 리듬

대형 사고는 해가 뜨기 전에 일어나는 경향이 있다. 이것은 사커디안성 리듬과 관련이 있다고 지적하는 연구자가 있다.

[Hawkins, F. H.: Human Factors in Flight, Gower Technical Press, 1987(구로다 이사오 감수, 이시가와 요시미 감역: 휴먼·팩터 – 항공 분야를 중심으로, 성산당 서점, 44, 1992)]

사커디안성 리듬의 주요 기능은 졸음과 체온을 컨트롤하는 것입니다. 체온이 높을 때는 주의력이 높고 활동성도 높아집니다. 그래서 기능적으로 움직일 수 있습니다. 반대로 체온이 낮아지면 졸립고 주의력도 저하됩니다. 평균적인 성인은 해가 뜨기 전에 체온이 낮아집니다(그림 5-1).[1] 따라서 새벽에 에러를 일으킬 가능성이 높아지는 것입니다. 의사인 M. 무아이드는《대형 사고는 해가 뜨기 전에 일어난다》[2] 에서 사고와 사커디안성 리듬의 관계를 설명하고 있습니다.

생리학적으로 말하자면, 야근은 잠재적으로 에러가 일어나기 쉽게 만듭니다. 하지만 의료 현장에서는 환자의 상태가 언제 나빠질지 몰라서 24시간 인원 배치 체제가 운영되어야 합니다. 그런데 인력이 불충분하다보니 야근이 빈번해지고, 이로 인해 사커디안성 리듬에 문제가 생긴다면 에러 발생 가능성이 높아지게 되는 것이지요.

이것이 늙음인가

모든 사람이 나이를 먹는 것을 가급적 피하고 싶어할 것입니다. 사람은 나이가 들면서 다양한 신체적 기능이 떨어지지요. 중장년이 되면 가까운 것이, 특히 컴퓨터 화면의 글자가 잘 보이지 않게 됩니다. 시각, 청각, 평형감각, 피부감각, 내장감각, 통증 같은 감각 기능도 현저히 저하되고요. 그림 5-2는 젊은이들과 중장년층의 상태를 비교해본 것입니다.[3] 20~24세의 평균적 능력을 100으로 설정하면, 55~59세의 기능이 다양한 면에서 저하된 것을 알 수 있습니다. 예를 들어 어둠 적응(밝기 순응)을 보면 고령자와 젊은이의 차이가 현저하지요. 어둠 적응이란 밝은 곳에서 어두운 곳으로 들어가면 처음에는 아무것도 보이지 않지만 서서히 보이게 되는 것이고요. 이는 캄캄한 장소에서 눈이 감도를 상승시켜 약한 빛에도 눈앞의 것들을 파악할 수 있게 하는 기능입니다.

고령자는 다음과 같은 2가지 기능이 저하됩니다.

① 어둠 적응에 필요한 시간이 길어진다.
② 어둠 적응에 의한 감도 상승에 한계가 있고, 고령자일수록 고감도를 받아들여 사용할 수 없다.

병원에서 근무하는 간호사들 중에는 젊은 사람이 많습니다. 그래서 고령자의 시야를 이해하기가 어려울지도 모릅니다. 하지만 병원에는 다수의 고령자가 입원해 있지요. 그래서 병원 내 조명과 관련하여 고령에 따른 영향을 고려해야 합니다. 조명을 밝게 하든가, 그것이 어렵다면 급격히 어두워지는 것이라도 피해야 하지요. 어두운 장소에 갑자기 들어갔을 경우 익숙해질 때까지의 시간을 좀 더 가지게끔 해주는 배려도 필요합니다. 병원 건축에 관한 여러 기준이 있다고 봅니다만, 제가 방문한 병원들은 일반적으로 복도의 조명이 어두운 것 같더군요.

피곤하다!

피로는 안전과 관련하여 난처한 문제입니다. 피로에는 육체적 피로와 정신적 피로처럼 작업 내용에 따른 분류와, 급성 피로와 만성 피로처럼 발현 시간에 따른 것이 있습니다.[4] 중대한 에러를 일으킬 때까지 자신이 피로하다는 것을 알지 못하는 경우도 있고요.

일시적인 피로는 시간적으로 긴 육체적·정신적 긴장, 예를 들어 심한 근육 작업, 정신을 집중하지 않으면 안 되는 작업, 감정적인 긴장, 수면 부족에 따른 피로와 권태감에 의한 것입니다. 이러한 것들은 적당한 휴식과 휴양, 수면, 영양 보충 등으로 벗어날 수 있습니다. 만성적 피로는 일시적인 피로가 회복되지 않은 사이에 다음의 일시적인 피로가 더해지고, 이러한 상태가 반복되어 축적되는 것이지요. 말 그대로 질병을 부르는 요인입니다. 또한 그림 5-2에서 알 수 있듯이 피로는 나이와 관계가 있고, 일반적으로 나이가 들면서 피로 회복에 많은 시간이 필요하게 됩니다.

피로와 유사한 것으로 비질런스(vigilance, 각성)가 있습니다. 이것은 주의를 유지함으로써 신호가 나타날 때 버티는 상태입니다. 원자력 발전소나 화학 공장의 중앙 관리실에서 계기류를 담당하는 운전원이나 장거리 비행 중 수평 비행 시의 파일럿이 이러한 상태에 빠집니다. 또한 비행기 동체의 균열을 발견하는 정비 작업과 관련해서도 생각할 수 있습니다. 이 작업 중의 에러는 중요한 신호(징후)를 발견하는 것과 관련이 있습니다. 이런 작업을 하는 사람의 에러를 방지하려면 적당한 시간마다 강제적으로 휴식시키거나 다른 작업에 재배치하는 것이 효과적입니다. 방공 시스템 같은 레이더 감시 작업을 하는 사람들에 관한 연구를 보면, 2~3시간 정도가 지나면 목표를 발견할 확률은 거의 1/3에서 1/2 정도로 저하됩니다. 그러나 20~30분마다 짧은 휴식을 취하게 하거나 다른 작업을 하게 해주면 저하 속도를 늦출 수 있습니다.[5]

약제사가 환자를 기다리게 하는 것은 미안한 일이라면서 쉬지 않고 약을 제조하는 것을 본 적이 있습니다. 그러나 환자의 안전을 생각한다면 일정한 시간마다 휴식을 취하는 편이 좋습니다.

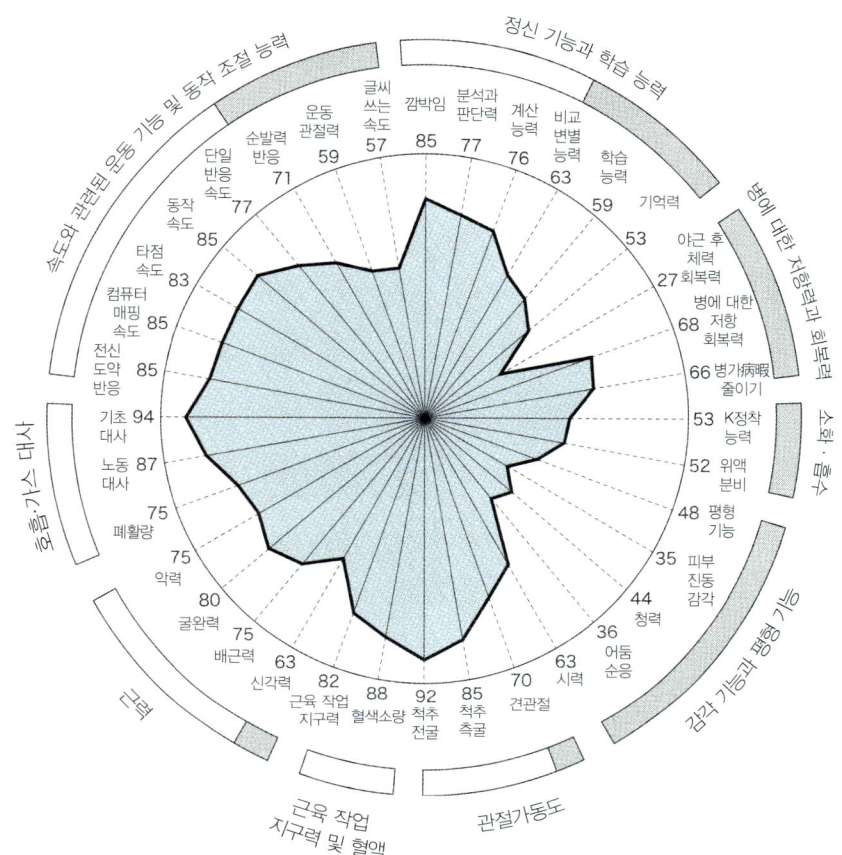

그림 5-2 고령화와 기능의 관계

바깥쪽의 원(반경을 100으로 표시)은 20〜24세의 최고기를 나타내고 있다. 안쪽의 다각형
(색칠한 부분)은 55〜59세의 평균 수준을 나타내고 있다. 단, 기능 저하는 개인차가 크다.
[사이토 하지메: 고령화와 기능의 관계, 노동의 과학, 22(1): 4-9, 1967]

▶ 인지적 특성

인지적 특성 중 몇 가지는 에러와 깊은 관계가 있습니다. 인간의 정보
처리 모델(그림 5-3)의 각 단계에는 에러와 관련된 특징이 있습니다.

유령인가 했더니 마른 억새더라!

유령이 있다고 생각하고서 보면 정말로 유령이 보입니다.

일반적으로 사람은 적신호를 보면 '빨강'이라고 이해하는 편이지요.
조건에 따라서는 '초록'으로 인식하는 경우도 부정할 수 없습니다. 특
히 애매모호한 정보라면 전후의 자극으로 그 정보를 마음대로 해석하게

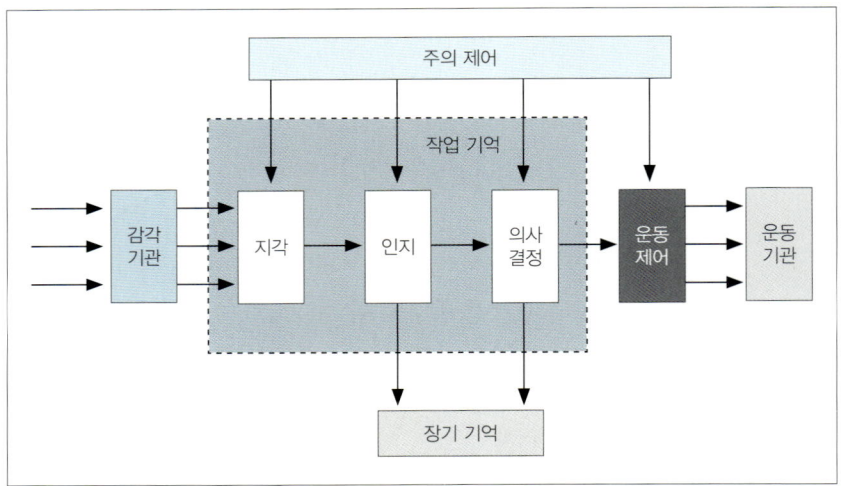

그림 5-3 정보 처리 모델의 예
사람은 외부로부터의 자극을 눈과 귀 같은 감각 기관으로 인지한다. 그럼으로써 그것이 무엇인가를 장기 기억 등을 참조하여 인지한다. 대응 조작이 필요하다고 판단되면 손발의 운동 기관을 운동 제어계로 잘 움직여 원하는 조작을 한다. 작업을 기억하는 것은 현재의 상황에 대해 다양한 정보를 수집함으로써 사고를 움직이게 한다. 전체를 주의·제어계가 통괄한다.

됩니다. 13과 B 등은 경우에 따라서는 반대로 이해될 가능성도 있습니다.[5] 결국 B의 전후에 '12, B, 14'처럼 숫자가 있으면 13으로 해석하는 거고, 13의 전후에 'A, 13, C'처럼 알파벳이 있으면 B로 해석할 가능성이 높습니다(그림 5-4).

그리고 전화로 말할 때 B와 D는 비슷하게 들리지요. 그러다보니 '펌프 B'를 기동하라는 명령을 기다리고 있는데 '펌프 D'를 조작하라는 명령이 오면 B를 기동하라는 명령이라고 해석해버릴 가능성이 높아집니다. 이것을 '기대 청취(wishful hearing)'라고 합니다. 문제는 설계자와 사고 분석자 들 중 대부분이 물리적 자극은 그대로 정확하게 이해된다고

A13C
12 1314

그림 5-4 주위의 조건에 따라 같은 자극이 다르게 해석된다
같은 문자가 앞뒤에 있는 문자에 의해 달리 해석된다. 위에서는 A와 C에 둘러싸여 B로 해석되고, 아래는 12와 14에 둘러싸여 13이라고 해석되는 경우가 많다.

믿는다는 점입니다. 물리적 자극은 주위 환경, 또는 문맥에 따라서 다른 것으로 인식될 가능성이 있음을 충분히 고려하여 설계나 커뮤니케이션 방법을 확립해야 합니다.

대수롭지 않다! – 정상화의 편견

인간은 원래 보수적이지요. 그래서 이상을 인정하지 않고, 명확한 증거가 없으면 행동을 하지 않는 경향도 있습니다. 이것을 '정상화의 편견(normalcy bias)'이라고 합니다.[6] 예를 들면 쓰나미 때 겨우 구조된 사람 중에는 "징후가 있었지만 대수롭지 않아 보여 사태를 낙관했습니다"라고 말한 분이 있습니다. 지진 등에 대해서도 많은 경우가 곧 가라앉을 것이라 생각해 창문을 열어 놓고 대피로를 확보한 사람은 별로 없습니다.

1986년 4월 26일에 구소련에서 발생한 체르노빌 원자력 발전소 사고 때에도 관계자들은 당초 사태의 크기를 이해하지 못했습니다. 단지 "시스템의 어딘가에 작은 문제가 일어났겠지"라고 가볍게 생각했던 것 같습니다.

아마도 그래서일 거야! – 억지 해석

이 특성은 일상생활에서 자주 일어나기 때문에 중대한 사고로 이어진 사례는 매우 많습니다. 의료 현장에서도 다수 일어나고 있다고 봅니다.

일반적으로 인간은 다양한 정보를 수집하지요. 그리고 수집된 정보가 자신이 생각하고 있는 것과 다르거나, 정보끼리 모순되면 불안해합니다. 그래서 불안감을 줄이려고 그러한 정보를 편할 대로 해석하여 전체를 잘 설명할 수 있도록 이야기를 만들지요. 그런 식으로 안심하는 경향을 '억지 해석(story building strategy)'이라고 합니다.

구체적인 예를 들자면, 1999년 1월 11일 요코하마 시립 대학병원에서 환자를 착각한 1장에서 소개했던 사고 사례가 그렇습니다. 수술실에서 환자를 잘못 들여보냈음을 나타내는 정보가 몇 개 있었지요. 그러나 관계자들은 그러한 징후에 대해 자신들을 납득시킬 만한 해석을 하고서

엉뚱한 환자를 수술한 것입니다.[7]

어느 의사는 환자의 머리카락 길이가 금요일에 만났을 때와 비교하여 짧다는 것을 깨달았습니다. 하지만 "이 사람, 토요일에 이발을 했나보군"이라고 편할 대로 해석했습니다.

그런데 폐동맥 카테터를 삽입하면서 실시한 폐동맥압과 폐동맥쐐기압의 수치는 수술 전의 것과는 달리 정상이었습니다. 더구나 경식도의 에코에 의한 관찰도 수술 전의 소견과는 달랐고, 좌심방의 확장이 보이지 않았으며, 승모판의 역류는 가벼웠습니다.

이러한 것에 대해서도 그 의사는 억지 해석을 했습니다. 폐동맥압과 폐동맥쐐기압이 내려간 것은 마취약에 의해 말초혈관이 열렸기 때문이라고 생각했지요. 즉, 말초혈관의 확장에 의해 승모판의 역류도 개선되어 폐동맥압이 정상화됨으로써 B씨가 아니라고 할 수 없다고 생각한 것입니다. 그리고 에코에 관한 소견에 대해서도 "이런 경우가 드물긴 하지만 전번의 검사와 이번 검사 사이에 병상이 변화했을 거야"라고 해석한 것입니다.

아울러 문제가 되는 것은, 인간은 한번 납득할 수 있는 해석을 하게 되면 다른 원인이 있는가를 더 이상 알아보지 않는 경향이 있다는 점입니다.

기억이 나지 않습니다

한번 기억했더라도 영원히 기억할 수 없다는 것은 경험적·실험적으로 알려져 있습니다. 망각에 관한 연구는 기억이 얼마나 유지하기 힘든지를 보여줍니다. 그러나 관리자 중에는 한번 주의를 주면 계속 효과가 있으리라는 신념을 가지고 있는 사람이 있습니다. 예를 들어 "재발 방지를 위해 이미 모두에게 전달했지 않습니까?"라는 변명 같은 것입니다.

일반적으로 기억은 유지되기 어렵고, 2일 정도 경과하면 1/5도 남지 않습니다. 그림 5-5는 기억심리학자인 H. 에빙하우스의 실험 결과를 보여줍니다. 이로써 인간의 기억력은 시간이 지나면서 급속도로 감퇴하는

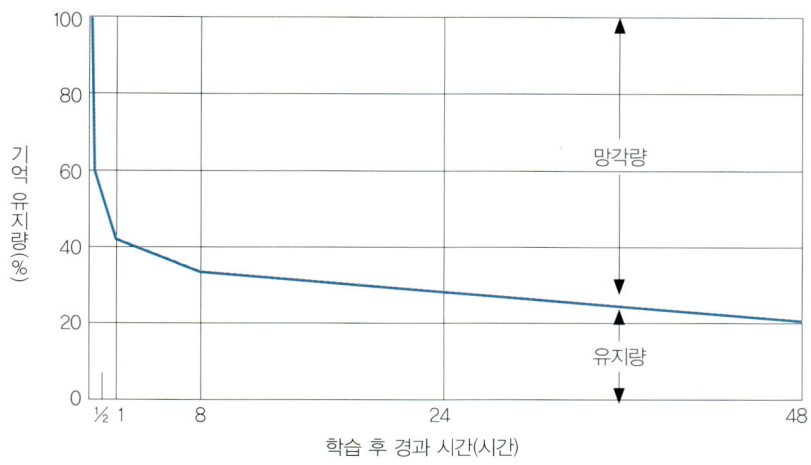

그림 5-5 망각곡선의 예
인간이 기억하는 것은 시간이 지나면서 놀라울 정도로 빨리 사라진다.

것을 잘 알 수 있습니다.

또한 잘못 기억하는 현상도 쉽게 일어납니다. 어떤 간호사가 간호사 데스크에서 약을 담는 작업을 하던 중 동료 간호사에게서 약에 대한 질문을 받았습니다. 그 간호사는 대답을 한 후 원래 담아야 하는 약 대신 그 질문에 맞춰 대답한 약을 담아버렸다고 공청회·직무 보고를 남겼습니다.

학습은 에러와 같은 편?

학습은 인간이 가지고 있는 중요한 특성 중 하나입니다. 그러나 이 학습 특성 때문에 에러가 일어나는 경우도 있습니다.

지금까지의 절차(오래된 절차)가 새로운 절차로 변경되었다면, 오래된 절차를 적극적으로 잊어버려야 할 필요가 있습니다. 그러나 일반적으로 적극적인 망각은 어렵지요. 그래서 기억하는 것을 수정하게 됩니다. 그런데 문제가 되는 것은 긴급한 상황에서 혹은 멍하니 있을 때 오래된 절차가 생각나서 잘못하는 경우입니다. 그리고 훈련을 반복하다보면 직접적인 인과 관계가 없는 것조차 관계가 있는 것과 연관지어 기억해버린다는 것입니다. 이것도 학습이 가지고 있는 문제적인 특성입니다.

1979년 미국 펜실베이니아 주에 있는 스리마일 섬 원자력 발전소 2호기에서 일어난 사고가 전형적인 예입니다. 운전원은 램프가 꺼져 있으니 방출 안전밸브가 잠겨 있다고 해석했지요. 그래서 원자로의 중심 부분을 냉각하기 위해 설계대로 움직인 긴급 원자로 중심 부분 냉각 시스템(ECCS)을 수동으로 정지시켰습니다. 이것이 원자로 중심 부분 용해라는 사고로 이어진 것입니다.

이 사고에서는 램프라는 표시 방법에 문제가 있었습니다.[8] 그것이 잘못된 판단을 일으키기 쉬웠던 것이지요. 문제의 램프는 방출 안전밸브의 OPEN이라는 제어 신호[디맨드(demand) 신호]를 보여주는 것이지, 방출 안전밸브가 열려 있음을 나타내는 것은 아니었습니다. 결국 긴급 사태에서의 인간적 특성과 과거에 받은 교육 훈련 기억이 합쳐져 운전원은 ECCS를 정지시키는 것이 바르다고 판단한 것입니다. 저는 제어 신호를 표시하는 램프가 방출 안전밸브의 위치를 나타내고 있다고 운전원들이 단순 해석하도록 학습이 이루어졌기 때문이라고 봅니다. 운전원들이 몇 번이나 훈련을 받았는데도 사고가 난 것을 보면 말이지요.

그 버튼을 눌러!

다급할 때는 간단한 것조차 생각나지 않지요.

1994년 4월 26일 나고야 공항에서 발생한 중화비행기 추락 사고가 그렇습니다. 파일럿들이 착륙 준비를 하려는 시점에 어떤 이유로 '고 어라운드 모드(go-around mode, 착륙 복항 모드)'가 세팅된 것입니다. 의도하지 않았는데도 말이지요. 그래서 랜딩 모드(landing mode)로 변경하려고 기판의 랜드(LAND) 버튼을 몇 번이나 눌렀지요. 그런데도 모드를 변경할 수 없었습니다(그림 5-6).[9] 그래도 그들은 눈앞에 있는 '랜드' 버튼을 몇 번이나 눌렀습니다. 그러나 바뀌는 것이 없었습니다.

'랜드'라고 표시되어 있었는데 왜 몇 번을 눌러도 바뀌지 않았을까요?

그것은 그렇게 설계되어 있었기 때문입니다. 설계자가 보기에 한번 고 어라운드 모드로 설정한 것을 랜딩 모드로 변경하는 것은 보통 운항 중에는 있을 수 없는 일이었던 것이지요. 만약 있다고 해도 그것은 '파

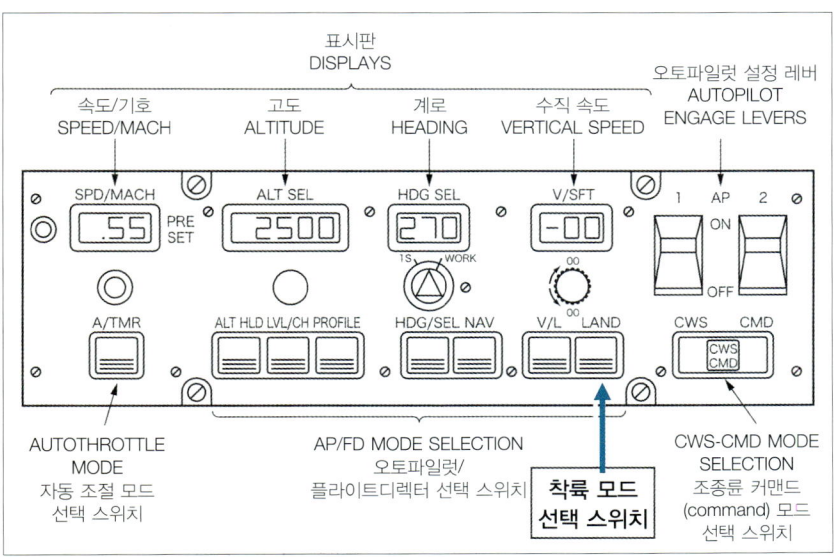

그림 5-6　에어버스 A300-600R의 패널

파일럿은 착륙 복항 모드에서 착륙 모드로 변경하려고 했다. 그러나 로직(logic)을 생각하지 못한 그는 바뀌지 않았다고 생각했다.
[운수성 항공 사고 조사 위원회: 항공 사고 조사 보고서 96-5, 중화항공공사 소속 에어버스 인더스트리 A300B4-622R형 B1816 나고야 공항 1994년 4월 26일, 1996년 7월 19일]

일럿의 에러'일 것이라 생각한 것입니다. 그래서 그런 에러를 방지하기 위해 스위치를 눌러도 조작을 받아들이지 않는다는 설계 사상을 채택했던 것입니다. 그러나 긴급 사태에서는 이러한 설계 사상에 기반을 둔 절차를 생각해내기가 매우 어렵습니다.

정신 차리고 주의해서 하세요

"주의해서 하세요"라든가 "정신 똑바로 차리고 단단히 주의하면 에러를 저지르지 않습니다" 같은 식으로 주의를 주면 어느 정도 효과가 있으리라 보시는지요? 이런 것은 주의의 성질을 고려하여 판단해야 합니다.

주의에 대해서는 매우 많은 생각이나 모델이 제안되고 있습니다. 그러나 "어떤 것이 가장 적절한가?"라는 점에서는 연구자들 사이에서도 이견이 많습니다. 단, 주의의 특징에 대해서는 3개나 4개 정도라고 알려져 있는데,[10] 에러와 관련해서 다음과 같은 3가지 사항에 대해 설명하고자 합니다.

① 집중 용량에 한계가 있다 : 어떤 것에 집중할수록 다른 것에 대한 주의는 소홀해집니다. 예를 들어 어떤 작업을 하고 있을 때에는 다른 작업에 주의할 수 없지요.

② 선택적이고 방향성이 있다 : 관심이 있는 것에는 주의를 기울일 수 있습니다. 예를 들어 친목회 등에서 이야기하고 있는데, 옆 테이블의 누군가가 당신의 이름을 언급합니다. 그러면 당신은 옆 테이블의 이야기에 귀를 기울이게 되고, 그 이야기를 이해할 수 있게 됩니다. 이것을 칵테일 파티 효과라고 합니다.[11]

그리고 의료 과정 중에 어디서 에러가 일어나기 쉬운지에 관한 지식이 있으면, 그 부분에 선택적으로 주의를 기울일 수 있습니다. 에러 방지를 위해 주의를 기울이는 것은 좋습니다. 하지만 어떤 간호사는 슬라이딩스케일을 확실히 보는 데 주의를 빼앗겨 환자의 이름을 잘못 불렀습니다.

③ 강도는 변화한다 : 주의는 같은 수준으로 지속시킬 수 없습니다. 같은 작업을 계속 하다보면 처음에는 틀리지 않고 처리할 수 있지요. 하지만 얼마 후 에러가 일어날 가능성이 높아집니다.

또한 바쁘고 난 뒤에 에러가 발생한다는 경험이 알려져 있습니다. 예를 들어 항공관제사들 사이에는 바쁜 상황이 끝난 뒤에 주의하라는 말이 있습니다. 레이더 범위에 가득 비친 비행기를 열심히 처리한 후 겨우 2대뿐인 비행기를 이상 접근시킨 예가 있습니다.

주의에만 의지한 안전 대책에는 한계가 있음을 우리는 현실적으로 받아들여야 합니다.

▶ 사회심리학적 특성

여러 명의 인간이 함께 있으면 사회적인 인간관계가 성립됩니다. 이러한 인간관계가 사람의 행동과 판단에 영향을 미치지요. 특히 의료 시스템은 인간이 개입하는 경우가 많아서 커다란 영향을 받습니다. 여기에서는 사회심리학적 특성 가운데 인간관계에 관한 대표적인 몇 개를 심리학의 지식으로 소개합니다.

알고 있어도 말할 수 없다

1992년 7월 31일 타이 국제 항공 311편이 네팔의 카트만두에 가까운 산에 격돌하여 승무원과 승객 113명 모두가 사망한 사고가 일어났습니다.[12] 원인은 어떤 고장 때문에 착륙을 다시 하려고 선회했을 때, 기장이 남과 북을 착각했기 때문입니다. 그런데 놀라운 것은 보이스리코더를 분석한 결과, 부기장은 기장이 엉뚱한 방향으로 조종하고 있는 것을 알고 있었음을 짐작할 수 있었습니다. 그러나 적극적으로 그것을 전하지 않았습니다. "알고 있었다면 말해주었어야 하지 않는가? 왜 그런 간단한 것을 할 수 없었을까?" 하고 생각할지도 모릅니다.

왜 그런 간단한 것을 할 수 없었을까요? 그것은 사람이란 권위를 가진 사람 앞에서 약하기 때문입니다. 특히 아주 높으신 분에게 자신의 의견을 말하는 것은 매우 어렵지요.

신입 간호사가 선배 간호사의 의료 기기 조작에 의문을 느꼈습니다. 그래서 선배 간호사에게 말하면 좋다는 것은 알고 있지요. 그런데 자신이 잘못 알고 있던 것이라면 선배 간호사가 이런 지적에 대해 분명 화를 낼 것이라고 생각한 것입니다. 말하지 않은 결과 인시던트가 발생하고야 말았지요. 유사한 사례는 여러 곳에서 일어나고 있습니다. "의문이 있으면 물어보면 되지 않는가?"라고 생각할지도 모르지만, 그것이 상당히 어렵습니다.

일반적으로 사람은 권위를 가진 사람에게서 지시나 명령을 받으면 자신의 의사와는 상관없이 그의 지시나 명령에 따르게 됩니다. 미국의 사회심리학자인 S. 밀그램이 실시한 '권위에 대한 복종'이라는 실험이 그것을 증명했지요. 일반적으로 생각하면 매우 위험하여 실시할 수 없는 조작을, 권위를 가진 사람이 '실험'이라는 명목으로 명령하면서 시키면 매우 많은 사람이 하더라는 것입니다.[13] 이 실험을 '아이히만 실험'(메모)이라고 합니다.

메모
아이히만 실험
A. O. 아이히만은 제2차 세계대전 당시 벌어진 나치 독일의 유대인 대학살에서 주요한 역할을 담당했다. 아이히만 실험은 일반인이라면 할 수 없는 아주 잔혹한 행위를 어떻게 할 수 있는가를 파악하는 데 매우 요긴하다.

모두가 그렇다잖아!

같은 팀의 다른 구성원들 전부가 자신의 의견과 다른 의견을 제시하고 있을 때, 그래도 자신의 의견을 당당히 말할 수 있을까요? S. E. 아슈는 개인과 개인, 개인과 집단과의 사이에 상호 작용으로 나타나는 사회적 영향의 과정을 밝히려고 간단한 집단 실험을 했습니다.[14]

집단을 이룬 피험자 여덟 명에게 카드 2장을 보여주었습니다(그림 5-7). 1장에는 선분이 1개만 그려져 있고(표준 자극), 또 1장의 카드에는 각각의 길이가 다른 선분 3개가 그려져 있습니다. 3개의 선분 가운데 어떤 선분이 표준 자극과 같은 길이인지를 판단하도록 요구했습니다. 피험자는 한 명씩 순서대로 대답했습니다만, 사실은 여덟 명 가운데 진정한 피험자는 한 명뿐이고, 나머지 일곱 명은 가짜 피험자였지요. 가짜 피험자들은 미리 '3번'이라고 답을 정한 뒤, 그 답을 내놓도록 약속했습니다. 그리고 진짜 피험자가 대답할 차례는 7번째로 설정했습니다.

실험 결과, 진짜 피험자들 중 1/3만이 다수자인 가짜 피험자들과는 다른 대답을 했습니다. 주위에 사람이 겨우 세 명 정도더라도 그들이 자

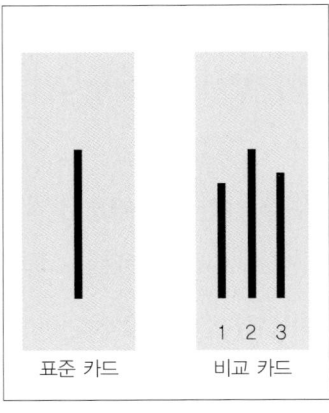

그림 5-7 제시된 2장의 카드
2장의 카드가 제시되고, 표준 카드에 그려진 선의 길이와 가장 가까운 길이의 선이 어떤 것이냐고 물었다.

표준 카드   비교 카드

신과 다른 의견을 제시하고 있으면 자신의 의견을 주장하기가 매우 어렵다는 것을 깨닫게 되었지요.

모두가 그렇다고 하니까 자신도 그렇게 따른다는 현상은 일상 업무 현장에서도 일어나기 쉬운 일입니다.

누군가가 하겠지

자신이 환자를 확인하지 않아도 다른 누군가가 확인할 것이라 생각해 확인을 하지 않아서 사고가 일어난 사례가 있습니다. 사람은 자신이 하지 않아도 다른 누군가가 할 것이라고 생각하여 일을 거르기도 하고, 숫제 팀을 이루어 작업할 때에는 혼자서 할 때보다도 열심히 일하지 않는 편이지 않습니까. 이런 현상을 B. 라타네는 '사회적 부실'이라고 했습니다.[15]

사회적 부실이라는 현상을 최초로 발견한 사람은 독일 연구자 R. 링겔만이었습니다.[16] 그는 한 명, 두 명, 세 명, 그리고 여덟 명이 줄을 당기게 한 뒤, 그 힘을 측정하여 1인당 당기는 힘을 계산했습니다. 그 결과 혼자서 줄을 당기는 힘을 100%라고 하면 두 명일 때는 각 개인의 힘은 93%, 세 명일 때는 85%, 그리고 여덟 명일 때는 49%의 힘밖에 나오지 않았습니다. 1인당 작업량은 단독으로 할 때보다 집단으로 할 때 저하되는 것이지요. 이것을 '링겔만 효과'라고 합니다.

우리는 절대 틀리지 않아!

사람들이 모여 의사 결정을 할 때 그 사람들이 뛰어난 사람들일지라도 커다란 실패를 범하는 경우가 있습니다. I. L. 자니스는 혼자서 일을 하면 뛰어난 성과를 올리는 사람들이 여럿 모여서 어리석은 의사 결정을 해버리는 과정을 '집단 사고'라고 했습니다.[17]

1961년 4월, 쿠바인 망명 부대원 1,400명이 미국 해군, 공군, CIA의 지원 아래 쿠바의 피그스 만을 침공했습니다. 목적은 카스트로의 혁명 정부를 무너뜨리기 위한 것이었지요. 하지만 모든 것이 계획대로 되지 않았고, 작전은 대실패로 끝났습니다. 이 계획은 뛰어난 사람들이 모인

케네디 정권에 의해 승인된 것이었습니다.

그러면 왜 이러한 일이 발생했는지에 대해 자니스의 이야기를 들어봅시다.

① 자신이 올바른 판단력을 가진 유일한 사람이라고 과신한다.
② 비판적인 정보를 가볍게 보고, 다른 외부 정보를 지지하는 구성원을 의심한다.
③ 그러한 결과, 다른 집단이나 정보를 받지 못하게 되고, 잘못된 최초의 가정이나 그것에 기반을 둔 결정을 변경하지 않은 채 행동으로 돌진한다.

그리고 그러한 집단 사고를 방지하는 방법으로 다음과 같은 4가지를 제시했습니다.

① 리더는 비판적인 평가자로서의 역할을 취하고, 구성원은 반대 의견이나 의문점을 나타내려고 해야 한다.
② 리더는 처음부터 자신의 기호나 희망을 늘어놓거나 치우친 입장에 있다는 것을 밝혀서는 안 된다.
③ 여러 집단이 같은 문제에 대해 정책 결정을 하게 한다.
④ 집단 내에 일탈자의 역할을 하는 사람을 두거나, 하위 집단으로 나눈 다음 그들이 심의하게 하는 것도 효과가 있다.

빨간 신호등일 때도 함께 건너면 무섭지 않다!

집단 토의가 빠지기 쉬운 마이너스적인 면인 '집단의 결정'은 개인의 결정보다 더 위험한 선택으로 이어진다는 '리스키 시프트(risky shift) 현상'이라는 것이 있습니다.

M. A. 월랙과 N. 코간은 실험에서 다음과 같은 문제에 대해 한 명씩 개별적으로 대답한 경우와 집단적으로 상의하여 전원이 일치하는 대답

을 한 경우를 비교했습니다.[18]

"위험한 심장병이 있는 사람이 대수술을 받지 않으면 일상생활에 많은 제약을 받으며 살아야 한다. 그러나 수술을 받을 경우, 수술이 성공하면 완치되지만 실패하면 생명을 잃게 된다고 한다." 수술을 할 것인가 말 것인가를 고민하는 이러한 문제에 대해 집단 토의의 결과는, 처음에 개인이 했던 결정보다도 더 위험한 방향으로 가게 됩니다. 토의한 후의 의사 결정도 토의하기 전 개인의 의사 결정보다 더 위험한 방향으로 가게 되고요. 또한 토의하기 전 리스크 테이킹(risk taking, 위험 감수)의 정도와 집단 토의에서의 영향력 사이에서 옳다고 하는 것의 상관관계를 보여줍니다. 결국 위험한 선택을 하는 사람일수록 토론에서 적극적인 역할을 맡고 있음을 보여줍니다.

▶ 인간의 특성을 고려한 시스템 설계

지금까지 설명한 것은 인간이 태어나면서 가지고 있는 다양한 특성 중 일부입니다. 그중 대부분은 교육이나 훈련을 받아도 좀처럼 바뀌기 어려운 것들이지요. 그래서 시스템을 구축할 때는 이러한 특성을 고려해야 합니다. 먼저 인간의 특성을 이해하는 것이 에러 방지를 위한 기본적인 사항입니다.

또한 이렇듯 기본적인 사항에 입각하여 인간의 모든 특성이 마이너스가 되어 인지나 판단, 그리고 에러를 일으키지 않게 하는 구조를 의료 시스템에 포함시킬 필요가 있습니다.

●참고 문헌

1) Hawkins, F. H. : Human Factors in Flight, Gower Technical Press, 1987(구로다 이사오 감수, 이시가와 요시미 감역 : 휴먼 · 팩터 - 항공 분야를 중심으로, 성산당 서점, 44, 1992).

2) Moore-Ede, M. : The twenty-four-hour society, Addison-Wesley, 1993(아오키 가오루 역 : 대형 사고는 새벽 해가 뜨기 전에 일어난다, 강담사, 1994).

3) 사이토 이치 : 고령화와 기능의 관계, 노동의 과학, 22(1) : 4-9, 1967.

4) 이토 겐지, 구와노 소노코, 고마츠바라 메이데츠 편 : 인간공학 핸드북, 152-154, 조창서점, 2003.

5) 후지나가 다모츠 편 : 심리학 사전, 신판, 평범사, 1981.

6) 히로세 히로타다 : 사람은 왜 도망칠 기회를 잃어버릴까? - 재해의 심리학, 집영사, 2004.

7) 요코하마 시립 대학 의학부 부속병원의 의료 사고에 관한 사고 조사 위원회의 보고서, 1999년 3월.

8) Kemeny, J. G. : Report of the president's commission on the accident at Three Mile Island, The need for change : The Legacy of TMI. Pergamon Press, 1979.

9) 운수성 항공 사고 조사 위원회 : 항공 사고 조사 보고서 96-5, 중화항공공사 소속 에어버스 · 인더스트리 A300B4-622R형 B1816 나고야 공항 1994년 4월 26일, 1996년 7월 19일.

10) 가노 히로유키 : 주의력, 간기출판, 1977.

11) 고료 겐 : 5. 주의와 인지, 오야마 다다시, 아즈마 히로시 편 : 인지심리학 강좌 제1권 인지와 심리학, 121-141, 도쿄 대학 출판부, 1984.

12) His Majesty's Government of Nepal : Report on the Accident of Thai Airways International A310 Flight TG311 July 1992, 1993.

13) Milgram, S. : Some conditions of obedience and disobedience to authority. Human Relation, 18 : 57-76, 1965.

14) Asch, S. E. : Effects of group pressure upon the modification and distortion of judgments. In Guetzkow, H.(ed) : Groups, Leadership and Men. Carnegie Press, 1951.

15) Latan B., Williams, K. and Harkin, S. : Many bands make light the work : The causes and consequences of social loafing. Journal of Personality and Social Psychology, 37 : 822-832, 1979.

16) 시라가시 산시로 : 3. 사회적 부실. 미스미 쥬우지, 기노시타 도미오 편 : 현대 사회 심리학의 발전Ⅱ, 155-176, 나카니시야 출판, 1991.

17) Janis, I. L. : Victims of groupthink : A psychological study of foreign-policy decisions and fiascoes. Houghton Mifflin, 1972.

18) Wallach, M. A., Kogan, N. and Bem, D. J. : Group influence on individual risk taking. Journal of Abnormal and Social Psychology, 65 : 75-86, 1962.

6. 휴먼팩터 공학
– 에러 방지를 위한 강력한 아군

저는 항공관제사 시절에 겪은 괴로운 경험 때문에 다양한 산업 시스템에서 발생한 휴먼에러를 계속 추적하고 있습니다. 에러를 방지하기 위하여 심리학도 공부했습니다. 심리학은 인간의 기초적인 행동을 이해하는 데 매우 큰 도움이 되었습니다. 그러나 현실 사회에서의 에러 방지책으로 응용하는 데에는 실제 사고 분석에서 탄생한 휴먼팩터 공학이 실용적입니다. 의료 사고를 방지하는 데도 산업계의 사고를 분석하면서 알게 된 휴먼팩터 공학이 효과적이고 가장 권장할 만한 방법이라고 봅니다.

의료업계와 마찬가지로 산업계에서도 사고의 원인은 '개인의 에러 때문'으로 처리되는 관례가 오랫동안 이어져 왔습니다. 그리고 대책이라는 것도 실수한 사람에게 주의를 환기시키는 것을 중심으로 이루어졌습니다. 그러나 사고를 분석하는 방법이 개발되면서 인간에게 주의를 환기시키는 것만으로는 사고 재발을 방지할 수 없다는 것을 알았습니다.

의료 현장에서도 다른 산업 시스템과 마찬가지로 시스템으로서 파악할 수 있고, 아울러 시스템으로서 파악하는 것이 에러 방지에 매우 중요합니다.

▶ 휴먼팩터 공학의 배경

"휴먼팩터 공학의 기원은 무엇인가?"라는 논의가 있었습니다. 인간이 도구를 획득한 때가 기원이라는 사고방식[1]과, 응용심리학이 인간에 관한 학문이나 생산 활동과 관련하여 과학적 관리[2]를 하고, 인간공학이나 공학심리학 등의 영향을 받으면서 체계적으로 발전해왔다는 등의 사고방식이 있지요.[3] 저는 현실에서 일어나는 사고를 분석하고 해석한 결과로부터 조금씩 체계화가 시도된 것이라고 생각합니다. 다음에 나오는 대표적인 산업들이 휴먼팩터에 대해 어떻게 생각하고 있는지를 소개하겠습니다.

원자력 발전 시스템

1979년 3월 28일, 미국의 스리마일섬 원자력 발전소에서 사고가 일어났습니다.

작은 고장을 수리하던 작업이 커다란 사고로 발전한 것이었지요. 작은 문제 하나에서 시작되어 대형 사고로 이어진 것입니다. 사고가 커진 원인 중 하나는 운전원의 잘못된 판단이었습니다[→ 78쪽].

이 사고는 다양한 문제에 대비하여 준비된 긴급용 안전장치를 운전원이 수동으로 정지시키면서 일어났습니다. 이러한 배경에는 운전원이 오해해도 이상하지 않은 계기나 램프의 표시 방법, 부적절한 교육 훈련, 그리고 허술한 관리 체제가 있었던 것입니다.[4]

이 사고로 원자력업계는 비로소 설계 중에 '긴급 시 대응해야 하는 인간의 문제'를 그다지 고려하지 않았다는 것을 깨달았습니다. 이 사고를 계기로 원자력 발전소 현장에서의 대처에 대해 미국은 물론 전 세계가 연구하게 되었습니다. 또한 이 사고로 인하여 원자로를 조작하는 운전원에 관한 휴먼팩터 문제가 제기되었습니다.

그 후 일본에서도 큰 사고가 일어났습니다. 2011년 3월 11일에 동일본 대지진이 일어난 직후 많은 원자력 발전소는 설계대로 스크럼(scrum, 정지)했습니다. 하지만 그 뒤의 쓰나미에 의해 후쿠시마 제1 원자력 발전소의 지하에 있던 전원 계통을 사용될 수 없게 되면서 발전소를 제어될 수 없게 되자 사고로 이어졌지요. 그 원인은 "주요 설비는 지하에 설치한다"고 설정한 사람들이 쓰나미를 전혀 예측하지 못했고, 그리하여 장치가 수몰되었기 때문입니다. 이 사고로 인하여 설계 시에 설계자와 경영자의 휴먼팩터 문제가 새롭게 제기되었습니다.

항공 시스템

항공업계에서는 해마다 상당수의 비행기가 추락하면서 많은 인명 피해를 입고 있습니다. 항공업계는 여러 산업 가운데 가장 빨리 파일럿과 관제사, 정비사 등과 관련된 인간의 문제에 봉착하면서 다양한 대책을 마련하기 위해 노력해왔습니다.

제2차 세계대전 중에는 비행기가 산에 충돌하는 사고가 빈번했지요. 조사해보니 파일럿이 고도계를 잘못 읽은 것이 원인이었습니다. 아울러 문제의 원인과 배경을 조사한 결과, 고도계의 표시 방법에 문제가 있다는 것을 알게 되었습니다.[5] 그래서 고도계의 표시를 다르게 하는 방법이 강구되었고, 그러자 추락 사고가 줄었습니다.

지금까지 스위치의 위치나 차트의 표시 방법, 자동화 장치의 문제 등이 휴먼팩터 문제와 관련하여 연구되어 왔습니다.

2001년 1월 31일 야이즈 상공에서 발생한 이상 접근 사고 후 관제사가 잘못 말한 것과 TCAS(공중 충돌 방지 장치)의 운용 문제,[6] 공중에서 인간의 상하 감각의 문제 등도 화제가 되었습니다.

그림 6-1은 보잉사의 홈페이지에서 공개되고 있는 민간 비행기의 사고 데이터입니다.[7] 횡축에 연도, 종축에는 100만 회 출발했을 때의 사고 비율 및 희생자 수가 표시되어 있습니다. 그래프를 보면 1959년부터 1960년대에 걸쳐 사고율이 급격하게 저하되고 있는 것을 알 수 있습니다. 그러나 1970년대쯤에는 사고율이 변화되지 않는 것을 알 수 있습니다. 최근에는 이렇다 할 변동이 없습니다.

이렇게 사고율이 저하되지 않는다는 경향을 매우 중요한 것으로서 받아들이고 있습니다. 왜냐하면 앞으로 계속 정기 비행 횟수가 증가될 것이고, 정기 비행 횟수가 늘어나면 '정기 비행 횟수 사고율 = 사고의 수'이므로, 사고의 수가 정기 비행 횟수의 증가에 따라 늘어난다는 것이지요. 이대로 가면 20~30년 후에는 500명이 탑승하는 대형 여객기 추락

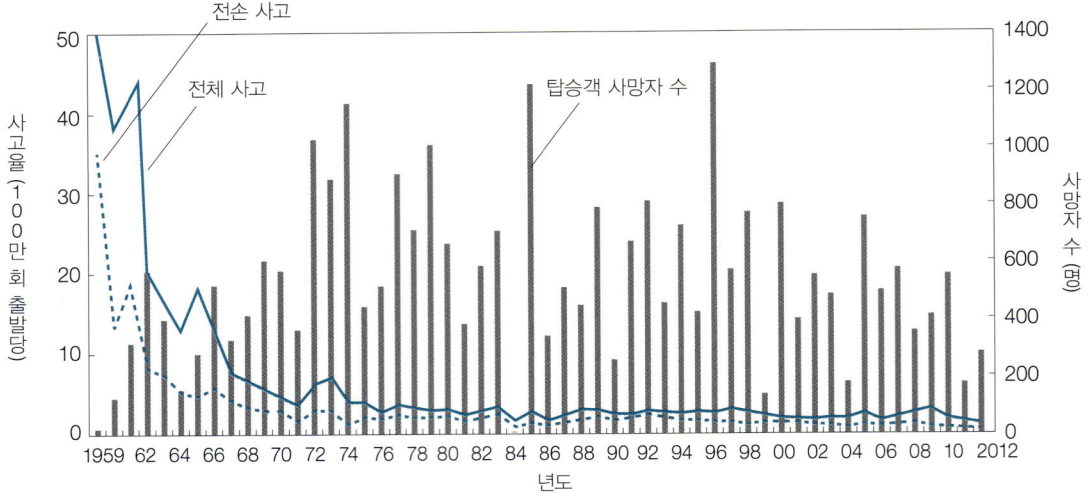

그림 6-1 민간 비행기의 사고 데이터(1959~2012년)
최근에는 이렇다 할 사고율 변동이 거의 없으며, 저하되지 않고 있다.

사고가 1주일에 1건식 발생한다는 계산이 나오는 것입니다.

사고 원인을 분석하면서 정기 비행 승무원(파일럿)이 제1 원인(primary cause)이 되는 경우가 가장 많고, 다음으로 비행기 기체의 문제, 그 뒤로 기후와 정비 문제 등이 계속 이어집니다.

따라서 항공 사고에 의한 희생자를 감소시키려면, 또는 증가시키지 않으려면 정기 비행 승무원을 위한 대책, 즉 휴먼팩터에 관한 대책을 신중하게 마련해야 할 필요가 있지요. 그래서 항공업계에서는 휴먼팩터 문제의 해결이나 관련 교육·훈련에 전력을 다해 임하고 있습니다.

도로 교통 시스템

그림 6-2의 그래프는 도로 교통사고에 의한 사고 건수와 부상자 수, 사망자 수를 보여주고 있습니다.[8] 사고 건수는 1969년을 절정으로 일단 감소하고 있습니다만, 1977년에 최저점에 닿은 뒤에는 점차 증가하여 2004년에는 약 95만 건에 달했습니다.

그리고 알 수 있는 것은 사고 건수와 사망자 수가 반드시 비례하지는 않는다는 점입니다. 2004년까지 사고 건수는 계속 증가하는데도, 사망

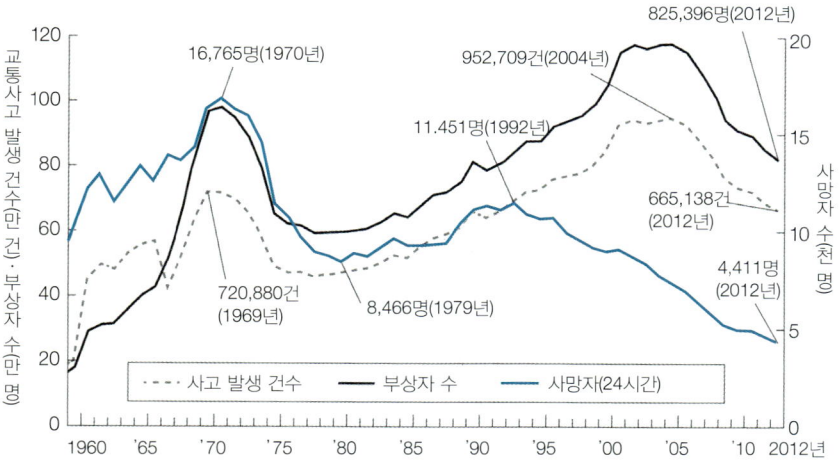

그림 6-2   도로 교통사고에 의한 교통사고 발생 건수, 사망자 수 및 부상자 수의 추이

최근의 사망자 수를 보면, 1992년의 1만 1천 명에서 해마다 감소 추세에 있다.
[교통안전백서(2013년판), 내각부, 2013년]
[주] ① 경찰청 자료에 의함. ② 1966년 이후의 건수에는 물손 사고가 포함되지 않음. 또한
1971년까지는 오키나와를 포함하지 않음. ③ '24시간 사망자'는 도로 교통법으로 규정된
도로상에서 차량 등 및 열차의 교통에 의해 발생한 사고에 의해 24시간 이내에 사망한
것을 말함.

자 수는 1992년의 11,451명을 절정으로 그 이후에는 점차 감소하고 있
습니다.

그 원인은 다양하다고 생각합니다만, 이는 비록 사고가 일어나도 그
것이 사망으로 이어지지 않는다는 패시브 세이프티(passive safety) 대
책이 발전되어왔기 때문이라고 봅니다. 패시브 세이프티란 에어백이나
ABS 시스템, 안전벨트 같은 대책을 말합니다. 이러한 대책 덕분에 비
록 차가 충돌했을지라도 인간에게 미치는 치명적인 영향은 가급적 적은
것이지요.

의료 시스템

의료 사고 통계 데이터는 거의 수집되지 않고 있습니다. 이러한 상태
자체가 문제라는 것을 이해해야 합니다.

다행히 의료 사고에 대한 국민의 관심이 높고, 의료 사고를 줄이기 위
해 후생노동성이나 각 병원에서 활발하게 노력하고 있지요. 그러나 문
제는 "실태를 이해하지 않으면 대책을 세울 수 없다"는 것입니다. 사고

가 몇 건 일어났는지, 어느 때 일어났으며 어떻게 진행되었는지를 전혀 모르니까요.

이러한 상황은 미국에서도 마찬가지입니다. L. T. 콘의 저서인《대소 동(*To Err Is Human*)》[9]에는 콜로라도 주와 유타 주에서 이루어진 조사, 그리고 뉴욕에서 이루어진 조사 내용이 소개되어 있습니다. 콘의 조사에 따르면 의료 과실에 의한 사망자 수는 연간 추정 4만 4천 명에서 9만 8천 명이라고 합니다. 일본에서는 2만 3천 명이 희생되었다고 추정하고 있습니다.[10] 물론 이 숫자는 단순 비례로 구해진 것이기에 실제로는 정확하지 않습니다.

사고 분석에서 탄생한 휴먼팩터 공학

휴먼팩터 공학은 사고가 실제로 발생하고 있는 현실 상황에서 사고의 원인을 규명하면서 탄생한 학문입니다. 이러한 배경을 생각하면 휴먼팩터(공학)라는 단어를 가장 먼저 사용한 곳은 항공업계입니다. 원래 항공업계에서만 휴먼팩터 공학을 연구한 것은 아니고, 다양한 산업계에서 사고의 분석과 재발 방지를 위한 대책이 연구되어왔습니다. 다른 분야에서는 '휴먼팩터(Human Factor)'라는 단어를 사용하지는 않았습니다만, 내용은 분명 오늘날 휴먼팩터 공학과 같은 것입니다.

사고가 발생한 뒤 사고 분석을 하면 많은 경우 인간의 문제를 보게 됩니다. 실제로 사고를 분석해보면 대부분의 산업계에서 인간이 사고 원인인 경우가 많습니다. 오늘날 의료 사고의 원인이 개인이 부주의했거나 다른 생각을 했기 때문이라고 하듯이, 산업계에서도 당초에는 개인의 실수 때문이라고 했지요. 그러나 같은 사고가 반복되고, 이에 따라 사고 분석과 해석을 계속 실시하면서 인간 개인의 실수가 원인이라는 생각은 표면만 본 결과임을 깨닫게 되었습니다. 즉, 배후에 많은 원인이 잠재한다는 사실을 보게 된 것이지요.

오늘날에는 비행기나 원자력 발전 시스템처럼 인간과 기계로 구성된 시스템(휴먼·머신·시스템)의 경우, 휴먼팩터 공학의 관점에 따라 설계 단계에서 인간의 문제가 충분히 고려되는 경우가 많습니다.

또한 시스템을 설계할 때 처음부터 휴먼팩터를 고려하면 인간의 퍼포먼스(performance, 눈에 보이는 인간의 능력)가 향상되는 것을 알게 되면서, 이를 휴먼에러를 줄여주는 수단으로 보기에 이르렀습니다. 아울러 휴먼 퍼포먼스를 향상시키는 방법이기도 한 휴먼팩터 공학으로서 주목받기에 이르렀지요.

▶ 휴먼팩터 공학의 설명 모델

먼저 휴먼팩터라는 단어의 사용법에 대해 설명하고자 합니다.

휴먼팩터 공학은 사고를 분석하면서 탄생했지요. 하지만 이 단어에는 두 가지 사용법이 있음을 알았습니다.[11]

하나는 "사고에는 피로와 수면 부족이라는 휴먼팩터가 관계하고 있다"는 사용법인데, 이것이 바로 '팩터＝요인ㆍ요소'라는 사용법입니다.

또 하나는 "사고 방지에는 휴먼팩터에 관한 지식이 필수적이다"라는 사용법입니다. 이 경우는 휴먼팩터를 요인ㆍ요소로만 보지 않고, 이를 체계적으로 연구하는 학문 또는 지식 체계를 말하지요.

항공업계에서는 양자를 구별하기 위해 지식 체계로서는 'Human Factors'라는 두문자를 대문자로 하여 항상 복수형으로 표기하고, '휴먼팩터스(즈)'라고 읽습니다. 요인으로서는 'human factor(s)'라는 소문자로 표기하고, 요인이 1개일 때는 단수로, 여럿일 경우에는 복수형을 나타내는 s를 붙여 구별해 사용하고 있습니다.[12]

그러나 일본어에서는 단수형과 복수형을 구별하는 의미를 알기 어렵기 때문에 이러한 사용법은 곤란합니다. 그래서 저는 체계화된 지식은 '휴먼팩터 공학'이라는 단어로 나타내고 있습니다. 이 책에서 사용하는 정의를 소개합니다.

① 휴먼팩터 : 인간이나 기계 등으로 구성된 시스템이 안전하고 효과적으

로 목적을 달성하게끔 하기 위하여 고려해야 하는 인간적 요인.

② 휴먼팩터 공학 : 인간에 관한 기초 과학으로 얻어진 지식을 인간이나 기계 등으로 구성된 시스템에 응용하여 생산성·안전성 및 인간의 건강과 충실한 생활을 향상시키기 위한 응용적 과학 기술.

SHEL 모델의 발전

휴먼팩터 공학의 사고방식을 설명하기 위해 모델 가운데 하나인 SHEL 모델(셀 모델)을 사용하여 시스템을 구성하는 요소 간의 관계에 대해 설명하고자 합니다.

휴먼팩터 공학과 관련하여 역사적으로 다양한 모델이 목적에 따라 제안되어 왔습니다. 처음에는 E. 에드워드가 SHEL 모델을 제안했습니다(그림 6-3).[13] 이의 요소로는 소프트웨어(S), 하드웨어(H), 환경(E), 그리고 라이브웨어(L)를 표현하고 있습니다. 이것이 SHEL 모델의 원형입니다. 그림 6-3에서 나타난 대로 각 요소는 각각 1개씩 밖에 쓰이지 않습니다.

에드워드의 오리지널 SHEL 모델을 보다 더 알기 쉽게 바꾼 사람이 KLM 네덜란드 항공의 F. H. 호킨즈 기장입니다(그림 6-4).[14] 호킨즈 기장은 L을 한가운데, 그리고 인간과 인간의 관계를 나타내기 위해 그 밑에 L을 하나 더 늘려 타일형으로 배치했습니다. 그런데 자주 논의되는 것이 "매니지먼트가 중요한데, 어디에 넣으면 좋은가?"라는 것이었습니다. 그래서 저는 거기에 m(management)을 넣은 m-SHEL 모델을 제안

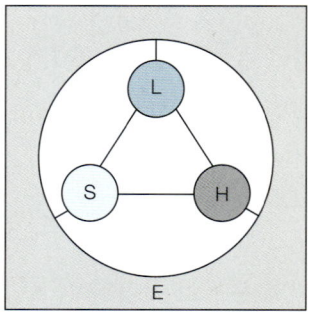

그림 6-3 에드워드의 SHEL 모델(1972)
이 모델은 휴먼팩터 공학의 최초의 설명 모델이다. 소프트웨어(S), 하드웨어(H), 라이브웨어(L), 환경(E) 같은 요소가 각각 하나씩 그려져 있다.

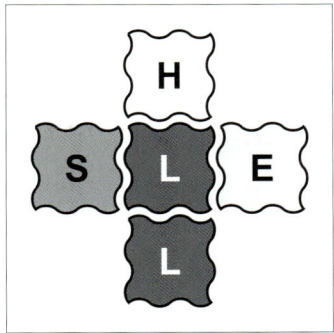

그림 6-4　호킨즈의 SHEL 모델(1987)

인간관계를 나타내기 위해 라이브웨어가 하나 추가되었다. 또한 각 요소를 타일형으로 했기 때문에 각 요소 간의 관계를 알기 쉽다. 이 타일형 SHEL 모델은 항공업계를 중심으로 오늘날 가장 널리 이용되고 있다.

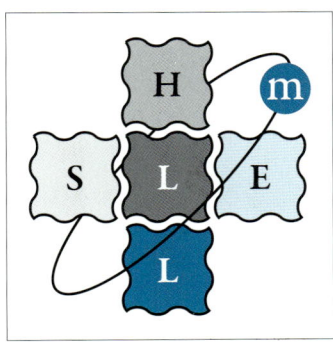

그림 6-5　가와노의 m-SHEL 모델(1994)

타일형 SHEL 모델에 매니지먼트(m) 요소가 추가되었다. 매니지먼트는 전체를 총괄하기 때문에 모든 요소와 관계가 있고, 가장 중요하다.

했습니다(그림 6-5).[11] m이 소문자인 것은 매니지먼트가 표면에 강하게 나오면 L의 의욕을 저해하고, 인간의 퍼포먼스가 저하될 경우도 많다고 생각했기 때문이지요. 원래 GE사의 회장 겸 CEO(최고경영책임자)인 J. 웰치는 "최고의 관리 방법은 무엇입니까?"라는 질문을 받자 이렇게 대답했습니다. "가급적 관리를 하지 않는 편이 좋습니다. 그러면 회사는 그만큼 잘 굴러가지요."[15] 즉, 인간은 누군가에 의해 관리되고 있지 않다는 느낌이 들 때 활기차게 일할 수 있다는 뜻입니다. 관리를 하더라도 관리를 받는 사람이 관리를 받고 있다는 느낌이 들지 않게 하는 것이 최선의 관리라고 생각합니다.

SHEL 모델 각 요소의 관계

타일형 SHEL 모델의 한가운데에는 당사자를 나타내는 라이브웨어가 있고, 주변은 요철로 된 타일로 표현되어 있습니다. 요철은 지식의 양이나 질, 생리적 한계, 인지적 특성 같은 인간의 모든 특성을 나타내고 있습니다. 이러한 라이브웨어는 하드웨어, 소프트웨어, 환경 그리고 함께 일하는 동료의 라이브웨어가 포함된 관계를 설명하고 있습니다.

하드웨어도 계기의 배열이나 시스템의 특성, 스위치의 모양 같은 특성을 나타내기 때문에 주변을 요철로 표현했습니다. 이 특성은 소프트웨어에도, 환경에도, 함께 일하는 동료의 라이브웨어에도 있기 때문에 모든 요소에서 주변을 요철 타일로 표현했습니다. 또한 SHEL 모델은 휴먼에러가 중심에 있는 라이브웨어의 요철과 그것을 둘러싼 각 요소의 요철이 잘 맞물려 있지 않은 곳에서 발생한다고 설명합니다.

이러한 간격을 메우는 방법이 2가지 있습니다. 하나는 중심의 라이브웨어에서 그 라이브웨어를 둘러싼 요소의 요철에 맞추게 하는, 즉 안쪽에서 바깥쪽으로 간격을 메우는 방법입니다. 또 하나는 한가운데 있는 라이브웨어의 요철에 주위의 요소를 맞추는 방법입니다.

하드웨어와 인간의 관계에서 보면, 지금까지는 설계자가 기계를 처음 설계하고 만든 뒤 완성된 기계를 인간에게 제공하는 식이었습니다. 그리고 제공받은 인간이 기계에 대한 교육 훈련을 받고 기계를 잘 사용하도록 노력함으로써 이러한 간격을 메웠습니다. 경우에 따라서 기계를 사용하는 데 적합한 사람을 적극적으로 선발하거나 부적절한 인간을 배제하기도 했고요. 그렇지만 과거에 발생한 사고 중 대부분은 인간이 기계를 잘 다루지 못했기 때문에 일어났음을 차츰 깨닫게 되었습니다. 즉, 인간 측의 노력에는 한계가 있음을 알게 된 것입니다.

▶ 인간 중심의 시스템 구축

그래서 사고방식을 뒤집어보았습니다. 인간은 원래 태어나면서부터 특성을 가지고 있으니, 그 특성을 고려하여 설계하면 사용하기도 쉽고, 에러가 일어나는 일도 극히 드문 기계가 만들어지지 않겠는가 생각한 것이지요(그림 6-6). 즉, 중심의 라이브웨어(인간)의 요철에 맞춰 둘러싼 요소를 설계한다는 사고방식으로 전환하게 된 것입니다.

설계자는 대개 스위치들이 보기에도 좋고 깨끗하도록 일직선으로 배열되게끔 설계하는 경향이 있지요. 그러나 사용하는 인간이 보기에는 모두 똑같은 모양에 일직선으로 나열되어 있다보니 식별하기가 쉽지 않다고 합니다.

그리고 설계자는 시스템의 내부를 잘 이해하고 있지요. 그런데 사용하는 사람도 당연히 이를 알고 있을 것이라 생각하고서 기계를 만듭니다. 그러나 사용하는 사람은 시스템의 내부를 잘 이해하고 있다고 할 수 없습니다. 또한 긴급 사태가 벌어질 경우 보통 때라면 아무 어려움 없이 생각할 수 있던 것도 잘 생각나지 않거나, 어떤 특정한 것에 의식이 집중되면 주위의 것이 잘 보이지 않게 되는 선천적 특성이 나타나 혼란스러워지지요. 따라서 설계자는 이러한 기계가 어느 때 사용되는가를 잘 생각하고, 사용하는 사람의 입장에서 설계해야 합니다.

이러한 사고방식은 하드웨어뿐만 아니라 소프트웨어나 또 하나의 라이브웨어와의 관계, 예를 들면 팀 편성 등과 관련해서도 마찬가지라고 말할 수 있습니다.

일반적으로 하드웨어인 장치나 소프트웨어인 수단과 표시에 관한 규율은 나중에 인간이 만드는 것이지요. 그러므로 인간의 특성을 고려하면서 만들 수 있습니다. 한편, 인간이 가지고 있는 기본적 특성 중 대부분은 태어날 때 가지고 있는 것이지요. 교육이나 훈련으로 바뀔 수 있는

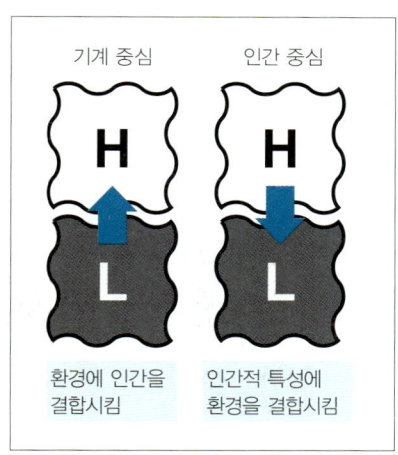

기계 중심

인간 중심

H

L

H

L

환경에 인간을 결합시킴

인간적 특성에 환경을 결합시킴

그림 6-6 기계 중심의 시스템과 인간 중심의 시스템

지금까지는 먼저 기계를 설계하여 만들어내고, 그것을 제공받은 인간이 교육 훈련을 받아 사용할 수 있도록 노력했다. 그러나 기계는 나중에 설계·제작될 수 있으니, 인간적 특성을 고려한 뒤 기계를 만들면 사용하기 쉽고 에러도 없을 것이라는 사고방식으로 변했다.

부분은 그리 많지 않습니다. 예를 들어 긴급한 상황에서 당황하지 말라고 명령해도 사람들은 당황하지 않을 수 없습니다. 그리고 끝까지 정신을 똑바로 차리고 일하라고 혼을 내도 최초의 얼마 동안만 그 명령이 효력을 발휘할 뿐, 계속 유지되기는 불가능한 일이지요.

그래서 처음에는 인간의 특성을 파악하고 그것을 솔직하게 받아들인 다음, 그러한 특성을 고려한 시스템을 설계하는 것이 중요합니다. 인간의 특성에 맞춰 시스템을 설계한다는 인간 중심의 시스템 설계야말로 휴먼팩터 공학의 목적이고, 휴먼에러 방지책에 있어서 가장 중요한 사고방식입니다.

인간 중심의 시스템 설계를 실천하면 휴먼에러가 눈에 띄게 줄어들고 일하기도 쉬워지지요. 그럼으로써 인간이 본래 가지고 있는 능력을 충분히 발휘할 수 있게 됩니다. 다시 말해 에러를 줄여주는 것은 물론 휴먼 퍼포먼스도 향상되지요.

▶ PmSHELL 모델 – 의료용 휴먼팩터 공학의 설명 모델

SHEL 또는 m-SHEL 모델은 주로 인간과 기계 등으로 구성된 산업 시스템에서 널리 이용되고 있습니다. 물론 의료 시스템에서도 이용 가능한 모델이지요. 그러나 의료 시스템에서는 환자의 요소가 매우 크다고 저는 봅니다.

그래서 기존의 m-SHEL 모델에 '환자'라는 요소를 넣은 PmSHELL(피엠셀) 모델(그림 6-7)[16]을 고안했습니다. PmSHELL의 P는 patient(환자)의 P입니다. 또한 그림을 정확하게 그리기 위해 각 요소를 요철로 그렸습니다. 그러자 전체가 사람의 형상이 되었던 바, 그래서 이 디자인을 채택했습니다. 그리고 자주 받는 질문인 "왜 m-SHEL 또는 SHEL 모델의 스펠링은 L이 하나밖에 없습니까?"에 대해 지금까지 했던 식으로 역사적 배경을 반영하는 대답을 그만두었지요. 그 대신 그림으로 표시할 수 있도록 2개인 L을 사용하여 PmSHELL이라고 기술했습니다. 모

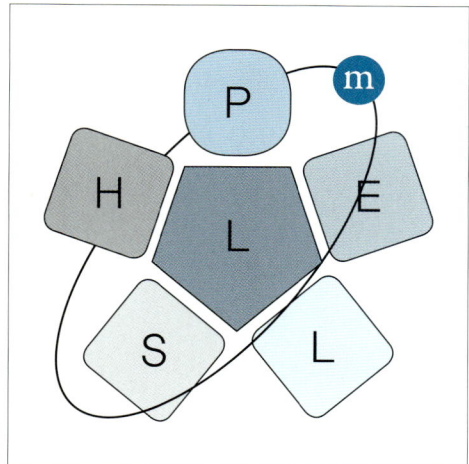

그림 6-7　가와노의 모델 PmSHELL(2002)

의료 시스템에서는 환자의 요소(P)가 중요하다. 그러나 SHEL 모델에서는 환자를 어느 요소에 넣어야 하는지에 대한 논의가 일었다. 그래서 '환자 : P'를 넣은 의료용 휴먼팩터 공학 설명 모델이 제안되었다.

델의 목적은 복잡한 것을 알기 쉽게 하는 것이니까요. 그래서 기술하는 면에서도 그림과 같이 알기 쉽게 했습니다.

▶ 사고의 구조

우리는 사고나 인시던트가 발생했을 때 최후의 에러에 주의를 기울이고, 에러 방지에만 주목한 대책 마련에 열성적인 경향이 있습니다. 그러나 에러 방지에만 주목한 대책으로는 효과적인 대책을 생각할 수 없습니다.

휴먼에러가 관련된 사고를 방지하려면 우선 "사고는 어떻게 일어났는가?"를 파악하는 것이 중요합니다. 사고가 발생한 경위를 생략하고서 에러 방지만을 위한 대책을 생각하면 효과가 없는 대책을 내세울 가능성이 높아집니다. 우선 관찰함으로써 문제의 현상을 정확하게 이해하여 사고의 경위를 파악할 필요가 있습니다. 그러기 위해서는 사고를 제대로 된 관점에서 분석하는 것이 필수적입니다.

사고 분석을 거듭하다보니 사고에서 공통적인 메커니즘, 또는 공통적인 구조나 특징이라고 할 수 있는 점이 보입니다. 분석된 구조나 특징을 잘 이해하는 것이야말로 사고 방지의 첫걸음이라 할 수 있습니다.[17]

◥ 구조 ① : 사건과 연쇄

먼저 사고나 인시던트는 단순한 하나의 에러나 문제점에서 발생하는 것입니다. 최후에 발생한 문제 현상인 사고나 인시던트에 이르기까지 작은 문제가 있는 사건(이벤트)이 몇 개인가 연쇄적으로 일어났음을 알 수 있지요. 즉, 중요한 것은 사고는 단 하나의 사건에 의해 발생하는 것이 아니라, 문제가 되는 여러 사건이 차츰 연쇄적으로 일어나 최종적인 사고에 이르는 것이라는 사실입니다.

그림 6-8은 어느 병원에서 환자를 잘못 취급해 벌어진 사고를 나타낸 연쇄 그림입니다. 최종적인 사고인 '환자 착각'에 비하면 작은 에러인 '환자와 진료 기록 카드의 분리' 등이 연쇄적으로 발생했다는 것을 이로써 알 수 있습니다. 이것이 사고의 가장 특징적인 부분입니다.

우리는 사고가 발생하면 사고 직전에 벌어진 문제에 주의를 기울이는 경향이 있지요. 예를 들어 운전원이 스위치를 잘못 눌렀다든가, 보수작업원이 매뉴얼대로 하지 않았다는 것이 그렇습니다. 그러나 바로 그 사건이 일어나기 전에 다른 문제가 있는 사건이 발생하거나, 또한 그 다른

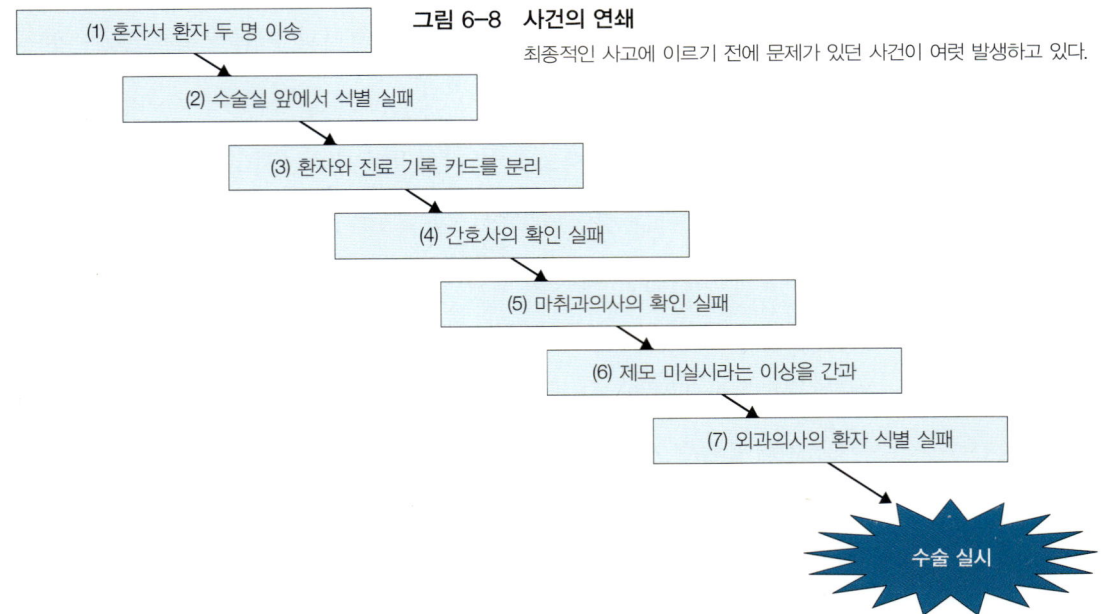

그림 6-8 사건의 연쇄
최종적인 사고에 이르기 전에 문제가 있던 사건이 여럿 발생하고 있다.

(1) 혼자서 환자 두 명 이송
(2) 수술실 앞에서 식별 실패
(3) 환자와 진료 기록 카드를 분리
(4) 간호사의 확인 실패
(5) 마취과의사의 확인 실패
(6) 제모 미실시라는 이상을 간과
(7) 외과의사의 환자 식별 실패
수술 실시

사건 전에 또 다른 사건이 발생한 경우가 많습니다. 사고 직전의 사건에만 사로잡히지 않도록 특히 주의하지 않으면 안 됩니다.

◤ 구조 ② : 여러 개의 배후 요인 존재

두 번째로 이러한 각 사건에는 그 사건을 불러일으킨 여러 개의 배후 요인이 있다는 것입니다. 연쇄를 구성하고 있는 각 사건은 갑자기 단독으로 발생하는 것이 아니라, 각 사건의 배후 요인에 따라 초래된 경우가 많습니다. 그림 6-9는 '병동 간호사 한 명이 수술 예정 환자 두 명을 이송했다', '수술실 앞에서 환자 식별에 실패했다'는 사건의 배후 요인입니다. 이러한 배후 요인의 배후에는 또 다른 배후 요인이 있지요. 그리고 한 개만이 아니라 보통 여러 개의 배후 요인이 존재하고 있는 경우가 대부분입니다. 그래서 배후 요인을 찾아가면 관리의 문제와 관련된 경우를 많이 보게 됩니다. 그러므로 관리는 사고 방지에 있어서 매우 중요한 일임을 알 수 있습니다.

이상 2가지 구조에서 다음과 같은 특징을 끌어낼 수 있었습니다.

◤ 특징 ① : 연쇄하는 것을 끊어 사고를 막을 수 있다

첫 번째 특징을 보면 "이렇듯 연쇄적으로 발생한 사건 중 어떤 게 일어나지 않았더라면 최종적인 사고는 일어나지 않았을 것이다"라는 구조를 가지고 있는 경우가 많다는 것을 알 수 있습니다(그림 6-10). 최종적인 사고에 이르는 사건들 중 하나라도 일어나지 않게 함으로써 연쇄를 끊어버리면 사고에 이르지 않게 되지요. 결국 사고를 구성하는 사건들 하나하나가 발생하지 않게 하면 되는 것입니다. 그러기 위해서는 각 사건의 배후 요인을 추출하고, 그러한 배후 요인 하나하나가 발생하는 것을 방지하는 것이 중요합니다.

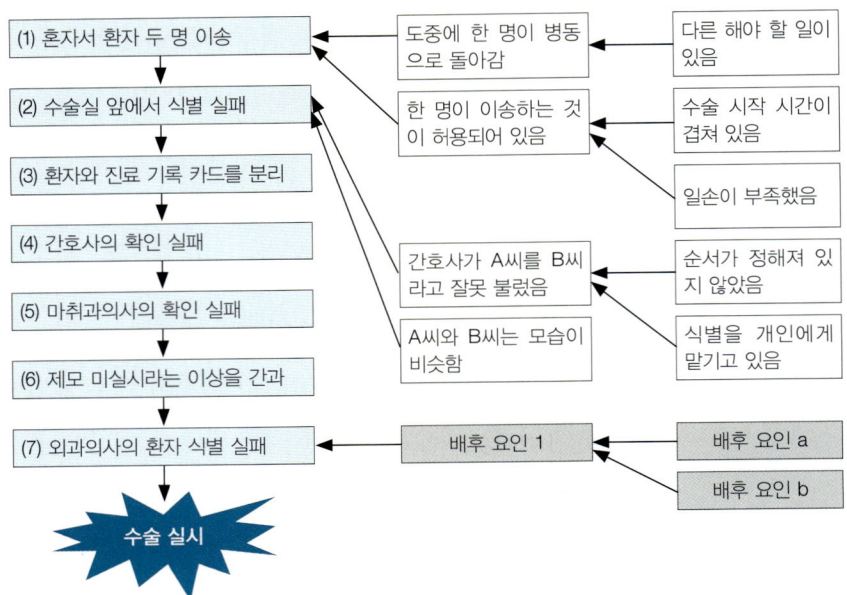

그림 6-9　배후 요인

각각의 문제가 있는 사건에 배후 요인 여럿이 중복되어 존재한다.

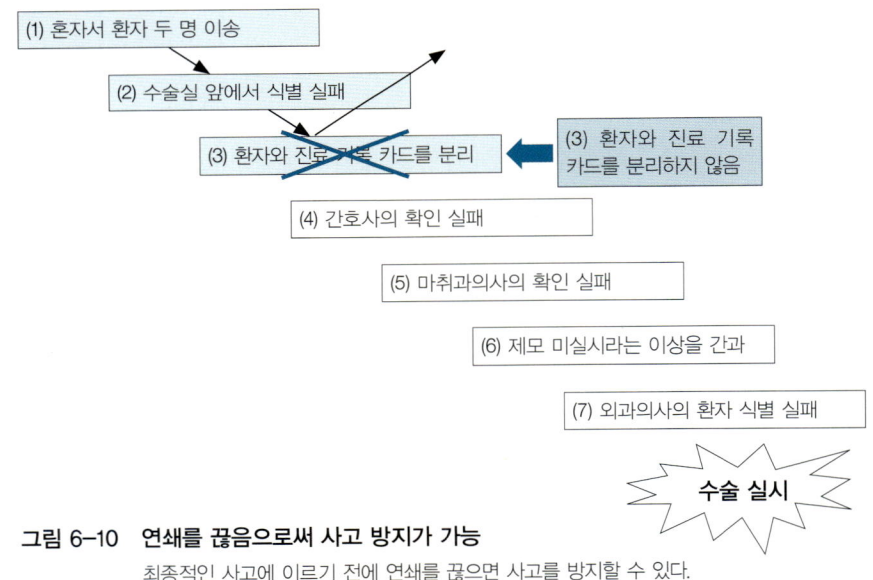

그림 6-10　연쇄를 끊음으로써 사고 방지가 가능

최종적인 사고에 이르기 전에 연쇄를 끊으면 사고를 방지할 수 있다.

◀ **특징 ② : 유사한 사건이 발생한다**

더구나 위와 같은 각 사건의 발생과 배후 요인의 발생 과정을 보면 과거에 같은 사건이 발생한 경우가 많다는 것을 알 수 있습니다. 이와 유사한 사건의 발생 정도는 다양합니다. 거의 같은 경우도 있고, 전체의 일부인 경우도 있습니다. 부분적으로 유사한 사건을 연결해보면 실제로 발생한 사고와 같은 경우도 있습니다. 매일 작은 인시던트를 수집하여 적절한 대책을 취하고 있으면 사고를 면할 수 있는 경우가 많습니다.

◤ 특징 ③ : 사고에는 발생 패턴이 있다

유사한 사건의 발생이라는 것은 경험적으로 전혀 새로운 타입의 사고가 일어났다기보다 이른바 '전형적'인 사고가 일어난 경우가 압도적으로 많은 것이라고 할 수 있습니다. 즉, 사고에는 발생 패턴이 있다는 것입니다.[18]

예를 들어 항공로관제사의 이상 접근 패턴으로 다음과 같은 3가지 패턴을 들 수 있습니다.[19]

① 한가로울 때 주의 수준이 떨어지면서 생긴 관제 실수
② 레이더 업무 관련 직장 내 훈련 중에 훈련생과 교관이 상호 의존하여 불러일으킨 관제 실수
③ 경험이 적은 관제사가 바쁘다보니 관계하는 트래픽을 간과해 일어난 관제 실수

2001년 1월 31일에 야이즈 상공에서 발생한 이상 접근[20]은 레이더 업무의 직장 내 훈련 중에 발생했기에 확실히 ② 패턴과 많이 닮았습니다.

위와 같은 사고가 가지고 있는 구조와 특징을 잘 이해하고, 휴먼에러 방지책 입안을 위한 기본적 지식으로서 숙지해주십시오. 이러한 지식은 사고를 분석하는 데에도 효과적입니다.

● 참고 문헌

1) Christensen, J. M. : The human factors profession, 3-16, In Salvendy, G.(ed) : Hand-

book of Human Factors, John Wiley & Sons, 1987(오시마 마사미츠 감역 : 휴먼팩터 - 새로운 인간공학 핸드북, 동문서원, 1989).

2) Taylor, F. W. : The principles of scientific management, Harper and Row, 1911.

3) Hopkin, V. D. : Human factors in air traffic control, Taylor & Francis, 1995.

4) Kemeny, J. G. : Report of the President's Commission on the Accident at Three Mile Island. The need for change : The Legacy of TMI. Pergamon Press, 1979.

5) 고마츠바라 메이데츠 : 대화형 시스템의 인지인간공학 설계, 지보당출판, 1992.

6) 항공 · 철도 사고 조사 위원회 : 항공 사고 조사 보고서 2002-2005 일본항공 주식회사 소속 JA8904(동소속 JA8546과의 접근), 2002년 7월 12일.

7) Boeing Commercial Airplane : Statistical Summary of Commercial Jet Airplane Accidents, worldwide Operations, 1959-2012(http://www.boeing.com/news/techissues/pdf/statsum.pdf).

8) 일본 내각부 편 : 교통안전백서 2013년 판, 2013(http://www8.cao.go.jp/koutu/taisaku/h25kou_haku/pdf/zenbun/h24-1-1-1-1.pdf).

9) Kohn, L. T. et al : To Err Is Human, National Academy press, 2000(의학 저널리스트 협회 역 : 사람은 누구나 실수한다. 일본 평론사, 2000).

10) 사카이 히데토 : 후생노동과학 연구소 의료 사고의 전국적 발생 빈도에 관한 연구 보고서, 2005년도 총괄 연구 보고서, 2006.

11) 도쿄전력 휴먼팩터 연구실 : Human Factors TOPICS, 1994.

12) 전 일본 공륜주식회사 종합 안전 추진회 사무국 : 휴먼팩터스에의 실천적 접근, 북스 · 후지 1990.

13) Edwards, E. : Introductory overview, Human factors in aviation, Wiener, E. L. and Nagel, D. C.(ed), Academic Press, 1988.

14) Hawkins, F. H. : Human Factors in Flight, Gower Technical Press, 1987(구로다 이사오 감수, 이시가와 요시미 감역 : 휴먼 · 팩터 - 항공의 분야를 중심으로, 성산당서점, 1992).

15) Slater, R. : The GE way fieldbook : Jack Welch's Battle plan for corporate revolution. McGraw-Hill, 2000(미야모토 기이치 역 : 웰치의 전략 노트, 일경 BP사, 2000).

16) 가와노 류타로 : 의료 리스크 매니지먼트 세미나 텍스트, 텝시스, 2002.

17) 가와노 류타로 : 휴먼에러 분석 방법 Medical SAFER와 분석 기법 소프트 CLIP의 개발, 간호전망, 28(9) : 64-71, 2003.

18) 가시모토 시게오 : 인간 · 기계 사고의 분석과 관리 - 사고 요인의 복합 구조 분석적 연구, 노동과학총서 40, 1975.

19) 가와노 류타로 : 항공로 관제에서 잠재적 사고 분석과 방지책, 도쿄 도립 대학 1982, 졸업 논문.

20) 항공 · 철도 사고 조사 위원회 : 항공 사고 조사 보고서 '일본 항공 주식회사 소속 JA8904(동사 소속 JA8546과의 접근)', 2002년 7월 12일.

7. 휴먼에러에 대한 대책의 전략과 전술

휴먼에러 대책을 생각하면서 경험에 기반을 둔 착안에 따른 대책이 많이 나왔다고 봅니다. 그에 따라 어떤 효과적인 대책이 고안되었더라도, 현실적인 대책을 실천하기 위한 새로운 생각에는 이르지 않았을 가능성이 있습니다.

그래서 이 장에서는 대책을 가급적 빠짐없이 생각해낼 수 있도록 우선 전략적 에러 대책에 대해 설명한 뒤, 그 다음으로 그것을 분석한 구체적인 대책인 전술적 에러 대책을 생각해내는 순서를 설명하고자 합니다.

▶ 안전이란 존재하지 않는다

안전이란 받아들일 수 없는 리스크가 없는 것

우리는 '안전한 의료'라든가, '안전한 운전'이라든가, '안전한 비행' 같은 말을 자주 합니다. 하지만 여기서 언급된 '안전'이라는 것은 무엇일까요? '안전한 상태'라는 것은 어떤 상태를 말하는 것일까요?

결론부터 말하자면 그런 것은 없습니다. 안전은 존재하지 않지요. 존재하는 것은 위험뿐입니다. 또는 리스크뿐이지요. '안전'이라는 것은 이러한 위험(리스크)이 충분히 받아들여질 정도로 수준이 낮은 것입니다. ISO(국제 표준화 기구)의 기계 안전 국제 규격은 '안전이라는 것은 받아들일 수 없는 리스크가 없는 것(freedom from unacceptable risk)'이라고 정의합니다. 따라서 '안전한 의료'는 받아들여질 정도로 낮은 수준의 위험을 동반한 의료라고 할 수 있지요. '안전한 운전'도 위험 정도를 충분히 낮추면서 하는 운전이며, '안전한 비행'도 받아들일 수 있는 정도의 위험을 동반한 비행입니다. 더구나 이러한 리스크는 항상 변화되면서 높아지거나 낮아지거나 합니다.

"이것은 안전하다", "이것은 안전하지 않다"고 하는 분류는 적절하지 않습니다. "같은 리스크라는 1차원의 선상에 높은 리스크와 낮은 리스크가 존재한다"는 것이 바른 이미지라고 생각됩니다.

에러 유발 요인을 쌓은 모델

이렇게 생각하면 우리가 할 수 있는 것은 가급적 높은 리스크를 떨어뜨리려고 노력하는 것 밖에 없습니다. 의료의 세계에서는 이른바 '리스크의 모음'이 많이 쌓여 있지요. 바쁘다든가 이해하기 어려운 표시, 순서가 없다 같은 거 말입니다. 이렇게 되면 쌓인 것이 붕괴되고 맙니다(그림 7-1, a).

우리가 해야 하는 것은 불명확한 순서를 정리·검토하여 표준적인 순서를 만들고, 유사한 것 중 하나는 없애고, 이해하기 어려운 표시를 개선하는 등 노력을 거듭하여 어느 일정한 수준까지 위험을 억제하는 것입니다(그림 7-1, b).

리스크는 방심하면 위험성이 높아지지요. 그리하여 더욱 난처한 사태

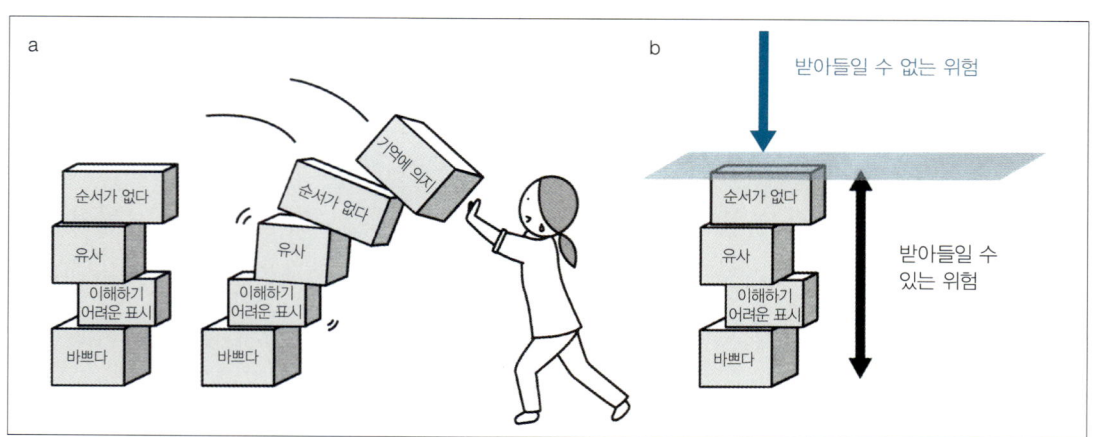

그림 7-1 에러 유발 요인의 모음 모델
에러를 유발시키는 요인이 늘어나면 불안정해지고, 균형을 잃으면 휴먼에러나 인시던트가 발생하기 쉬워진다.
가능하다면 위험이 하나라도 쌓이는 경우를 줄이고, 높은 위험성을 낮추는 노력을 해야 한다.

를 야기합니다. 우리는 위험을 줄이기 위한 노력을 끊임없이 계속해야
합니다. 이것을 J. 리슨은 '안전 전쟁'이라고 표현했지요.[1] 안전 전쟁은
최후의 승자가 없는 장기 게릴라전입니다. 따라서 결코 승리와 종전이
없고, 적을 발견하기가 어려우며, 그렇기에 손을 뗄 수 없습니다. 그래
서 패자부활전 같은 것도 없습니다. 잃어버린 것은 되돌아오지 않지요.

어느 병원의 외래에서 환자가 진료를 받고 있었습니다. X선 촬영을
한 뒤 진단했는데, 병상이 매우 나빠져 이미 때가 늦은 상태였지요. 진
료 기록 카드를 살펴보니 그 환자는 약 1년 전에 X선 촬영을 했을 때는
이상 없다는 진단을 받았더군요. 겨우 1년 만에 이렇게 상태가 악화되
는 경우는 없기에 잘 조사해보니, 1년 전의 X선 영상이 다른 사람 것이
었습니다. 이미 돌이킬 수 없는 일이었습니다.

그래서 우리는 끝없는 전쟁을 계속해야 하는 것입니다.

▶ 에러 발생 방지와 에러 확대 방지

에러 발생 방지로 충분한가?

우리는 휴먼에러가 원인이 되어 중대한 의료 사고가 발생하고 있다고
봅니다. 그래서 휴먼에러를 방지하려고 합니다.

또한 "휴먼에러를 방지하려고 한다"를 무의식중에 "휴먼에러 발생 방
지"로 이해하는 경향도 있지요. 결국 휴먼에러 발생을 방지하는 것에만
주목하고 있는 것입니다.

시스템의 안전에 대해 생각하는 경우와 비교해보면, 휴먼에러 발생
방지는 '문제를 미연에 방지(prevention)'하는 것이기도 합니다. 비행기
나 원자력 발전 시스템으로 말하자면 정기적인 점검이라든가, 어떤 문
제의 징후가 있을 때 수리하는 것과 같은 '문제 발생을 미연에 방지하는
조치'에 해당하지요.

시스템의 안전은 기기에 문제가 발생했을 경우, 그것이 사고로 발전

하지 않도록 '문제가 확대되는 것을 방지(mitigation)'하는 사고방식에 기초하여 다양한 안전장치를 설계하는 단계에서 도입되고 있습니다.

시스템의 안전에 대한 사고방식은 휴먼에러에 대해서도 마찬가지입니다. 휴먼에러 발생 방지와 휴먼에러 확대 방지에 해당하지요. 휴먼에러 방지 대책을 마련하는 경우에는 이러한 2가지 단계를 생각합니다.

휴먼에러 발생 방지

휴먼에러가 발생하지 않도록 방지하는 단계에서는 가급적 에러의 수를 줄이는, 즉 휴먼에러의 절대 수를 줄이는 대책을 생각할 수 있습니다.

이것을 비행기의 사고 수와 같은 사고방식으로 설명하면 비행기의 사고 수는 다음과 같은 식으로 나타낼 수 있습니다.

> 비행기 사고 건수 = 비행 수 × 사고율(각 비행에서 추락하는 확률)

휴먼에러의 수도 마찬가지랍니다. 대략적으로 생각하면 다음과 같은 식이 되지요.

> 휴먼에러 건수 = 잠재적인 에러를 유발하는 작업을 하는 경우의 수
> × 각 작업에서 에러 발생 가능성

따라서 휴먼에러의 수를 줄이려면 다음과 같은 2가지 대책을 세워야 합니다.

① 작업의 수를 줄이는 것
② 각 작업에서의 에러 발생 가능성을 줄이는 것

휴먼에러 확대 방지

아무리 에러 발생을 방지하는 대책을 쓰려고 해도 안전한 대책은 매

우 한정되어 있습니다. 휴먼에러를 제로로 만드는 것은 불가능하고, 매우 어려운 일이지요. 어떤 경우에라도 에러는 발생합니다. 그렇다면 '에러는 피할 수 없는 것'이라는 전제를 세우는 것이 낫습니다. 그러니까 비록 에러를 일으키더라도 그것이 최종적으로 사고나 문제가 되지 않도록 하면 되는 것입니다. 따라서 앞서의 2가지 대책에 더해 다음과 같은 대책도 생각할 수 있습니다.

③ 에러를 발견하여 수정 작업을 하는 것

이것도 안전한 것은 아니지요. 그래서 발견할 수 없는 경우가 어떤 확률로든 나옵니다. 그때는 다음과 같은 대책을 사용하면 됩니다.

④ 피해를 최소화하기 위해 준비하는 것

에러 대책 4단계

이상의 고찰에서 전략적 에러 대책의 사고방식은 다음과 같은 4가지 단계로 나눌 수 있습니다(그림 7-2).

STEP Ⅰ : 위험을 동반한 작업을 하는 수를 줄이기(Minimum encounter)
STEP Ⅱ : 각 작업에서 에러 발생 가능성 줄이기(Minimum probability)
STEP Ⅲ : 다양한 에러 찾기 방법(Multiple detection)
STEP Ⅳ : 피해를 최소화하기 위한 준비(Minimum damage)

각 단계가 각각 M으로 시작하기 때문에, 이 에러 대책 사고방식을 '전략적 에러 대책의 4M', 또는 '에러 대책의 4스텝의 M'(메모)이라고 부르고, 4STEP/M이라고 쓰고 있습니다.[2]

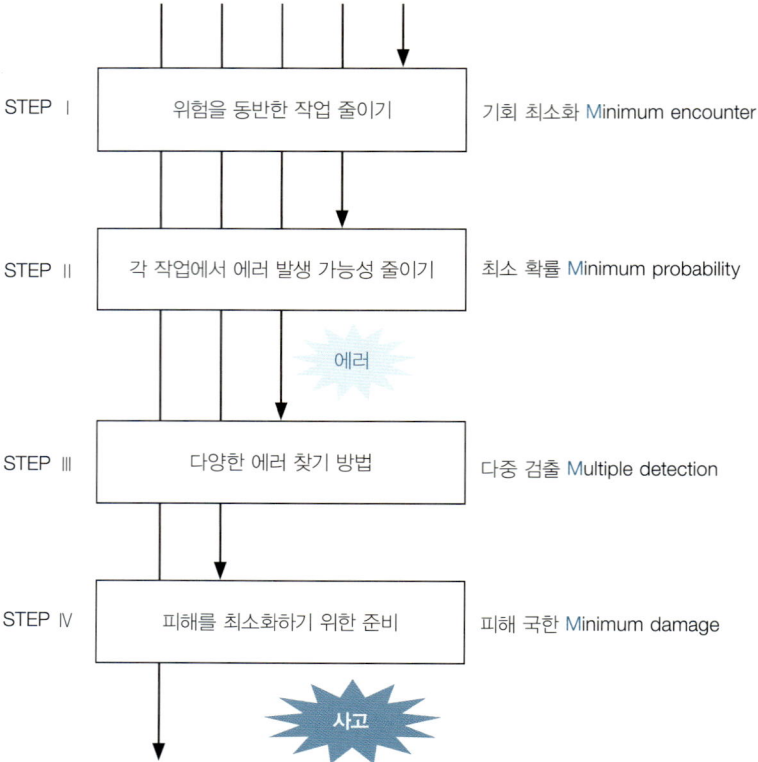

그림 7-2 전략적 에러 대책의 사고방식(4STEP/M)

에러 대책은 단계적으로 생각해야 한다. 에러 발생을 방지하는 대책과, 에러가 발생한 후에 그 영향을 확대시키지 않는 대책으로 나눌 수 있다.

▶ 전술적 에러 대책의 사고방식

전략적 에러 대책의 4M은 에러 대책을 대략적으로 이해하기에는 좋습니다. 하지만 구체성이 빈약하고, 실행하는 사람들은 실제로 무엇을 어떻게 하면 되는지 모릅니다. 그래서 이 4가지 스텝을 더욱 분해하여 생각했습니다. 실행할 수 있는 수준까지 분해한 다음, 이른바 '전술적 에러 대책에 대한 사고방식'에서 구체적인 예를 들어 설명하겠습니다.[3]

에러가 전부 나쁜 것은 아니다

지금까지 우리는 에러에 대해 어떤 선입관을 가지고 있었습니다. 그것은 모든 에러가 나쁘다는 사고방식입니다. 그런데 정말로 에러는 전부 나쁠까요? 사실은 이렇게 보는 것이 바르다고 말할 수 없습니다.

과거에 이루어진 과학상의 중대한 발견이나 발명을 보면, 휴먼에러를 일으킨 덕분에 그때까지의 상식에서 벗어나 커다란 발견으로 이어진 사례가 상당히 많습니다. 페니실린 발견이나 합성고무 발명, 2002년에 다나카 고이치의 노벨 화학상 수상으로 화제가 된 생체고분자의 질량분석법을 위한 이탈 이온화법 개발 등이 그 대표적인 예입니다.

우리가 에러를 바람직하지 않다고 생각하는 이유는, 휴먼에러로 인한 사고가 인간에게 손해를 끼친 경우 때문이지요. 이를 단적으로 말하자면 에러가 발생해도 인간이 손해를 입지 않으면 별 문제가 되지 않는다고 할 수 있습니다.

위험 없애기

이렇게 생각하면 원래 위험이 존재하는 경우에만 에러를 일으켰을 때 피해가 발생합니다. 그렇다면 우선 위험을 없애는 것을 생각할 수 있습니다. 위험하지 않다면 에러를 일으켜도 별 영향이 없지요.

예를 들어 신체에 중대한 영향을 미치는 강한 약을 사용하지 않는다든가, 약한 약을 몇 회로 나누어 투여한다든가 함으로써 한 번의 에러가 가지고 있는 잠재적인 위험의 정도를 낮추는 것을 생각할 수 있습니다.

일상생활에서 예를 찾아본다면, 교차로에서 차가 충돌하는 경우를 들 수 있습니다. 즉, 왜 차가 교차로에서 충돌하는가를 생각해보면 이 대책의 유효성을 이해할 수 있지요. 교차점에서는 직진하는 차와 좌회전하는 차의 충돌 사고가 끊이지 않습니다. 충돌 사고가 발생하는 이유는 직진하는 차와 좌회전하는 차가 접촉하는 기회가 있기 때문입니다. 반대 방향에서 달려오는 차가 없으면 좌회전하는 차와 충돌하지 않습니다. 따라서 접촉할 기회를 없애면 됩니다.[4] 구체적으로 말하면 직진하는 차에는 적신호를 주고, 좌회전하는 차에는 왼쪽을 가리키는 방향 지시 신호를 줍니다(그림 7-3). 이는 시간을 억제해 물리적인 접촉을 할 기회를 없애버립니다. 좌회전하는 차와 직진하는 차가 충돌할 기회가 애당초 없으니, 신호에 따라서 움직이는 한 사고는 발생하지 않습니다. 이러한 생각을 기반으로 하면, 예를 들어 목적지를 미리 알고 있으면 우선 지도로 확인하여 가급적 좌회전하도록 루트를 만들겠지요. 그러는 것은 위험과 만나는 기회를 없앤다는 의미에서 이치에 맞습니다.

비행기의 이상 접근은 왜 발생할까요? 이것은 루트가 교차하기 때문입니다. 국토교통부에서는 광역항법 루트라는 평행 루트를 도입하려고 합니다(그림 7-4).

작업 단계를 줄인다

간단한 작업이라도 인간이 개입하면 에러가 일어날 가능성이 있습니다. 그래서 에러 발생 방지책으로 가급적 인간의 개입을 줄인다는 생각이 나옵니다.

과거에 미국 스리마일 섬과 소련 체르노빌에서 일어난 원자력 발전 시스템 관련 사고는 인간의 개입으로 야기되고 확대된 것이었습니다. 그래서 나온 대책은 가급적 인간의 개입을 배제한다는 것입니다.

구체적으로 이야기하자면 투약 프로세스에 불필요한 작업이 있다면, 그 불필요한 작업을 그만둠으로써 가급적 투약 프로세스상에서의 단계를 줄이는 식이지요. 예전부터 해오던 일이라서 하는 것이 아니라, 정말로 그것이 필요한 작업인지 다시 한 번 재고해주시기 바랍니다.

따라서 STEP I 은 다음과 같은 2가지 사고방법으로 나눌 수 있습니다. "위험의 정도를 줄인다"와 "작업 단계를 줄인다"는 것이지요. 다시 한 번 정리하면 "① 그만둔다(없앤다)"로 표현할 수 있습니다.

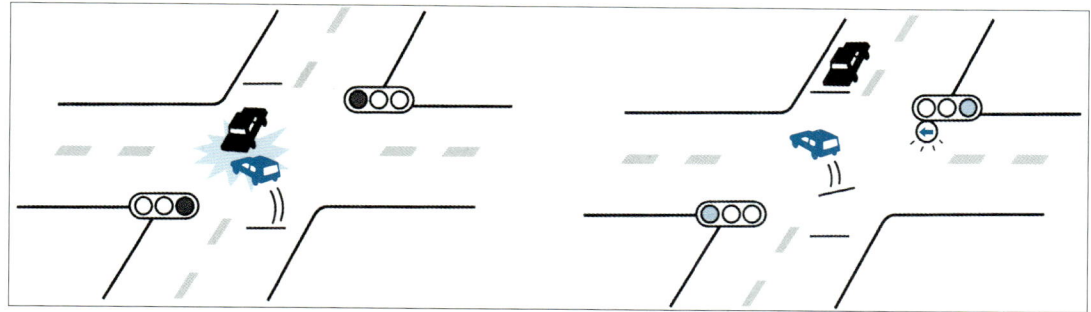

그림 7-3 접촉할 기회를 없애기

직진 차와 좌회전하는 차의 충돌은 접촉할 기회가 있기 때문에 발생한다. 그래서 직진 차를 적신호로 멈추게 하고, 그 사이에 좌회전하는 차를 가게 하면 접촉할 기회가 사라지기 때문에 사고 수가 감소한다.

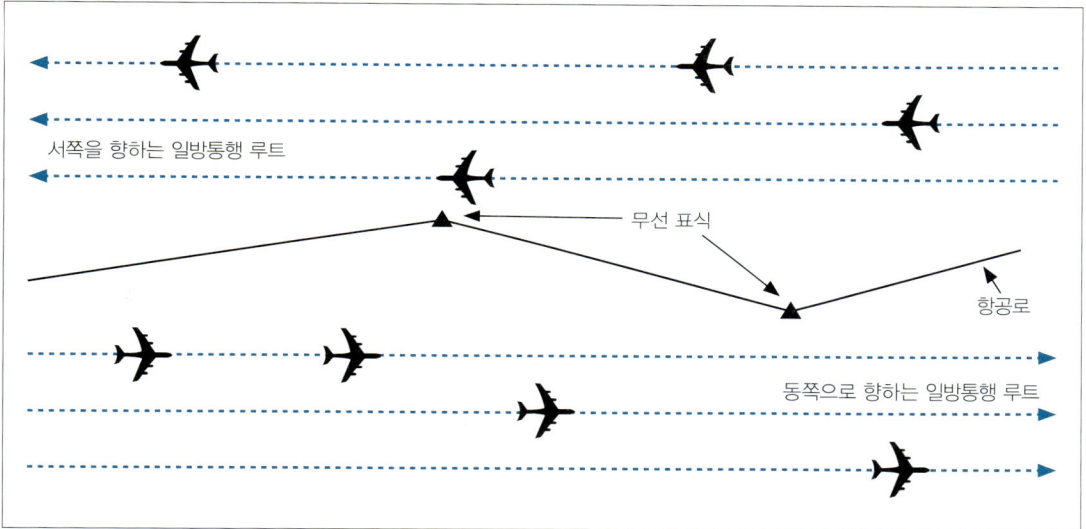

그림 7-4 경로의 복선화와 일방통행화

코스가 교차하기 때문에 이상 접근이 발생한다. 그래서 교차하지 않도록 RNAV(광역항법)를 활용하여 경로를 복선화, 일방통행화하면 교차가 없어져 이상 접근이 일어날 기회가 감소한다.

SETP II : 각 작업에서 에러 발생 가능성 줄이기

다음에 검토해야 하는 것은 각 작업에서 에러 발생 가능성을 줄이는 것입니다.

에러 발생 가능성을 줄이려면 우선 제1부에서 설명한 레빈의 행동 모델〔→ 54쪽〕 'B = f(P, E)'를 참고합니다. 인간의 행동은 사람과 환경의 관수 관계(關數關係, 함수 관계 = 어떤 두 개의 대상이 서로 독립적이지 않고, 한 쪽이 변하면 그 변화에 대응하여 다른 쪽도 변화하는 관계)에 따라 결정된다는 사고방식이지요. 따라서 에러 발생 가능성은 다음과 같이 나타낼 수 있습니다.

> (에러 발생 가능성) = f(인적 요인, 환경적 요인)

에러 발생 가능성은 인적 요인과 환경적 요인의 함수로 파악됩니다. 즉, "에러를 유발하기 어려운 환경으로 만든다"와 "작업자가 에러를 유발하는 환경에 있어도 환경에 의해 유발되지 않도록 에러에 대한 내성을 높인다" 같은 2가지 방법이 있습니다.

먼저, 에러를 유발하기 어려운 환경에 대해 생각해봅니다.

휴먼에러는 원래 인간이 어떤 특성을 가지고 있고, 그 특성이 어떤 환경에서의 행동을 결정하며, 그로 인해 원래의 결과로서 기대되는 행동에서 멀어진 것이라고 봅니다. 따라서 '에러를 일으키기 어려운 환경'이라는 것은 기대되는 행동을 하도록 촉진하고, 기대되지 않는 행동을 저지하는 환경이라고 생각합니다. 따라서 인간 특성을 고려한 작업 환경, 즉 휴먼팩터 공학의 최종 목적인 인간 중심의 시스템이 에러를 일으키기 어려운 환경이 됩니다.

그래서 풀 프루프(fool proof) 기술, 즉 기대되지 않는 행동을 저지하기 위해 물리적인 제약을 가하는 것을 생각할 수 있습니다. "② 될 수 없게 한다"라는 것입니다.

다음으로, 작업에는 반드시 부담(effort)이 생깁니다. 부담이 늘어나면 에러를 일으키기 쉬워집니다. 부담은 정신적 부담과 신체적 부담으로 나눌 수 있습니다. 전자는 특히 인지적 부담이 에러와 관련이 있기 때문에 기억이나 판단이라는 인지적 부담을 줄여주는 환경을 구축하는 것에 대해 생각할 수 있습니다. 간단하게 표현하면 "③ 알기 쉽게 한다"인 것입니다.

후자는 신체적 부담을 줄여주는 환경으로 만드는 것에 대해 생각할 수 있습니다. 예를 들면, 인간의 주의력에는 한계가 있지요. 들기 어려운 것을 옮길 때는 떨어뜨리지 않도록 주의하게 되는데, 이 경우 들기 어려운 쪽에 주의를 빼앗겨버리는 경우가 있지요. 그래서 주변에 대한 주의가 소홀해져 어딘가에 발이 걸려 엎어져 다치는 경우를 생각해볼 수 있습니다. 그래서 "④ 하기 쉽게 한다"라는 대책을 생각했습니다.

다음으로 에러 가능성을 줄이기 위한 또 하나의 방법은 작업자가 에러 유발 환경에서도 에러를 유발하지 않도록 작업자의 에러 내성을 높여주는 것입니다.

어떠한 환경에 놓였어도 작업자가 바르게 지각하고, 바르게 인지하고, 제대로 이해하고, 제대로 판단하고, 바르게 행동하면 되는 것입니다. 따라서 정보 처리 모델을 이용하여 정리하면 "⑤ 지각 능력을 가지게 한다", "⑥ 인지·예측하게 한다", "⑦ 안전을 우선하게 한다", "⑧ 할 수 있는 능력을 가지게 한다"로 구체화할 수 있습니다.

STEP Ⅲ : 다양한 에러 찾기 방법

휴먼에러를 제로로 하는 것은 매우 어렵습니다. 그래서 에러의 발견 방법을 다양화함으로써 그 에러를 바르게 수정하는 대책을 생각할 수 있습니다. 결국 에러를 발견하기 쉽게끔 연구하는 것입니다. 이것은 자기 자신이 발견하는 방법, 즉 "⑨ 스스로 깨닫게 한다"와 자신 이외의 것으로 에러 발생 가능성을 찾아내는 방법, 즉 "⑩ 찾아낸다" 같은 2가지 방법으로 나눌 수 있습니다.

STEP Ⅳ : 피해를 최소화하기 위한 준비

에러 방지 분야에는 '안전'이라는 의미가 없습니다. 아무리 노력해도 에러는 발생하고, 미리 찾아낼 수 없을 가능성도 있습니다. 그래서 최후의 수단이 에러에 "⑪ 대비한다"입니다. 다시 말하자면 에러가 발생할 경우를 대비하여 피해를 최소화한다는 대책을 생각할 수 있습니다.

여기까지의 내용을 정리하면 '전술적 에러 대책을 생각해내는 순서 11단계'가 됩니다(그림 7-5).

▶ 에러 대책을 생각해내는 순서와 구체적인 예

그러면 11단계로 이루어진 순서에 따라 구체적인 에러 대책을 생각해봅시다.

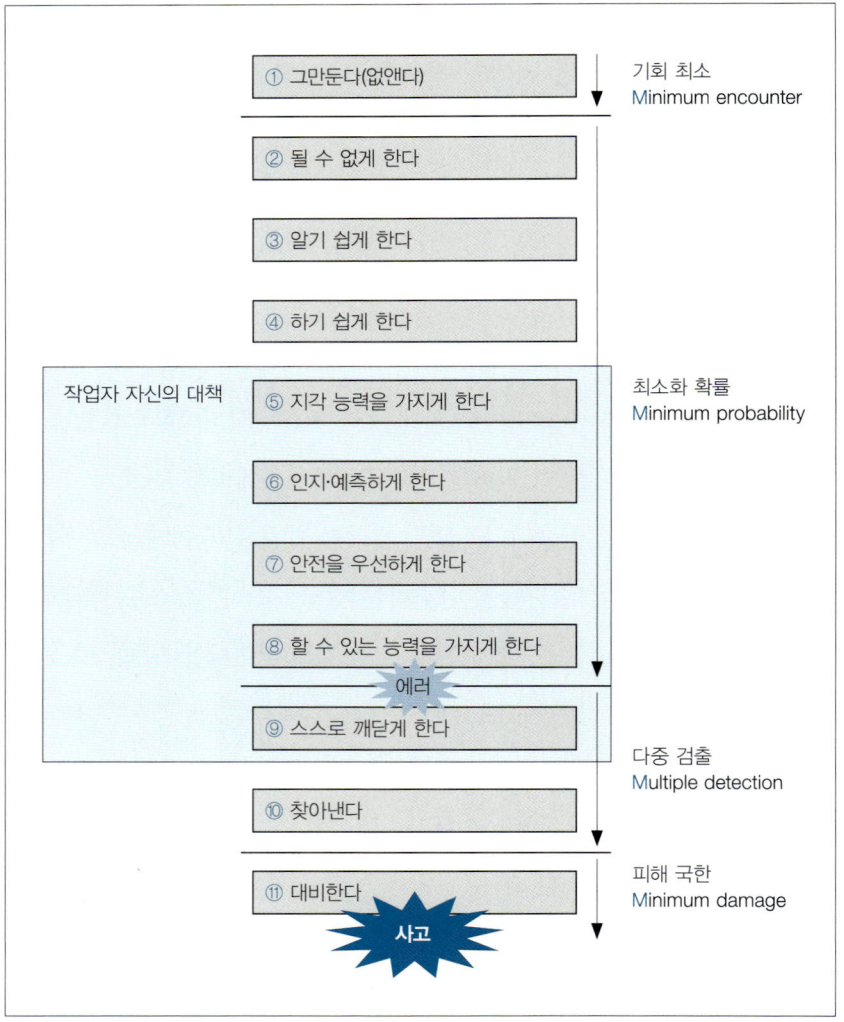

그림 7-5 전술적 에러 대책을 생각해내는 순서
생각뿐인 대책이 아니라 순서에 따라 생각하면 대책을 마련하기 쉽다. 일반적으로 위쪽(①의 방향)으로 갈수록 큰 효과를 기대할 수 있고, 인간에의 대책보다도 환경에의 대책이 효과를 기대할 수 있다.

▼ 에러 대책 ① : 그만둔다(없앤다)

STEP I 의 '위험을 동반한 작업을 하는 경우의 에러 줄이기'의 극단적인 예는 그만두는 것입니다. 에러 발생 가능성이 있는 작업을 없애버리는 것이지요.

원래 에러를 유발하는 작업이 있으니까 에러가 발생하는 것이고, 에러를 유발하는 작업이 없으면 에러를 일으킬 일도 없는 사고방식입니다.

실행 가능성을 무시하고 생각하면 이런 것입니다. 예를 들어, 주사 놓기라는 행위가 있기 때문에 약제를 잘못 취급하거나, 분량을 착각하거나, 주입 속도를 틀리는 일 같은 것이 발생합니다. 따라서 주사를 놓을 때의 에러를 없애기 위해서는 주사 놓기라는 작업을 없앨 수 없을까 생각해봤습니다. "점적을 하지 않는다"라든가 "수술을 하지 않는다" 같은 것도 그런 데 따른 생각입니다. 물론 누구나 잘 알 듯이 그것은 불가능합니다.

그래서 에러 대책 중 하나로 제안하는 것이, 에러 발생 가능성이 있는 작업을 아예 없애자는 것이지요. 그리고 그런 것이 검토할 만한 가치가 있다는 것입니다. 그 일환으로서 지금까지의 작업 프로세스를 다시 살펴보고, 그 일이 정말로 거기에 필요한 작업인가를 다시 한 번 생각하는 것입니다.

전기 계통의 배선을 점검하다가 드라이버로 전선을 자른 사고가 일어났다고 해봅시다. 그러면 "그런 작업을 그만둔다" 또는 "정전이 일어났을 때 그 작업을 한다"는 식으로 생각하는 것입니다. 정전이 일어났을 때 하는 것은 위험을 줄이기보다 위험한 것 자체를 없애는 셈입니다. 점검 횟수를 줄이는 것도 방법입니다.

그러니까 어떤 특정한 작업을 하면서 에러가 자주 일어나는 것 같으면 작업 공정을 전체적으로 다시 살핀 뒤 그만둬야 할 것은 과감히 그만두는 것입니다. 간호사가 약을 넣는 작업을 하면서 에러가 자주 일어난다면, 간호사가 약을 넣는 작업을 그만두게 할 경우 어떤 일이 일어날까 생각해보는 것입니다. 하지 않으면 에러는 일어나지 않겠지요. 잘 생각해보십시오. 그러니까 시스템으로 생각해보세요. 약을 넣는 작업을 약제사가 함으로써 간호사는 처음부터 완성된 약을 사용하는 것 같은 다양한 방법이 있을 것입니다. 어떤 특수한 방법으로 행동하지 않는 한 에러는 줄어들지 않겠지요. 따라서 첫 번째 에러 대책은 "그만둔다(없앤다)"인 것입니다.

"그만둔다(없앤다)"의 구체적인 예

① 투약을 그만둔다 : 의사는 약에 대한 공부를 많이 하지요. 그러면서 그 약이 정말로 필요한가 검토합니다. 그리고 약을 투여할 때의 위험과 투여하지 않을 때의 위험을 비교하여 약을 결정하는 것이라 봅니다.

② 옮겨 적기를 그만둔다 : 오더링 시스템(ordering system)의 도입이라든가 컴퓨터 진료 기록 카드 등을 생각할 수 있습니다. 또한 약을 앰플병에서 주사기로 옮길 때 앰플의 상표를 똑같이 주사기에 붙이는 방법도 있습니다(그림 7-6).

③ 약을 조합할 때 조합할 약 선택을 그만둔다 : 더블백(트윈백)의 사용에 의한 점적 조제 시 약의 선택을 그만둔다(그림 7-7).[1]

④ 일을 하다가 마는 상황이 없게 한다 : 환자가 튜브를 빼버리는 인시던트가 벌어지는지 잘 살펴보고, 환자의 의식이 희미한 상태에서 자주 일어난다면, 환자의 의식이 희미한 상태가 없게 합니다. 완전히 진정시키거나, 완전히 각성시키는 것이지요.

⑤ 환자가 위험에서 멀어지게 하기 위하여 위험한 약제를 두지 않는다(없앤다) : 위험한 칼륨제제나 리도카인 제제를 병동에 두지 않도록 합니다.

⑥ 설정을 그만둔다 : 의료기기를 설정할 때 이미 설정한 것은 만지지 않습니다. 설정하는 것 자체를 없애는 경우도 생각해볼 수 있습니다.

⑦ 선택 · 조합하는 작업을 그만둔다 : 유닛 도스 시스템을 이용합니다(그림 7-8).

---

[1] 단, 어떤 에러 방지책이 다른 에러를 야기하는 경우가 있다. 더블백의 격벽이 통하지 않으면 휴먼에러가 발생한다.

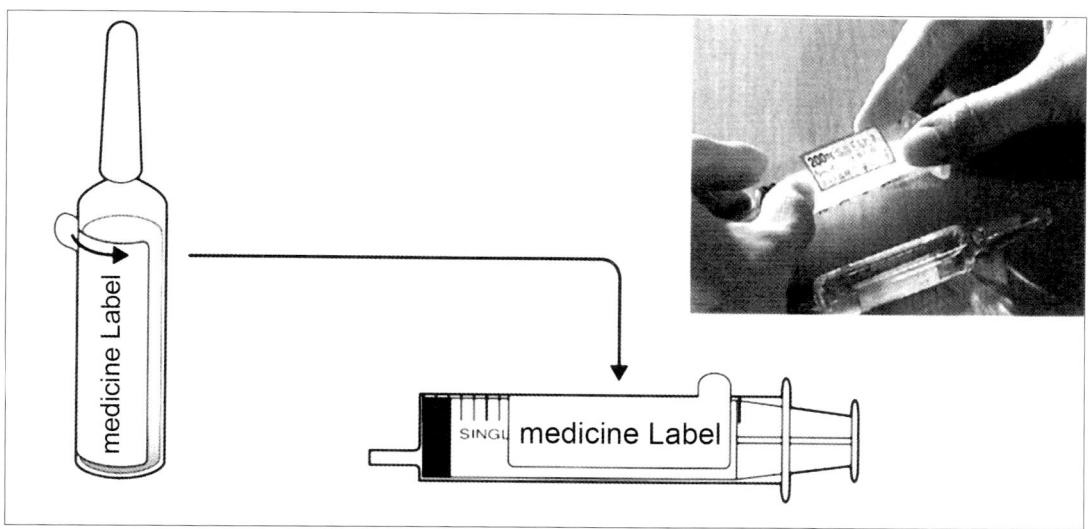

그림 7-6   옮겨 적기를 그만둔다.

앰플 병에는 주사기에 붙이기 위한 라벨이 달려 있다.
약의 라벨을 주사기에 붙이면 옮겨 쓰지 않아도 되고, 옮겨 쓸 때의 에러도 방지할 수 있다.

자료 제공 : 무전 약품 공업 주식회사

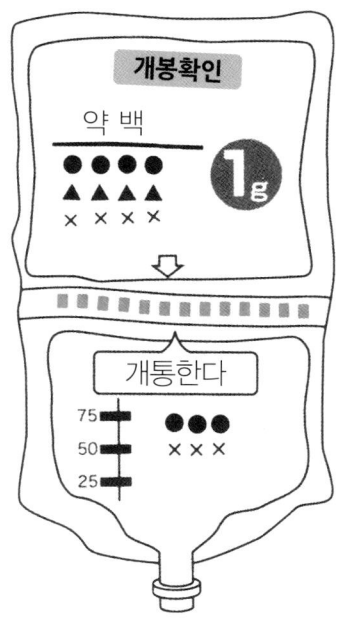

그림 7-7   더블백(트윈백) 사용

약제를 잘못 선택할 가능성을 없애기 위해 미리 2종류의 약제가 같은 백에 들어 있는 것을 사용한다. 사용할 때에는 2가지 약제를 분리하고 있는 칸막이를 뚫어서 섞는다.

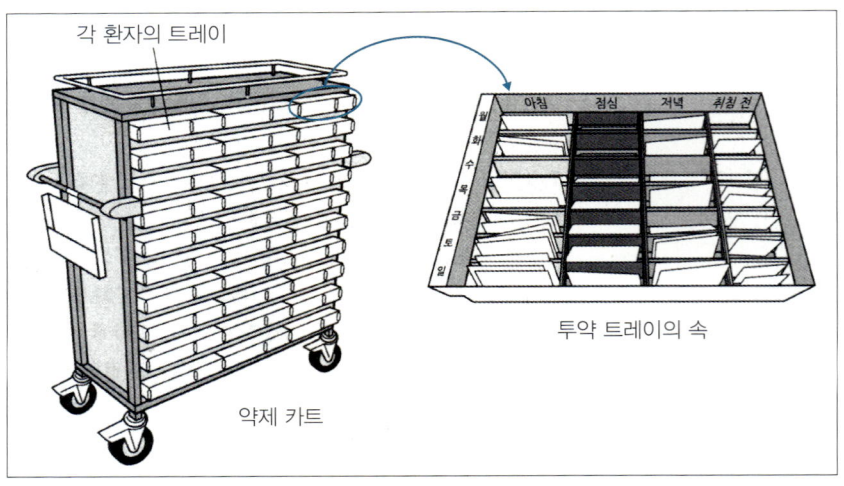

각 환자의 트레이

아침 점심 저녁 취침 전
월 화 수 목 금 토 일

투약 트레이의 속

약제 카트

그림 7-8 유닛 도스 시스템 이용
약을 1회분씩 나누어 보관하고, 투약 직전에 선택함으로써 조합 작업을 그만둔다.

⑧ 작업 공정을 생략한다 : 프리필드 시린지(Prefilled Syringes, 사전충전형 주사기)를 사용한다(그림 7-9).

⑨ 위험을 없앤다 : 날개형 주사바늘의 침 부분이 노출되지 않게 한다(그림 7-10).

이와 같이 "그만둔다(없앤다)"는 사고방식은 인간이 개입하는 경우가 아주 많은 의료 시스템에서 비교적 잘 진행된다고 봅니다.

▼에러 대책 ② : 될 수 없게 한다

에러를 야기하지 않으면서 바른 행동을 촉진하는 환경을 조성하려면 우선 풀 프루프 기술, 즉 원치 않는 행동을 막기 위한 물리적인 제약을 가하는 것을 생각할 수 있습니다.

이는 정해진 작업만 할 수 있게 하기 위한 연구입니다.

"될 수 없게 한다"의 구체적인 예

① 연결되지 않게 한다 : 수술실의 벽에는 가스 접속구가 있습니다. 하지

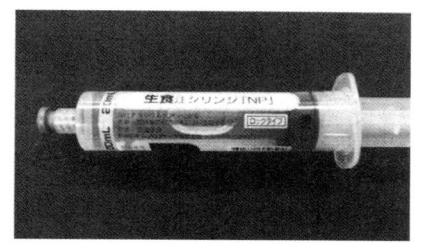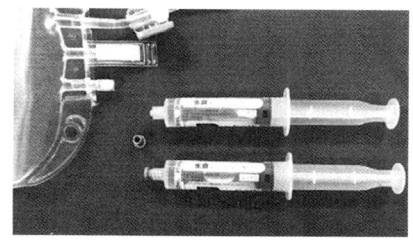

그림 7-9 프리필드 시린지 이용

주사약이 미리 시린지에 충전되어 있기 때문에 옮겨 쓰는 데 따른 리스크라든가 라벨을 잘못 붙이는 에러가 줄어들게 된다. 또한 약제를 넣는 작업 같은 업무를 줄일 수 있다.

자료 제공 : 니프로 주식회사

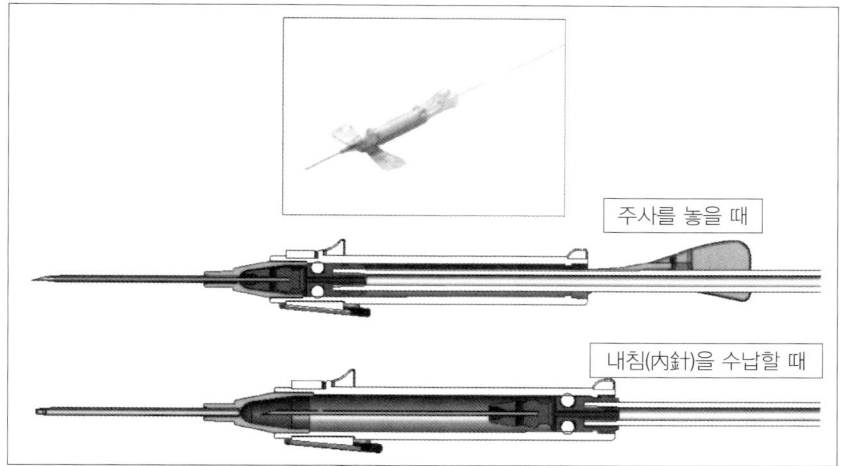

그림 7-10 날개형 주사바늘의 침 부분이 노출되지 않게 한다.

혈관을 확보한 뒤 바늘을 빼면 바늘이 수납된 상태가 된다. 주사기의 바늘 부분이 노출되지 않기 때문에 주사바늘에 찔리는 경우가 없어진다.

자료 제공 : 주식회사 제이엠에스(JMS)

만 공기와 산소의 접속구는 접속 부분의 핀의 수가 달라서 잘못 연결해도 물리적으로 접속할 수 없지요(그림 7-11). 같은 사고방식으로 수액 라인과 경장영양 라인 관련 제품은 물리적으로 접속이 불가능하도록 되어 있습니다(그림 7-12).

② 어떤 조작을 하지 않으면 안 된다 : 오토매틱 차량의 P(파킹)에 두고 있는 변속 레버는 브레이크를 밟지 않으면 변경할 수 없습니다. 또한 차의 키는 변속 레버를 P에 두지 않으면 뽑을 수 없습니다. 이러한 것들이 하드웨어에 해당하는 제약입니다.

③ 갖춰지지 않으면 안 된다 : 컴퓨터 소프트웨어로 하는 제약도 있습니

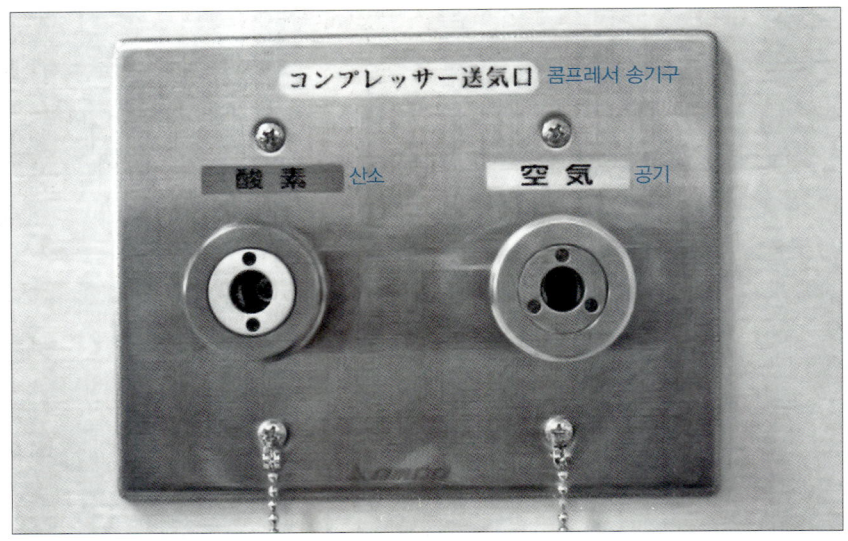

그림 7-11 물리적으로 접속할 수 없도록 한다.
접속 부분의 핀의 수가 달라서 접속을 잘못해도 연결되지 않는다. 산소의 플러그는 2개의 구멍, 공기의 플러그는 3개의 구멍을 가지고 있다.

수액 라인 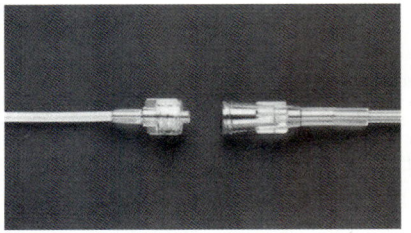 경장영양 라인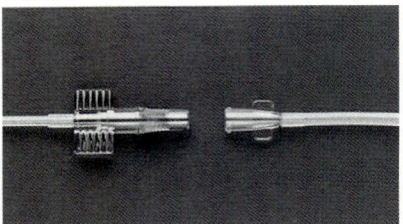

그림 7-12 같은 종류의 짝이 아니면 연결되지 않는다.
수액 라인과 경장영양 라인을 잘못 접속하는 경우를 방지하기 위해 접속부의 호환성을 없앴다.

자료 제공: 니프로 주식회사

다. 예를 들어 신장과 체중을 입력하지 않으면 오더 확인을 할 수 없는 체지방계 등입니다.

◣ 에러 대책 ③: 알기 쉽게 한다

"될 수 없게 한다"는 주로 하드웨어로 실현되기 때문에 비용이나 시간이 듭니다. 설계 단계에서 도입하는 것도 중요합니다. 그 다음으로 생각할 수 있는 대책은, 에러 방지 효과는 조금 작습니다만, 비용과 시간이 비교적 적게 들기 때문에 실행하는 경우가 많은 방법입니다.

우선 '기억이나 판단이라는 인지적 부담을 줄여주는 환경을 구축'하는 것입니다. 즉, 외우거나 생각하지 않아도 되게 하는 것입니다. 요컨대 "알기 쉽게 한다"이지요. 정보 처리 모델〔→ 42쪽, 그림 5-3〕을 이용하면 부담을 줄일 수 있는 방법을 정리하는 데 편리합니다.

줄일 수 있는 인지적 부담으로는 지각, 인지, 식별, 판단, 기억, 주의 등을 떠올릴 수 있습니다.

단순화 · 표준화에 의해 인지적 부담을 크게 감소시킬 수 있습니다. 예를 들면 비슷한 스위치가 많이 나열되어 있지만, 조작을 하는 데 사용하는 스위치는 한정되어 있다고 합시다. 그러면 사용되는 것 이외의 남는 스위치에는 커버를 씌워놓는 것입니다. 어느 스위치를 눌러야 하는가를 결정해야 하는 부담을 덜 수 있을 것입니다. 2개뿐이라면 어느 스위치가 바로 그 스위치인지 판단하면 됩니다. 선택 범위가 좁아지기 때문에 판단에 필요한 인지적 부담이 그만큼 감소하리라고 생각합니다.

그리고 조작의 통일성이 이루어져 있으면 기기를 사용할 때마다 조작 방법을 외우거나, 실제로 조작할 때마다 일일이 생각하지 않아도 됩니다. 만약 자동차 운전 방법이 제조 회사마다 다르면 운전하기가 매우 어렵겠지요. 자동차를 조작하는 방법이 통일되어 있기 때문에 차종이 달라도 곧 운전할 수 있는 것입니다.

"알기 쉽게 한다"의 구체적인 예

① 순서를 적어둔다 : 조작 순서가 스위치에 붙어 있으면 간단히 조작할 수 있겠지요. 이는 마치 "바람직한 방향으로 조작하도록 촉진하고 있다(facilitate)"고 하는 셈입니다(그림 7-13).

② 색을 구별한다 : 종류가 같은 스위치, 코드, 라인의 색 구별 등을 생각할 수 있습니다. 효과가 있는 색들을 조합해 구성하면 됩니다. 이렇게 하면 기억을 하지 않아도 되니 에러가 급감합니다(그림 7-14).

③ 플로차트(flowchart)를 만든다 : 순서를 알기 쉽게 플로차트로 만들어

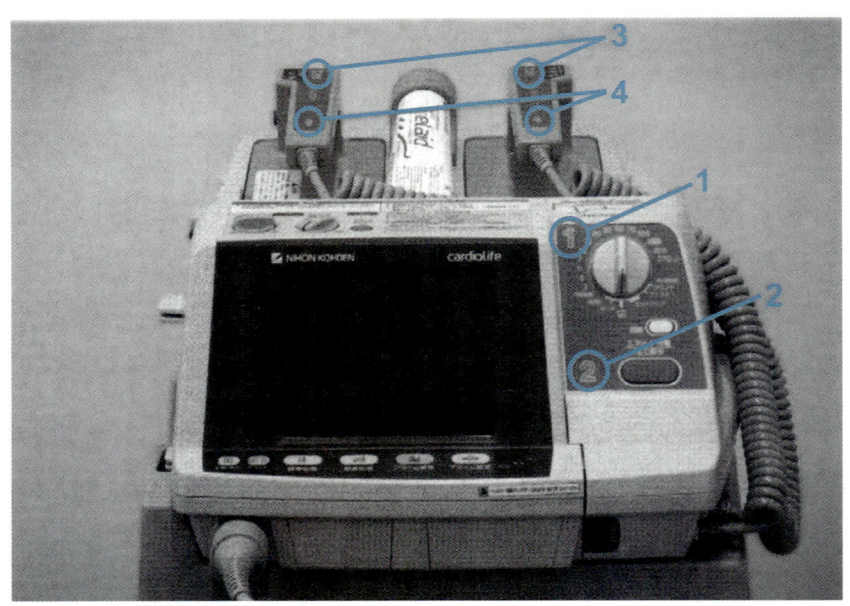

그림 7-13 조작 순서를 표시한다.

많이 사용하지 않는 제품에는 조작 순서를 알기 쉽도록 순서대로 번호를 붙여둔다. 거의 사용하지 않는 기기는 조작하는 방법을 잊기 쉬우니, 바르게 조작하도록 유도할 필요가 있다.

자료 제공 : 일본광전

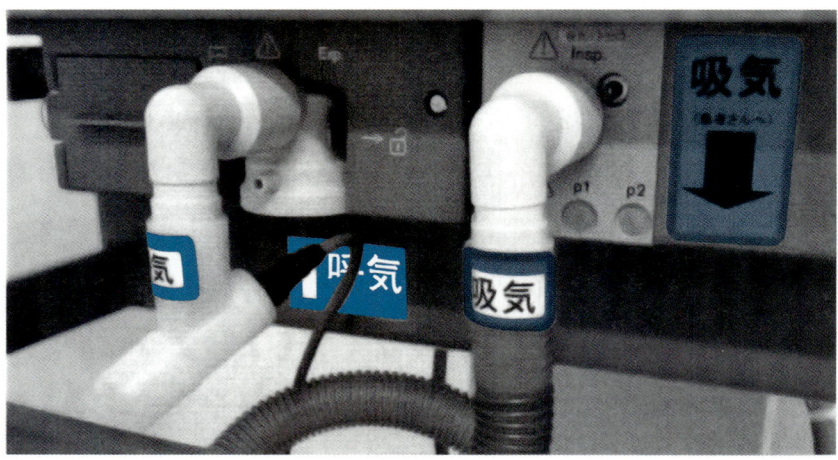

그림 7-14 같은 색끼리 접속시킨다.

간단하게 같은 색끼리 접속시키면 된다. 같은 색끼리 접속시키는 것은 기억의 인지적 부담감을 대폭 줄여줄 수 있다(실제로 흡기는 황색으로 표시되어 있다).

자료 제공 : 지치 의과대학부속 병원

필요한 각 곳에 배치해두는 것을 생각할 수 있습니다.

④ 단서를 늘린다 : 어느 병원의 약제부에서는 약의 패키지를 이용해 식별하는 식으로 단서를 늘리고, 잘못하지 않도록 약장에 붙여두었습니다.

⑤ 아이콘이나 픽토그램(pictogram)을 도입한다 : 식별하기 편리합니다. 단, 누구라도 공통된 인식을 가지고 있는 디자인을 생각하지 않을 경우, 보는 사람이 다른 것을 떠올릴 가능성이 있습니다(그림 7-15).

⑥ 기억을 떠올리게 한다 : 어떤 병원에서는 구체적인 주의 사항을 필요한 각 장소에 붙여두고 있습니다(그림 7-16). 이렇게 구체적인 지식이나 기억을 필요한 장소에 붙여두어 기억이나 지식을 떠올리게 합니다. 인간의 기억 용량에는 한계가 있기 때문에 가급적 기억이나 지식을 떠올릴 수 있게 할 방법이 필요합니다.

⑦ 어포댄스(affordance, 행위 유발 디자인)를 이용한다 : 보는 것만으로도 어떻게 해야 하는지 알 수 있습니다. 환경이 행동을 촉진하는 연구라고 할

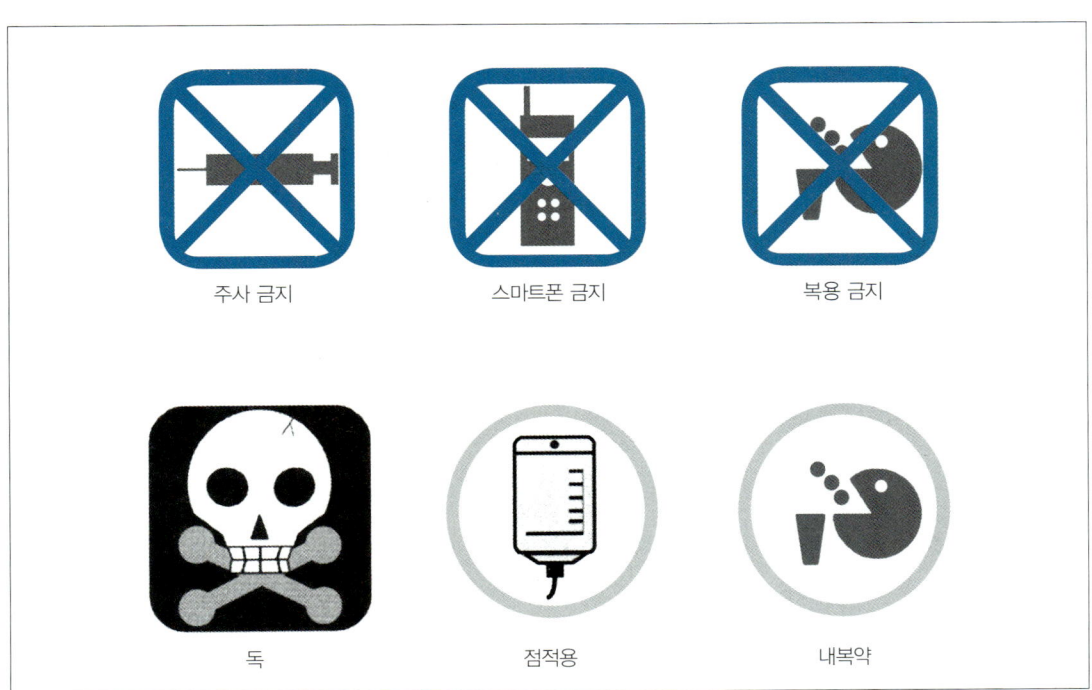

그림 7-15 아이콘 이용
직관적으로 이해할 수 있기 때문에 언어나 문장에 의한 이해가 어려운 환자도 알기 쉽다.

수 있습니다. 예를 들어 문의 손잡이가 그렇습니다(그림 7-17). 손잡이가 있으면 잡아당기게 되고, 판이 붙어 있으면 미는 수밖에 없습니다.

⑧ 음색을 바꾼다 : 경보의 음색을 바꾸는 방법도 알기 쉽게 하는 방법입

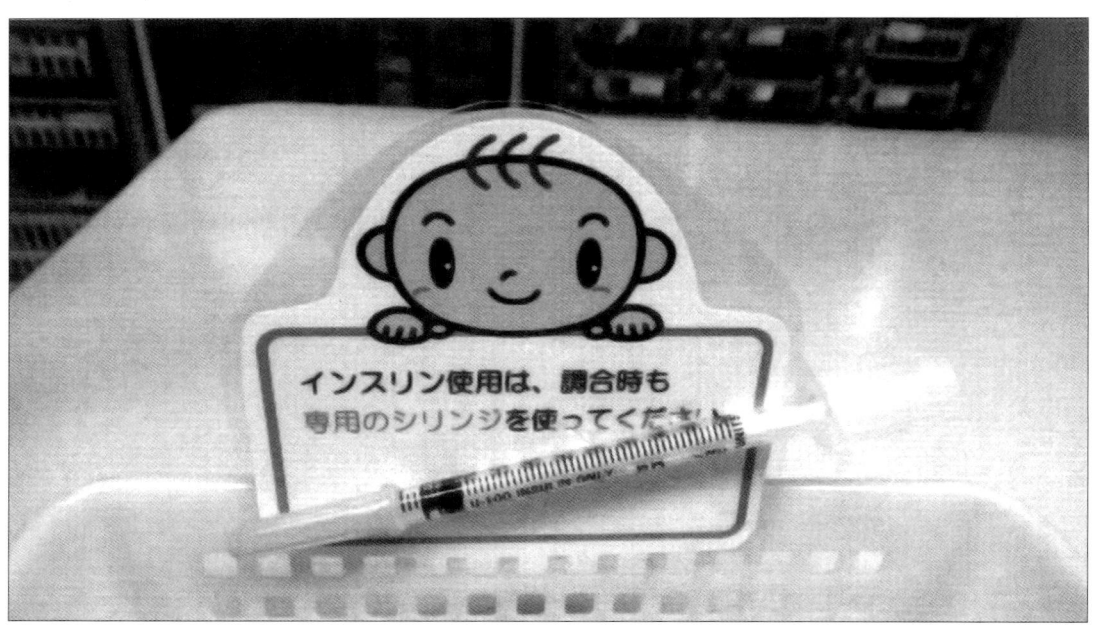

그림 7-16 기억이나 지식을 떠올리게 한다.
구체적인 주의 사항을 필요한 각 장소에 올려두어 다시 한 번 떠올리게 할 수 있게 한다.
자료 제공: 지치 의과대학부속 병원

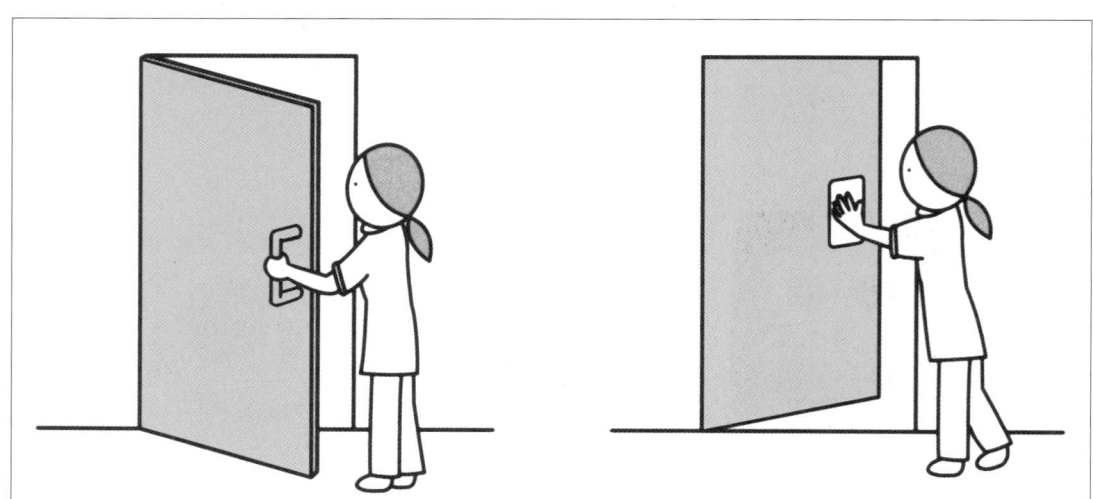

그림 7-17 보고서 바로 알 수 있게 한다[어포댄스(affordance) 이용].
밀어서 여는 문에는 손잡이를 달지 않고 판을 붙여놓는다. 그렇게 하면 보는 즉시 밀면 된다는 것을 바로 이해할 수 있다.

니다.[5]

⑨ 환산표를 이용한다 : 복잡한 계산을 하다보면 에러를 일으키게 됩니다. 그러니 미리 계산해둔 표를 만들어둡니다(그림 7-18).

⑩ 체크리스트(check-list)를 이용한다 : 암기를 금지하고 리스트상의 한 항목씩 실행하게 합니다(그림 7-19).

⑪ 약제를 정기적으로 투여하는 방법을 도입한다 : 정기적으로 투여하는 약제는 매주 같은 요일에 투여합니다(그림 7-20).

⑫ "알기 쉽게 한다"와 "될 수 없게 한다"를 조합한다 : 화살표나 색 구별 등으로 알기 쉽게 하고, 또한 "잘못하면 그 다음 작업이 이루어질 수 없게 한다" 같은 다양한 대책은 매우 효과적입니다(그림 7-21).

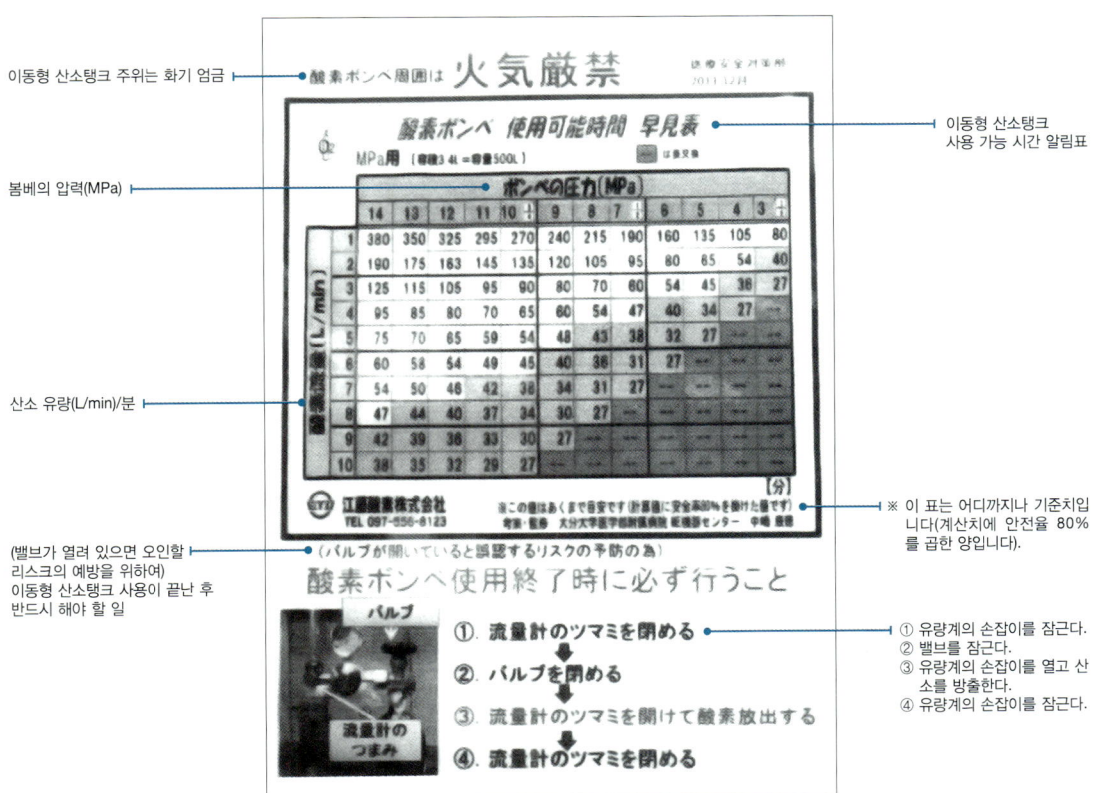

그림 7-18 산소 유량과 사용 시간을 나타낸 표

사용 시간에 관한 복잡한 계산을 하지 않아도 대략의 시간을 알 수 있다.　　　　자료 제공 : 지치 의과대학부속 병원

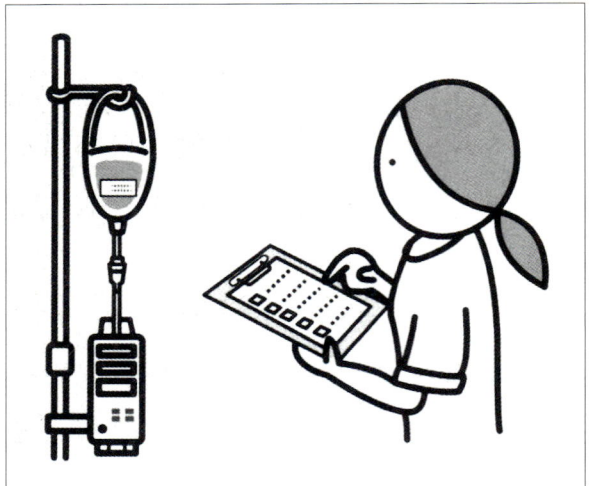

그림 7-19 체크리스트
체크리스트를 사용하여 조작하거나 점검해야
할 항목이 누락되는 것을 방지할 수 있다. 또
한 기억에 의지하지 않기 때문에 인지적 부담
도 줄어든다.

	월	화	수	목	금	토
투석 환자 A	●					
투석 환자 B			●			
투석 환자 C					●	

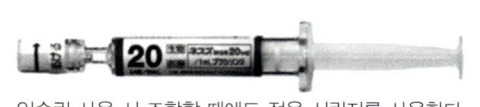

인슐린 사용 시 조합할 때에도 전용 시린지를 사용한다.

그림 7-20 생활 리듬을 이용하여 약제를 투여한다.
주마다 1회씩 투여하는 약제라면 환자 A는 월요일, 환자 B는 수요일 등으로 요일을 정해둠으로써 에러를 줄일 수 있다.
자료 제공: 교우와 발효 기린 주식회사

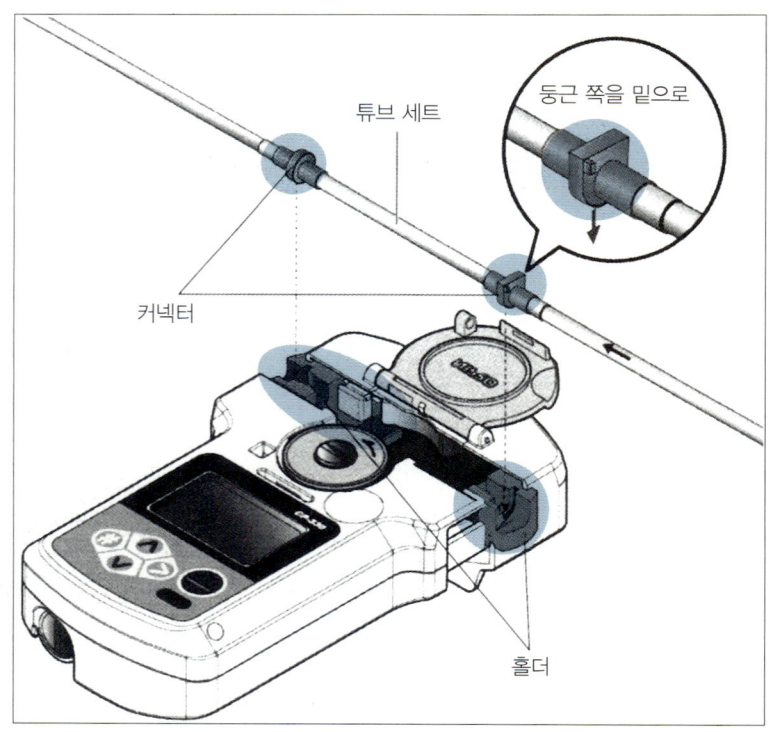

튜브 세트

둥근 쪽을 밑으로

커넥터

홀더

**그림 7-21 "알기 쉽게 한다+될
수 없게 한다"의 조합**
튜브와 롤러의 화살표가 방향을 알기
쉽게 하고, 커넥터와 홀더의 색 조합
이 접속을 용이하게 한다. 또한 방향
이 틀리면 커버가 닫히지 않게 됨으로
써 잘못을 찾아낼 수 있게 하고 있다.
자료 제공: 니프로 주식회사(지치 의
과대학부속 병원용 특별 주문품)

◤ 에러 대책 ④ : 하기 쉽게 한다

신체적 부담을 줄여주는 환경을 만드는 것, 즉 "하기 쉽게 한다"는 것입니다.

예를 들어 인간의 주의력은 한정되어 있기에 들기 어려운 물건을 옮길 때에는 떨어뜨리지 않으려고 주의를 기울이게 됩니다. 그러면 주의력이 드는 행동에 집중하게 됩니다. 그래서 발밑에 대한 주의를 소홀히 하게 되고, 발이 뭔가에 걸려 넘어지는 경우도 일어날 수 있습니다. 또 다른 예를 들면 장갑을 낀 상태로 스위치나 밸브를 돌릴 때, 작업하기 쉬운 크기나 형상이 아니면 에러를 일으킬 가능성이 높아진다고 봅니다.

작업하기 쉬운 도구나 작업 환경에 대해서는 인간공학 분야에서 연구가 계속되고 있습니다.

"하기 쉽게 한다"의 구체적인 예

> 메모
> 5S
> ① 정리(Seiri)
> ② 정돈(Seiton)
> ③ 청소(Seisou)
> ④ 청결(Seiketsu)
> ⑤ 습관화(Shitsuke)

① 미끄러지지 않게 한다 : 힘을 쓰는 작업을 할 때 부담을 줄이기 위해 펜치에 고무 손잡이를 다는 방법이 있습니다.
② 정리 · 정돈 : 정리 · 정돈되어 있는 작업 환경을 유지하면 작업을 하기가 쉬워지는 것은 물론, 이상을 발견하기도 쉬워집니다. 5S(메모) 활동을 병원에 도입할 것을 강력하게 권장합니다(그림 7-22).
③ 옮기기 위한 도구 : 캐스터(이동용 다리바퀴)가 달린 카트나 바스켓 등이 있습니다(그림 7-23).

이 밖에도 무리한 자세를 취하지 않아도 되도록 손잡이를 달거나 공구 벨트를 이용하여 양손을 사용할 수 있도록 하는 등 연구를 하면 만들어낼 수 있는 방법은 많습니다.

◤ 에러 대책 ⑤ : 지각 능력을 가지게 한다

환경을 바르게 지각하려면 작업자의 감각 기관이 제대로 기능해야 합니다. '기준치 이상의 감각 · 지각 능력을 유지하는 것'이 중요합니다.

피로에 의해 감각 기관의 기능이 저하되는 것을 피하기 위해서라도 과음이나 수면 부족 같은 상태에 있어서는 안 됩니다. 숙취나 수면 부족은 작업 환경을 제대로 지각할 수 없게 하지요. 파일럿의 경우 비행 12시간 전부터 비행이 끝날 때까지 음주를 금지합니다.

5S 활동 전의 상태

5S 활동 후의 상태

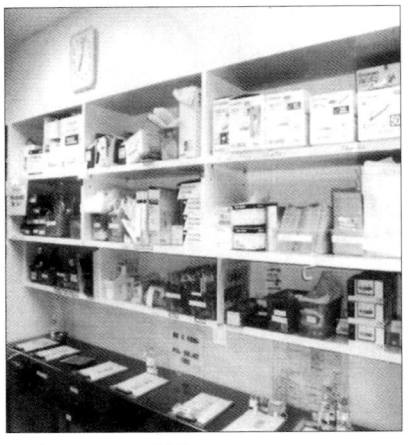 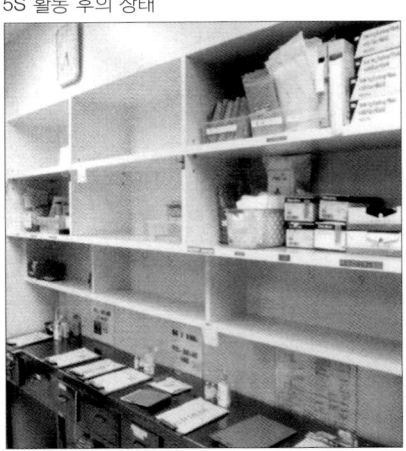

그림 7-22 5S 활동
불필요한 것을 버리고, 물품을 알기 쉽게 배치하면 선택할 때 발생하는 에러가 줄어들고, 선택하는 데 필요한 시간도 줄일 수 있다.
자료 제공: 지치 의과대학부속 병원

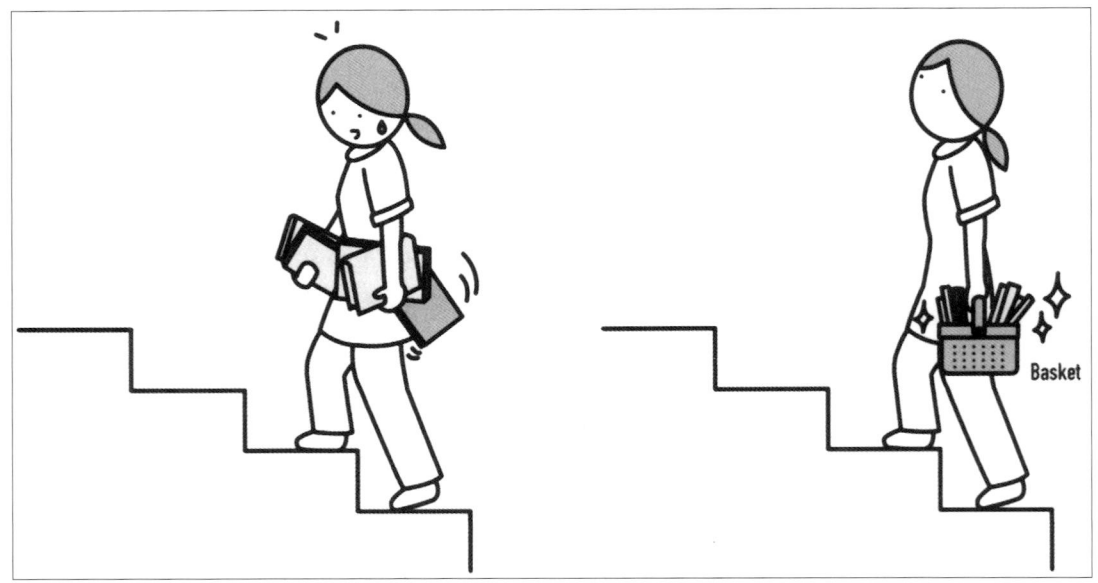

그림 7-23 옮기는 데 필요한 도구를 이용한다.
들기 어려운 서류를 많이 옮길 때는 주의를 서류에 빼앗겨 계단에서 헛디딜 위험이 있다.
바스켓에 넣어서 들면 주의를 서류에 빼앗기지 않기 때문에 계단에 주의를 기울일 수 있다.

"최고의 신체 상태를 유지하는 데에는 적절한 휴식이 효과적"입니다. 피로하면 감각 기관의 기능이 저하되는 것은 물론 인지적 능력, 특히 주의력이 저하됩니다.

그리고 작업(일)의 성격에 따라 섬세한 것을 보게 되거나 손끝의 운동이 정밀하게 이루어지도록 제어할 필요가 있습니다.

"나이를 먹음으로써 자신의 능력이 저하되고 있지는 않는가 잘 파악해두는 것"도 필요합니다. 가까운 것이 보이지 않게 되면 안경이나 돋보기를 준비해둡시다(그림 7-24). 자동차를 운전하는 고령자는 시야가 좁아져서 앞을 제대로 볼 수 없거나 반응 시간이 늦지요. 그러니 자신의 능력이 어느 정도인지 파악하고, 능력을 고려한 운전 방법을 생각해두는 것이 중요합니다.

항공업계에서는 업무에 들어가기 전에 스스로를 체크한다는 의미에서 〈I'm safe(나는 안전하다)〉라는 인적 체크리스트를 이용하고 있습니다. 이는 illness(질환), medication(복약), stress(스트레스), alcohol(음주),

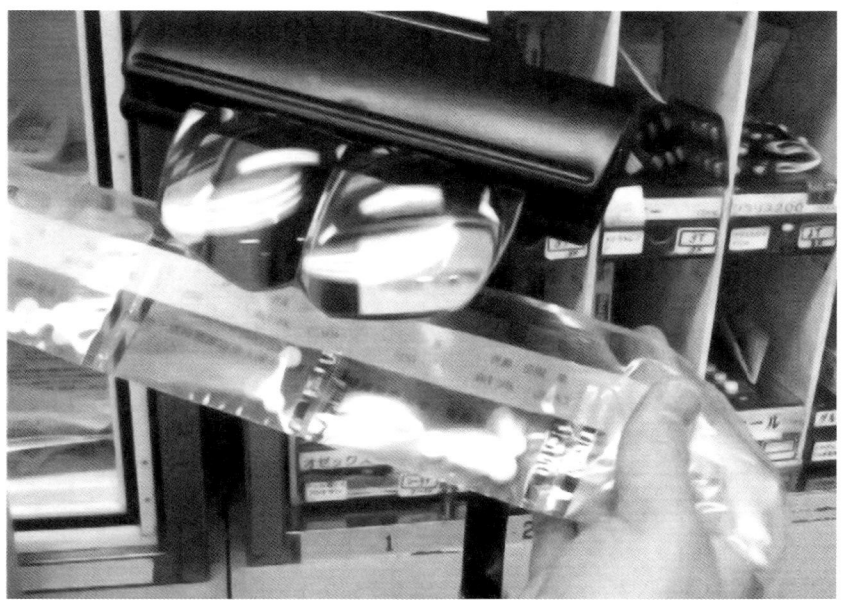

그림 7-24 감각이 줄어들 때 이를 보완해주는 도구
나이가 듦으로써 감각이 줄어드는 것에 대응하여 줄어든 감각 기능을 돕는 도구를 준비한다.
자료 제공: 구오야마 시민병원

fatigue(피로) 및 emotion(감정)의 머리글자를 딴 것으로, 인간의 기능 장애에 관한 모든 항목을 포함하고 있습니다.[6]

그 밖에 제대로 지각하기 위해서는 필요한 물건이나 정보를 바로 파악할 수 있도록 적절한 위치로 이동시키는 것도 중요합니다.

▼ 에러 대책 ⑥ : 인지 · 예측하게 한다

인간의 주의에는 방향성이나 선택성이 있습니다. 그래서 어떠한 때 어디에 주의를 기울이면 좋을지 예측할 수 없으면 주의를 잘 분배할 수 없지요. 그렇기 때문에 우선 에러 유발 환경을 지각하고, 에러 유발 가능성을 예측하는 능력을 익히기 위한 대책을 생각해야 합니다.

KYT(Kiken Yochi Training, 위험 예지 트레이닝)나 TBM(Tool Box Meeting, 툴박스 미팅), 공청회 · 직무 보고 사례의 분석으로 알게 된 휴먼 에러 패턴의 이해, 휴먼팩터 공학의 지식 습득 등이 그것입니다.

이러한 방법은 에러에 관한 구체적인 지식을 습득하게 하고 예측하게 합니다. 예측에 도움이 되는 것이 에러 패턴에 관한 지식입니다. 저는 에러가 환경에 의해 유발된다고 반복하여 주장하고 있습니다. 특히 중요한 점은 에러 유발 요인이 작업 환경에 여러 개 있는 경우에는 에러를 일으킬 가능성이 높아진다는 것입니다. 대개 여러 개의 에러 유발 요인이 상관관계가 있는 경우가 많지요. 그렇기 때문에 교육 훈련 중 이러한 에러 유발 패턴을 학습시켜 실제 작업 현장에서 에러를 일으킬 가능성을 예측하게 하는 것이 효과적이라고 봅니다. 보고가 이루어진 공청회 · 직무 사례나 사고 사례를 분석하여 자신의 직장에서도 대비시키는 것이 좋다고 생각합니다.

"인지·예측하게 한다"의 구체적인 예

① KYT : 노동 안전 분야에서 개발된 KYT는 현재 여러 산업 현장에서 널리 이용되고 있습니다. 이는 작업에 들어가기 전에 잠재된 위험을 예측하는 훈련 방법입니다. 예측할 수 있는 것이 에러 방지의 기본이

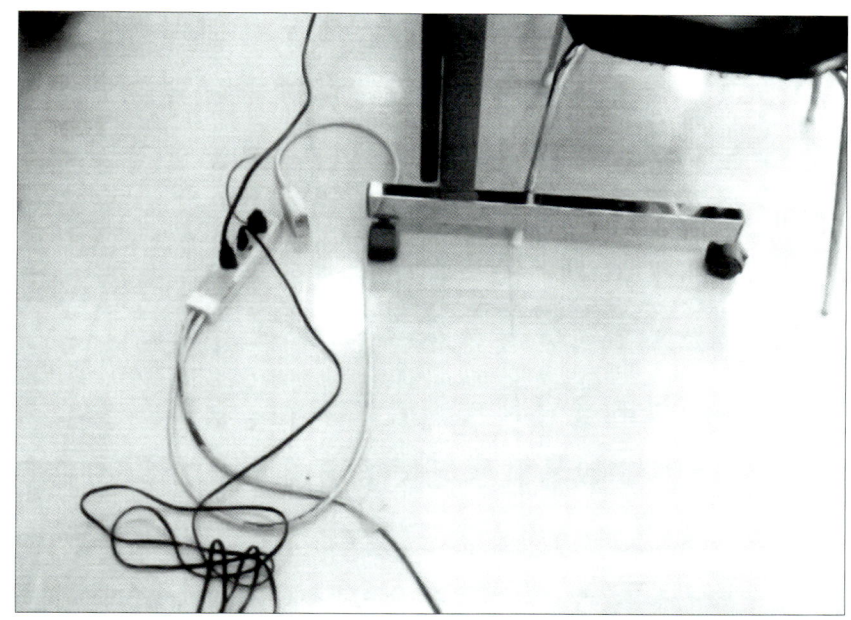

그림 7-27   일상생활에서 사소한 문제점에 신경을 쓸 것

업무 중의 안전에 대한 의식은 직장 이외의 장소에서도 안전하지 않은 상태에 대해 신경을 쓰도록 지도하지 않으면 높아지지 않는다. 회의실 같은 장소에 있는 전원 코드의 잠재적인 위험성에 대해 신경을 쓰지 않는 사람이, 병실에 있는 전원 코드의 잠재적인 위험성에 신경을 쓰리라 기대할 수 없다.

에 의지하지 않고 중단 작업의 리마인드(remind, 생각해내기 위한 연구, 예를 들어 메모하는 등) 같은 이용을 생각하게 됩니다.

◣ 에러 대책 ⑦ : 안전을 우선하게 한다

다음으로는 안전을 우선하는 바른 판단을 하도록 해주는 것입니다. 먼저 프로로서 '직업적 정직(professional honesty)'은 필수 항목입니다. 안전을 위해서라도 모르는 것은 모른다고 말하는 용기가 필요하지요. 어떤 작업을 실시할 경우 선배로서 또는 상사로서 모르면 창피하다고 생각하기 때문에 무리를 하는 경우는 절대 있어서는 안 됩니다. 그래서 자신의 능력을 파악하여 이해해두는 것도 중요한 포인트입니다. 자신은 해당 작업을 정말로 잘 할 수 있는지, 만약 능력이 부족하다면 최선의 방법은 무엇인지 프로의 관점에서 이해하고, 그것에 따라 행동하는 습관이 중요합니다.

파일럿들에게는 "겁쟁이라 불려도 좋다는 용기를 가져라"라는 말이 있지요. 관제사들에게는 "할 수 없다고 말할 수 있게 되면 제대로 된 어른이 된 것이다"라는 말이 있고요.

"안전을 우선하게 한다"의 구체적인 예

① 행동으로 나타낸다 : 조직의 최고 책임자가 안전 대회나 안전 회의에 적극적으로 참가함으로써 안전을 중시한다는 것을 평소에 행동으로 보여주는 것이 중요합니다. 부하는 상사의 행동을 보고 있으니까요.

② 명확한 판단 기준 : 판단하기 애매한 경우가 있더라도 주저하지 않고 안전을 선택하게끔 판단 기준을 평소에 정리하여 주지시킵니다. 예를 들면, 관리자가 'two challenge rule[*2]의 중요성을 반복하여 설명합니다.

③ 이상하다 싶으면 스톱(stop) : 작업 중에 의문이 생겼다면 어떻게든 작업을 중지시키고 의문점을 확인합니다. 그대로 계속하면 에러를 일으킬 가능성이 높아집니다.

▼ 에러 대책 ⑧ : 할 수 있는 능력을 가지게 한다

시스템이 목적을 달성하게끔 하기 위해서는 2가지 조건을 만족시키지 않으면 안 됩니다. 하나는 기계의 품질을 보증하는 것, 즉 기계가 설계된 대로의 퍼포먼스를 발휘할 수 있으리라는 사실을 보증하는 것이지요. 다른 하나는 인간의 품질을 보증하는 것, 즉 기계를 다룰 인간에게 필요한 지식이나 기술, 심신 상태에 대한 보증을 받지 않으면 안 됩니다.

인간에게 필요한 것은 작업 수행 능력을 유지하는 것입니다. 이는 기준 이상의 신체적 기능을 가지는 것을 의미하며, 또한 작업 수행에 필요한 전문 기능을 유지하는 것도 말합니다.

---

*2 two challenge rule : 의료 활동 종사자들 사이의 커뮤니케이션 과정에서 의문이 있을 때나 납득할 수 있는 대답을 얻지 못했을 때, 납득할 수 있을 때까지 문의할 것을 권장하는 커뮤니케이션 스킬이다.

"할 수 있는 능력을 가지게 한다"의 구체적인 예

① 정기적 건강 검진 : 정기적 건강 검진으로 의료 종사자가 의료 행위를 하는데 필요한 정신적 · 신체적 요건을 갖추고 있는가를 체크합니다.

② 심화 지식을 교육 : 실린지 펌프나 수액 펌프에 대해 교육할 때 표층적인 사용법(know-how)만이 아니라, 그 기기가 어떠한 원리(know-why)로 작동되는가를 교육하는 것입니다.

③ 기준을 정하고, 기준을 맞춘 사람에게만 업무를 맡긴다 : 간단하게 할 수 있다고 생각되는 업무마저도 제대로 할 수 있는지 확인한 뒤에 작업을 맡깁니다.

④ 시뮬레이션 교육 : 시뮬레이터를 이용하여 실제에 가까운 상황에서 교육 훈련을 합니다.

⑤ 매뉴얼 내용 교육 : 순서에 따른 내용의 배후를 생각하는 방법을 이해하기 위한 교육을 받으면 지식이 깊어지고 응용력도 익힐 수 있습니다.

⑥ 라이선스 제도 : CV 카테터 사용 강습을 받은 사람의 기술이 아니면 해당 기술을 인정하지 않는 제도를 도입합니다(그림 7-28). 병원 내 내

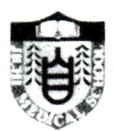

技術認定証　No.＿＿＿＿＿
기술인정증

中心静脈カテーテル挿入術
중심정맥 카테터 삽입술

氏　　　名 이름

認定年月日 인정 연월일　　　年　　　月　　　日

自治医科大学附属病院　病院長
지치 의과대학부속 병원 병원장

그림 7-28　라이선스 제도 도입
지정된 기술 강습을 받지 않으면 카테터 삽입을 할 수 없다.
자료 제공 : 지치 의과대학부속 병원

기울일 때 심리적 저항감이 줄어듭니다.

③ 모양별로 두기 : 도구 보관 장소를 미리 정한 뒤, 보관 장소에 도구를 분류해서 놔둔 다음 이름을 써두면 반납되지 않은 도구를 금방 발견할 수 있습니다(그림 7-30).

④ 기하학적 모양 : 그림이 부자연스럽게 보이기 때문에 잘못된 부분을 쉽게 발견할 수 있습니다(그림 7-31).[7]

⑤ 기계에 의한 검출 : 계산기나 센서로 이상을 검출하는 방법은 이미 공장 등에서 널리 이용되고 있습니다.

⑥ 경보 : 바르게 연결하지 않으면 소리나 빛이 점멸하거나 작동하지 않는 기계를 선택하는 것도 에러 발견에는 매우 효과적입니다.

⑦ 체크리스트 : 점검을 종료한 후 체크리스트를 사용하면 누락된 것을 발견할 수 있습니다(그림 7-33).[*3]

▼ 에러 대책 ⑪ : 대비한다

에러에 대비하는 대책으로는 물리적 · 화학적 위험을 적게 하는 연구라든가, 대체 수단을 준비해두는 연구 등을 생각할 수 있습니다. 구체적으로는 낙상에 대비해 넘어져도 상처가 나지 않게 해주는 안전망이나 안전대를 설치하고, 굴러도 다치지 않도록 고무로 된 탄성 쿠션을 붙인다는 대책을 생각할 수 있습니다. 자동차에는 안전벨트나 에어백이 있지요. 이와 같은 것들은 차가 충돌하리라 예측하고서 운전자나 동승자가 받는 물리적인 에너지를 완화하기 위해 설치하는 것입니다.

높은 곳에서 작업하는 작업자가 떨어져도 지상으로 낙하하지 않도록 안전대를 다는 것도, 발이 미끄러졌을 때에 대비한 대책입니다. 높은 곳에서 작업하는 중에 물건을 떨어뜨려 지상에 있는 사람에게 해를 입히는 일이 없도록 안전망을 설치하는 대책도 있습니다.

---

*3 체크리스트는 너무 많은 것을 기억해야 하는 데 따른 부담을 줄여주는 방법으로서 널리 이용되고 있다. 에러 대책을 생각해내는 순서 중 '③ 알기 쉽게 한다'나 '⑩ 에러를 찾아낸다'를 위한 효과적인 수단으로도 이용되고 있다. 체크리스트에 관한 연구도 진행되고 있다.[9]

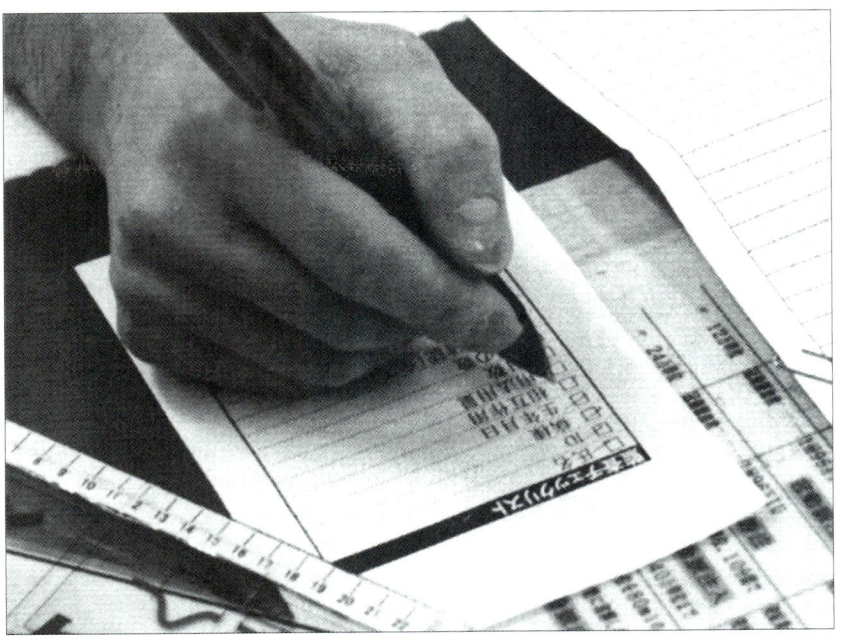

그림 7-33 체크리스트
확인해야 하는 항목을 적어놓은 체크리스트로 누락을 방지한다.
자료 제공 : 카레스삿포로 북광 기념병원

이 외에 보험을 드는 방법도 있고, 사고가 일어났을 때의 대응 매뉴얼을 조직적으로 정해두기도 합니다. 이 모든 것은 사회적 신용을 잃지 않기 위해 미리 준비하는 대책이지요.

이러한 것들이 '패시브 세이프티(passive safety, 만약의 경우 피해를 최소화함)'라는 사고방식입니다.

"대비한다"의 구체적인 예

① 구급 구조 체제 준비 : 긴급 사태가 발생했을 때를 대비해 구급 구조 체제를 정비해둡니다. 수술 도중에 벌어질 수 있는 만일의 사태에 신속하게 대응할 수 있습니다.

② 낮은 침대 : 침대의 높이를 낮추면 환자가 침대에서 떨어지더라도 충격을 가급적 덜 받으리라 기대할 수 있습니다(그림 7-34). 예를 들면 골절 대신 타박상으로 끝날 가능성입니다.

③ 분산 투여 : 한번에 다량 섭취하면 위험한 약을 몇 회로 나누어 투여하

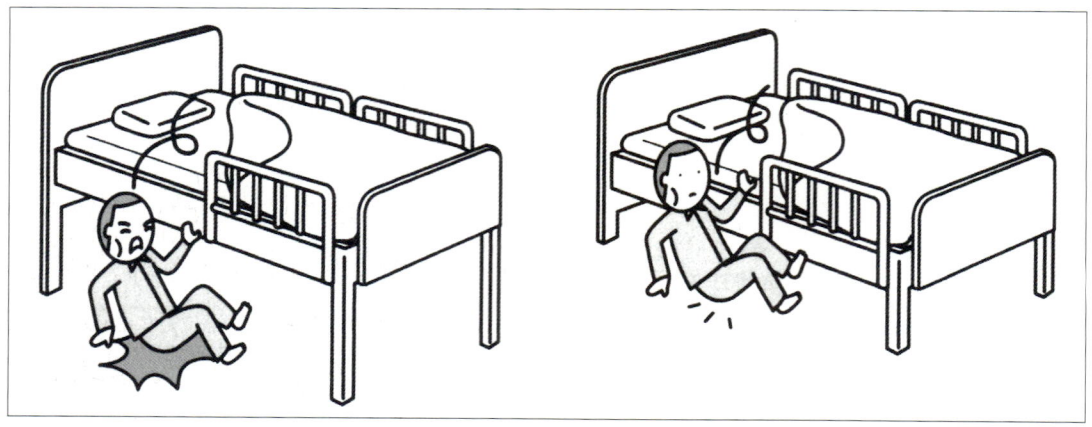

그림 7-34 물리적 에너지의 영향을 완화
만일 환자가 침대에서 떨어지더라도 침대가 낮으면 추락에 따른 영향을 덜 받을 수 있다.

リスクマネジメントマニュアル
리스크 매니지먼트 매뉴얼
（ポケット版）第1版
（포켓판）제4판

安全な医療を提供するために
안전한 의료를 제공하기 위하여

緊急連絡先（夜間・休日）긴급 연락처(야간 휴일)
携帯電話 휴대전화
0-080-×××-××××（●▲部長）(●▲ 소장)
0-090-×××-××××（▲●看護副部長）(▲● 간호부장)

（平日）(평일)
医療安全対策部（医師）
PHS ×××× 의료 안전 대책부
(의사)
医療安全対策部 （内線）
2606、2605 의료 안전 대책부
(내선)

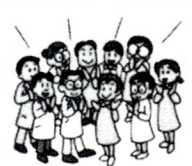

自治医科大学附属病院
지치 의과대학부속 병원

緊急連絡先
긴급 연락처

火災・事件・事故等（警備本部）
화재·사건·사고 등 (경비본부)
内線 内線 2000

停電・断水・空調・電話の故障等（エネルギープラント）
정전·단수·공기 조절·전화 고장 등(에너지 생산 설비)
内線   3000

急変時（救急部）
응급 상황 시(구급부)
内線   6000

医療安全対策部（平日（日中）のみ）
의료 안전 대책부(평일 낮에만)
内線   7000

発行   平成16年 9 月 第 1 版
발행   平成19年 3 月 第 2 版
      平成21年 5 月 第 3 版
      平成23年 9 月 第 4 版

編集   自治医科大学附属病院
편집   医療安全対策部
      内線 2604、2605、2606
e-mail anzen@jichi.ac.jp

그림 7-35 긴급 연락처를 목록화하여 정리해둔다.
만일의 경우를 대비하여 연락처는 목록으로 만든 뒤 항상 가지고 다닌다.
자료 제공: 지치 의과대학부속 병원

면, 잘못 투여했을 경우 환자에게 미칠 부작용이 줄어듭니다.

④ 만일을 위한 약제 : 알레르기 반응을 일으킬 경우 혹은 잘못 투여했을 경우 등에 따른 중대한 부작용이 예측된다면, 길항 작용을 하는 약제를 준비해둡니다.

⑤ 긴급 연락처를 휴대한다 : 긴급 사태가 발생했을 때 바로 연락할 수 있습니다(그림 7-35).

⑥ 물리적 충격을 완화 : 충격을 완화하기 위해 충격 완화 시트를 깔아두거나, 돌출된 부분을 고무로 커버함으로써 환자에게 미치는 영향을 줄일 수 있습니다.

⑦ 충전기 백업 : 잘못하여 주전원을 끄더라도 충전기가 잠시 기능을 유지하게 됩니다. 그 덕에 당황하지 않고 대응할 수 있습니다.

▶ 이치에 맞는 에러 방지책

에러를 방지하는 데 가장 중요한 것은 항상 과학적 시점에 기초하여 진행하는 것입니다. 즉, 데이터에 기초하여 실시하고, 정보나 학문적 지식에 기초하여 대책을 마련한다는 구조입니다. 대책은 이치에 적합하지 않는 한 잘 이루어지지 않습니다. "이치에 적합하다"는 의미에는 인간의 심리도 포함되어 있습니다. 사람의 마음의 기능을 고려한 대책이 아니면 안 되는 것입니다.

실제로 에러 방지책을 생각하는 경우 다음과 같이 휴먼팩터 공학의 설명 모델과 조합해봅시다. 그러면 지금까지의 계획성 없는 생각에서 나온 대책보다 체계적으로 정리된 대책을 이끌어낼 수 있습니다.

전략적 에러 방지의 4단계인 4STEP/M을 브레이크다운(품목 분석)한 전체를 표 7-1에 나타냈습니다. 전술적 에러 방지의 11단계와 PmSHELL 모델을 조합하여 에러 방지책을 순서대로 떠올리면 체계적인 에러 방지책을 생각해내는 순서가 됩니다. 표 7-2는 에러 방지책을 생각해내는 순서의 매트릭스를 나타내고 있습니다.

시스템 안전 프로세스	4step/M	4step/M을 브레이크다운(breakdown) ⇒ ⇒ ⇒			
에러 발생 방지	STEP I 위험을 동반하는 작업을 하는 경우를 줄인다(Minimum encounter)	에러가 발생할 수 있는 작업을 하지 않는다	배제		
	STEP II 각 작업에서 에러 발생 가능성을 줄인다(Minimum probability)	에러를 발생시키지 않는 환경을 만든다	물리적 제약		
			부담 줄어듦		
		에러를 발생시키지 않도록 한다	정확하게 한다	시각	
				인지(예측)	
				판단	
				실행	
에러 확대 방지	STEP III 다양한 에러 찾기 방법 (Multiple detection)	에러를 알아차린다	스스로 찾아냄		
		에러 발생을 찾아내는 구조를 만든다	찾아냄		
	STEP IV 피해를 최소화하기 위한 준비(Minimum damage)	에러 발생에 대비한다	영향 완화		

표 7-1 에러 대책을 생각해내는 순서

　　우선 에러를 유발시킨 작업 자체를 "그만둔다"라든가 "없앤다"를 생각할 수 있습니다. 그것이 PmSHELL 모델의 각 요소로 실현될 수는 없는가를 검토합니다. 예를 들면 하드웨어는 자동화시키는 것을 생각할 수 있고, 관리하는 작업은 다른 곳에서 담당하게 하는 방법이 생각납니다. 다음으로 "될 수 없게 한다"를 생각합니다. 이것은 하드웨어에 의해 실현되는 대책입니다. 또한 "알기 쉽게 한다"는 것을 생각합니다. 소프트웨어에 의한 표시를 보기 쉽게 하거나 복잡한 순서를 간단하게 하는 것 등을 생각해볼 수 있습니다.

　　다음 순서에서 매트릭스별로 생각해보겠습니다. 단, 이것의 목적은 분류가 아닙니다. 구체적으로 말하면 표시가 하드웨어인지 소프트웨어

에러 대책의 원리	에러 대책을 생각해내는 순서	에러 대책의 구체적인 예	PmSHELL
위험의 배제	① 그만둔다(없앤다)	위험으로부터의 격리 /알 없는 스테이플러(stapler)	L-self 이외 (환경에 대한 대책)
작업의 배제		자동화/재료 변경/작업 담당 장소 변경/프리필드 실리지/전자 진료 기록 카드/점적용 더블백	
물리적 제약	② 될 수 없게 한다	기계적으로 될 수 없게 되다/인터록/컴퓨터 소프 트웨어에 의한 제한(필요한 정보가 갖추어지지 않으면 입력할 수 없다)/영양 라인과 수액 라인이 연결되지 않도록 한다/바코드	
인지적 부담 줄어듦	③ 알기 쉽게 한다	정보 처리에 따른 부담을 주지 않는다/색 구별/ 크게 표시한다/아이콘	
신체적 부담 줄어듦	④ 하기 쉽게 한다	신체에 부담을 주지 않는다/작업하기 쉽게 한다/ 손잡이, 쇼핑바구니/고무로 된 손잡이	
기준 감각 유지	⑤ 지각 능력을 가지게 한다	최선의 감각을 유지/자기 능력 파악 /휴식을 취하다	L-self (작업자 자신에 대한 대책)
에러 예측	⑥ 인지·예측하게 한다	KYT/TBM/에러 유발 환경 패턴의 학습 /사례 공유	
안전을 우선하는 판단	⑦ 안전을 우선하게 한 다	안전한 태도/판단 기준을 명확하게 한다/안전을 우선하는 원칙/직업적 정직/자기 객관화/외부 기 억(메모)/중단하지 않는다	
능력 유지	⑧ 할 수 있는 능력을 가지게 한다	기능 유지/신체 기능/실행 전에 손으로 지적하면 서 부른다/멘탈 시뮬레이션	
에러 발견	⑨ 스스로 깨닫게 한다	셀프모니터링/확인/손으로 집어가며 체크 /리체크	
찾아냄	⑩ 찾아낸다	기하학적 모양을 이용/기계 검사/체크리스트/역 할 분담/더블 체크/정리·정돈	L-self 이외 (환경에 대한 대책)
영향 완화	⑪ 대비한다	물리적 에너지 완화/조직적 대응/대체 수단/구조 체제/보험/다음 단계	

인지 애매한 경우가 있습니다만, 결론부터 말하면 어느 쪽이라도 좋습니다. 목적은 대책을 이끌어내는 것입니다.

이리하여 자유로운 생각에 의해 에러 대책을 만들어내고, 그 다음에 이러한 대책 가운데 현실의 제약 조건을 고려해 실제로 채택할 만한 대책을 결정하면 됩니다.

전술적 에러 대책을 생각해내는 순서 PmSHELL 모델	환경에 대한 대책				작업자를 위한 대책					환경에 대한 대책	
	① 그만둔다(없앤다)	② 될 수 없게 한다	③ 알기 쉽게 한다	④ 하기 쉽게 한다	⑤ 지각 능력을 가지게 한다	⑥ 인지 예측하게 한다	⑦ 안전을 우선하게 한다	⑧ 할 수 있는 능력을 가지게 한다	⑨ 스스로 깨닫게 한다	⑩ 찾아낸다	⑪ 대비한다
m(매니지먼트) 풍토, 조직을 바꾼다											
H(하드웨어) 설비를 바꾼다											
S(소프트웨어) 매뉴얼과 표시를 바꾼다											
E(환경) 작업 환경을 바꾼다											
L-L(주변 사람) 사람에 의한 지원 체제를 준비한다											
P(환자) 환자에게 협력하게 한다											

표 7-2 PmSHELL 모델과 에러 대책을 생각해내는 순서를 편성

●참고 문헌

1) Reason, J. : Managing the risks of organizational accident, Ashgate Publishing, 1997(시오미 히로시 감역 : 조직사고, 일과기련, 1999).

2) 가와노 류타로 : 휴먼에러 방지를 위한 전략, Emergency Nursing, 16(10) : 1-14, 2003.

3) 가와노 류타로 : 잘못된 투약을 방지하는 시스템 만들기, EB nursing, 4(2) :68-74, 2004.

4) 하야시 히로시 : 자동차 사고의 과학, 대하출판, 1994.

5) 구보타 류지, 가와노 류타로 : 운전자에게 바람직한 경보음과 음성 고지에 관한 실험, 일본 플랜트 휴먼팩터 학회지, 5(1) : 43-53, 2000.

6) 국토교통부 항공국 감수 : Aeronautical Information Manual JAPAN 제37호, 일본항공조종사 협회, 2002.

7) 종연화학공업(주) 포카요케(실수 방지) 연구회 : 장치형 직장에서 포카요케 활동, 일본능률협회, 1991.

8) 다나카 겐지 : 안전 대책의 함정 구조와 장치, 환자 안전 추진저널, 32 : 17-32, 2013.

9) Degani, A. and Wiener, E. L. : Human factors of flight-deck checklists : the normal checklist, NASA Ames Research Center, CONTRACT NCC20377, May 1990.

8. 안전한 시스템이란?

　이 장에서는 휴먼팩터 공학의 관점에서 안전한 시스템이란 어떠한 요건을 갖추어야 하는가를 생각하고, 다음으로 의료 시스템이 그러한 조건을 갖추고 있는지를 검토해보겠습니다.

　여기서 기본적인 것을 굳이 설명하는 이유는, 의료 시스템은 안전을 제1로 하지 않으면 안 되기 때문입니다. 이것은 의료 관계자라면 당연히 이해하고 있는 것이라고 생각합니다. 그렇지만 현실은 그렇지도 않은 것 같습니다. 오히려 의료 시스템은 휴먼에러에 대한 배려가 불충분하고, 설계를 잘못하고 있는 것은 아닌가라는 생각이 듭니다.

▶ 안전한 시스템 구축의 조건

　오늘날 많은 산업 시스템 중 인간만으로 구성된 시스템은 거의 없습니다. 전문 지식을 가지고 있는 다수의 사람과, 목적을 달성하기 위해 개발·설계된 기계로 구성되어 있지요. 원자력 발전소 시스템이나 비행기는 복잡한 기계와 인간으로 구성되어 있기 때문에 휴먼·머신·시스템이라고 부릅니다.

　의료 시스템은 고도로 정밀한 기계들이 중심이 된 산업 시스템 같은 것은 아닙니다. 하지만 일종의 휴먼·머신·시스템이지요. 그러나 이후에 성능이 더 좋은 의료기기가 다수 도입되는 추세가 커질 것이라고 예상합니다.

　이러한 휴먼·머신·시스템이 목적을 안전하게 이루도록 하려면 다음과 같은 3가지 요건이 필요합니다.[1]

① 설계 : 안전을 확보하기 위한 구조가 설계 단계에서 짜여 있을 것
② 운용 : 시스템을 운용할 때 시스템을 구성하는 사람과 기계의 품질을 보증받을 것
③ 감시 : 시스템 속에 존재하는 위험성을 항상 감시·예측하고, 사고가 발생하기 전에 필요한 대책을 취하는 구조가 마련되어 있을 것

안전을 설계 단계에 집어넣는다

설계 단계에서 고려하지 않으면 안 되는 것은, 시스템을 분석한 뒤 예상되는 사고나 문제를 피할 수 있는 방법을 시스템에 짜 넣는 것입니다. 설계 단계의 기본은 사고나 문제의 발생 방지(prevention) 및 확대 방지(mitigation)라는 사고방식을 고려하는 것입니다.

예를 들면 원자력 발전 시스템에서는 취급하는 에너지의 양이 막대하지요. 그러니 예상되는 문제에 대해 우선 공학적인 대응책을 취하는 것이 기본입니다. 그리고 안전을 위해 훈련을 받은 전문가인 운전원이 문제에 대응하도록 되어 있습니다. 이때 대응하는 인간의 신뢰성에 대해서도 설계 단계에서 고려하고 있습니다. 일례로 '10분 규칙'이라는 것이 있는데,[2] 이것은 긴급 사태 발생 직후부터 인간의 신뢰성이 일시적으로 낮아진다는 경험적·실험적 사실에 기반을 둔 사고방식입니다. 즉, 사고나 문제가 일어난 직후 10분 안에 인간의 개입 없이 사태가 수습될 수 있도록 공학적 안전장치를 준비해두고 있다는 것입니다.

또한 비행기의 조종 중에 일련의 조작을 파일럿의 암기에 근거해 실행하면 자칫 순서를 빼먹거나(omission error) 다른 것을 조작하는(commission error) 에러가 일어날 위험이 높지요. 그러한 경험적 사실에 근거한 체크리스트를 사용해 기장과 부기장이 확실한 조작을 하게끔 의무화되어 있습니다. 인간의 처리 능력에 한계가 있다보니 항공관제 시스템을 혼자서 취급할 수는 없지요. 그래서 관제사 한 명이 담당하는 비행기의 수를 고려한 적정 트래픽 양이 정해져 있습니다.

이는 모두 설계 단계에서 휴먼에러 특성을 고려한 예입니다.

기계와 인간의 품질 보증

　운용의 단계에서는 휴먼·머신·시스템이 목적을 달성하기 위해 다음과 같은 2가지 조건을 충족시킬 필요가 있습니다.

① 기계가 설계된 대로 퍼포먼스를 발휘할 수 있도록 정기적인 보수나 점검을 하고, 고장이나 문제가 발생했을 때에는 대응이 제대로 이루어지게 할 것
② 기계를 다루는 인간에게도 그 기계를 다루는 데 필요한 심신 기능 및 지식이나 기술을 요구하고, 또한 그것을 보증할 것

　①에 대해서는 당연합니다만, ②에 대해서는 인간의 능력이 외부에서 보이지 않기 때문에 관리가 중요합니다.

　기계를 사용하는 인간이 고용주가 기대하는 만큼의 퍼포먼스를 발휘할 수 있는지 정기적으로 확인하거나, 새로운 작업 환경에서도 일정 수준의 일을 할 수 있도록 미리 교육 훈련을 하고, 그의 능력을 체크하여 보증하는 것이 중요합니다.

　예를 들어 파일럿에게는 정기적인 신체검사와 기량 체크가 의무화되어 있지요. 그래서 일정 기준에 이르지 않으면 조종 업무에 임할 수 없습니다. 항공관제사도 전근 등으로 근무지가 바뀌면 전근한 장소에 따른 라이선스를 취득해야 합니다. 그렇지 않으면 그 업무에 임할 수 없습니다. 원자력 발전소의 플랜트 운전원도 일정 수준 이상의 기량을 유지하라는 요구를 받습니다.

변화에 따른 대응

　시스템은 항상 변화합니다. 변화는 순서를 바꾼다거나 기계를 교체하는 것처럼 현장과 직접 관련된 것도 있고, 그곳에서 일하는 사람의 의식 변화, 또는 시스템을 둘러싼 경제적 변화도 있습니다. 전혀 변화하지 않고서 시스템이 운용되는 경우는 거의 없지요. 항상 사회적·기술적 변

화의 영향을 받는 것이 일반적입니다. 그래서 안전을 위한 시스템은 안전을 위협한다고 생각되는 변화를 낮은 단계에서부터 파악하고, 그것이 구체화되기 전에 대책을 취합니다. 조직적인 문제에 대해서도 미리 대책을 취하려고 생각하고 있지요. J. 리슨은 저서인 《조직 사고》에서 시스템 속에 존재하는 위험성을 항상 감시·예측하고, 필요한 경우에는 사고가 발생하기 전에 대책을 취함으로써 안전을 확보하기 위한, 정보에 기반을 둔 시스템 구축의 중요성을 설명하고 있습니다.[3]

▶ 의료 시스템의 특징과 문제점

의료 시스템은 인간을 다루기 때문에 휴먼·머신·시스템과는 근본적으로 다릅니다. 의료는 특수한 상황입니다. 그러므로 휴먼·머신·시스템의 안전에 관한 사고방식을 의료에 적용할 수 없다는 견해가 있습니다. 과연 그럴까요?

의료 시스템과 산업 시스템의 차이

저는 지금까지 원자력 발전소 시스템이나 비행기라는 산업 시스템에서의 휴먼팩터에 대해 연구해왔습니다. 이 경험을 기반으로 의료 시스템의 제어 대상인 환자의 특성을 원자력 발전 설비나 비행기의 시스템과 비교하여 명확하게 하고자 합니다. 차이를 이해하면 의료의 문제점이 명확해진다고 생각합니다.

우선 의료가 산업 시스템과 어디가 다른지 설명하겠습니다.[4] 표 8-1은 제가 연구 대상으로 삼아온 시스템과의 비교입니다.

◣ 제어 대상과 제어 대상의 수

제어 대상의 수로 보면 원자력 발전 설비의 제어 대상은 1개입니다.[*2]

---

*1 실제로는 파일럿이 제어하는 기체의 움직임이 제어 대상이 된다.
*2 설계에 따라서는 2개의 설비를 1개의 제어실에서 운전하는 '2개의 설비, 1개의 중앙조종실'로 구성

시스템 항목	원자력 발전	비행기	항공관제	의료
제어 대상	플랜트	기체	비행기[1]	환자
제어 대상의 수	1기	1대	여러 개	여러 명
불확정 요소	소수	중수	중수	다수
규모	대	중	중	소
제어 대상의 상태	정상	정상	이상	고장 상태
제어 대상의 조작	직접	직접	간접	간접
과도현상	느림	빠름	느림	느림/빠름
사고의 범위	과대	대	대	소
간접 해결을 위해 제공되는 정보	거의 준비	거의 준비	거의 준비	항상 부족

표 8-1 각종 산업 시스템과 의료 시스템의 제어 대상의 특징

그리고 조종하는 비행기는 1대입니다. 항공관제의 목적은 레이더 스코프 내의 여러 비행기의 안전을 보장하고 효율적으로 흐르게 하는 것입니다. 한편 의료 시스템의 제어 대상은 환자이기 때문에 진찰만 하는 외래 환자는 현장에서 1명이라고 생각할 수 있지만, 입원 환자의 경우는 많기 때문에 제어 대상이 여럿이라고 볼 수 있습니다. 또한 환자는 갓 태어난 신생아부터 죽기 바로 전까지의 다양한 상태이고, 더구나 매일 변동하고 있습니다.

게다가 환자는 'BWR형 원자력 발전 설비'라든가 '보잉 787형 비행기'처럼 특정한 형식에 한정되지 않으면서 기본 사양은 같습니다만, 제어 대상으로서는 전부 다르다고 할 수 있습니다. 환자는 개인차가 크지요. 예를 들면 알레르기 반응 등에 대한 개인차는 크고, 특정한 약제나 식물이 환자의 상태에 중대한 결과를 초래할 수도 있습니다.

◤불확정 요소

원래 원자력 발전 시스템은 원자핵에 관한 이론이 먼저 존재했고, 그 이론에 기초하여 기술이 개발됨으로써 실용화된 것이라고 생각할 수 있습니다. 이론이 명확하기 때문에 불확정 요소는 다른 시스템과 비교하

---

[1] 되어 있지만, 기본적으로는 하나의 설비를 운전하고 있다.

면 적다고 할 수 있습니다. 비행기나 항공관제는 기상의 영향을 크게 받기 때문에 불확정 요소가 더 많다고 볼 수 있습니다.

한편 의료의 제어 대상인 환자에 대해서는 현대 의학계도 아직 미지의 부분이 아주 많고, 의사들 사이에서도 주장이 정면으로 대립하는 경우가 있을 정도입니다.

▼ 제어 대상의 상태

의료 시스템이 제어하는 대상의 특징 중 다른 3개와 가장 크게 차이가 나는 것은 제어 대상의 상태입니다. 항공이나 원자력 발전 시스템의 주요 임무는 일반적으로 정상적인 상태의 것을 제어하는 것입니다. 긴급 사태가 벌어지면 정지시키거나 착륙합니다. 그렇지만 의료 시스템의 제어 대상인 환자는 산업 시스템에 비교하면 '붕괴된 상태'라고 생각할 수 있습니다. 즉, '고장이 난 것'을 제어하고 있는 셈입니다. 따라서 제어의 본질인 예측이 매우 어렵지요. 예를 들면 아침에 관찰한 환자의 상태가 계속 똑같으리라고 어느 누구도 보증할 수 없습니다. 의료 시스템은 문제 슈팅 때문에 존재하는 시스템이라고 생각할 수 있습니다.

▼ 제어 대상 조작

제어 대상을 조작하는 것에 대해 생각해봅시다. 원자력 발전 설비나 비행기는 인간이 직접 조작합니다. 그리고 조작의 결과가 인간에게 주어집니다. 항공관제는 관제관의 판단에 기초하여 지시가 파일럿에게 주어지고, 결국 파일럿이 비행기를 조종하니 간접 제어가 이루어지는 셈입니다. 관제사의 지시를 규칙과 훈련에 따라 신속하게 실행하도록 파일럿에게 요구합니다. 프로와 프로의 교환이기 때문에 서로 엇갈리는 일은 거의 없습니다.

의료의 경우는 의지를 갖추고 있는 제어 대상인 환자에게 약을 먹게 하는 등 지시를 주고, 그것을 실행하게 함으로써 결과를 얻는 경우가 많다고 봅니다. 더욱이 인간에게는 생명체로서의 자기 제어 시스템이 여러 방면에 걸쳐 존재하지요.[3] 이러한 여러 개의 자기 제어 시스템을 서로 충족시키면서, 그러한 것을 고려한 뒤 제어하게 됩니다. 그리고 환자에게는 환자의 생각이 있기 때문에 환자의 생각을 통해 제어하는 배려도 필요합니다.

▼ 리스크의 증감 방향

비행기나 원자력 발전소에서 문제가 발생하면 바로 대응책을 취합니다. 하지만 대부분의 대응책은 문제를 줄여주는 방향으로 나아갑니다. 그러나 의료에서는 반드시 위험을 줄여주는 방향으로 가지 않는 경우가 있습니다. 모든 환자는 이른바 '고장 상태'에 있으니까요. 이를 개선하기 위해 일시적으로 위험을 높은 상태로 유지하지 않으면 안 되는 경우가 있습니다. 예를 들면 환자의 상태를 보다 더 정확하게 파악하기 위하여 혈관 내에 카테터를 삽입하고서 이루어지는 검사가 있습니다. 하지만 삽입한 카테터가 혈관을 찔러 사고가 날 가능성이 전혀 없다고 할 수는 없지요.

그리고 환자라는 시스템은 정지시킬 수 없습니다. 환자라는 시스템의 정지는 곧 죽음을 의미합니다. 즉, 돌이킬 수 없는 시스템인 셈이지요.

▼ 문제 해결을 위해 제공된 정보

산업 시스템과 의료 시스템의 가장 커다란 차이는 다음과 같습니다.

원자력 발전소 설비의 중앙제어실에 있는 제어반은 폭이 20m 정도이고, 많은 계기와 경보, 조작을 위한 스위치가 줄지어 있습니다. 최신형 설비는 원자력 발전소 시스템의 현재 상태를 대형 디스플레이로 일목요연하게 보여줄 수 있습니다. 또한 소형 디스플레이에 표시된 화면은 운전원이 이해하기 쉽도록 그림이나 그래프를 이용합니다.

---

[3] 헌혈로 400㎖의 혈액을 채취하면 몸은 부족해진 400㎖를 수분으로 채운다. 콜레스테롤 수치가 높은 사람은 그때 일시적으로 콜레스테롤 수치가 내려가기에, 이 상태를 유지하기를 바랄 것이다. 하지만 이어서 몸속의 제어 시스템은 콜레스테롤 수치를 원래대로 돌려놓는다. 이것도 자기 제어 시스템의 사례이다.

비행기의 조종석도 같은 구조로 이루어져 있습니다. 조종에 필요한 정보는 디스플레이에 종합적으로 표시되고, 파일럿의 인지적 부담이 크게 줄어들도록 되어 있습니다.

원자력 발전소 설비의 제어반과 조종석 계기류의 공통점은 운전을 위한 조작이나 조종에 필요한 정보가 "거의 모두 처음부터 제공되고 있다"는 것입니다.

그렇지만 의료의 경우 환자에 관하여 필요한 정보가 모두 처음부터 준비되어 있는 것은 아닙니다. "거의 없는 상태에서 정보를 수집해야만 하는" 것입니다. 더구나 매우 한정된 시간 내에 수집해야 합니다.

그리고 검사를 해서 얻는 정보도 있습니다. 환자에게 문진하여 얻는 정보도 있습니다. 그러나 환자의 기억력이나 표현력의 영향을 받기에 이는 신뢰성 면에서 문제가 있습니다. 중증환자나 영유아의 경우는 문진도 불가능합니다.

이것이 의료의 한계를 보여줍니다. 아무리 우수한 의료 전문가라도 판단에 필요한 정보가 없으면 올바른 진단을 내리는 것이 불가능합니다. 가장 기본적이고 중요한 올바른 판단에 필수적인 정보가 의료 분야에서는 충분히 제공되고 있지 않기 때문입니다. 이러한 현실을 강조해 두고자 합니다.

매핑으로 파악하는 의료 시스템의 문제점

한편 산업 시스템과 의료 시스템에는 공통점이 있습니다. 그러한 공통된 부분에 주목하면 지금까지 산업계에서 얻어진 지식을 의료에 응용할 수 있습니다.

매핑(메모)에 주목하면 '산업 시스템의 기계와 운전원의 관계' 그리고 '환자와 의사의 관계'는 같다는 것을 알 수 있습니다.

그림 8-1에서 a는 산업 시스템을 구성하는 기계와, 그 기계를 조작하는 운전원의 관계를 나타내고 있습니다. 원자력 발전소 시설이나 화학 약품 제조 시설은 원자로나 반응조 내부의 상태를 직접 볼 수 없지

메모
매핑(mapping)
어떤 정보를 특별한 장소에 두는 것, 또는 대응할 수 있는 것을 말한다.
이 책에서는 물리적 공간에 어떤 실재의 것을 심리적 공간으로 옮겨 오는 것, 또는 이해하는 프로세스로 사용하고 있다(→ 56쪽).

요. 그래서 시스템의 내부 상태의 일부를 센서로 계측하고, 계측된 것을 계기에 표시합니다(제1단계 매핑). 운전원은 이 계기에 표시된 파라미터 (parameter)를 기초로 머릿속에 시스템의 내부 상태를 이미지화하여 그립니다(제2단계 매핑). 그리고 해당 시스템의 목적을 고려하여 현재의 상태와 비교해 어떤 조작을 하면 목적하는 상태에 이를지 생각하면서 시뮬레이션을 그립니다. 실제의 내부 상태를 계측하여 계기에 표시하는 매핑과, 표시된 수치를 지각·인지하여 생각으로 이미지를 그릴 수 있는 2단계 매핑을 할 수 있게 되는 것이지요.[5] 그리고 중요한 것은 운전원이 최초에 조작하는 것은 실제 시설이 아니라 멘탈 이미지라는 사실입니다.

그림 8-1에서 b가 나타내고 있는 의료 시스템에서도 마찬가지로, 의사는 환자의 내부 상태를 직접 볼 수 없습니다. 그래서 예를 들면 X선을 이용하여 영상을 필름으로 찍어냅니다(제1단계 매핑). X선 필름에 찍힌 2차원의 매핑을 보고서 환자의 신체 상태를 생각으로 매핑합니다(제2단계 매핑). 그 외의 매핑 수단으로 문진을 하는 등 다른 검사 방법을 이

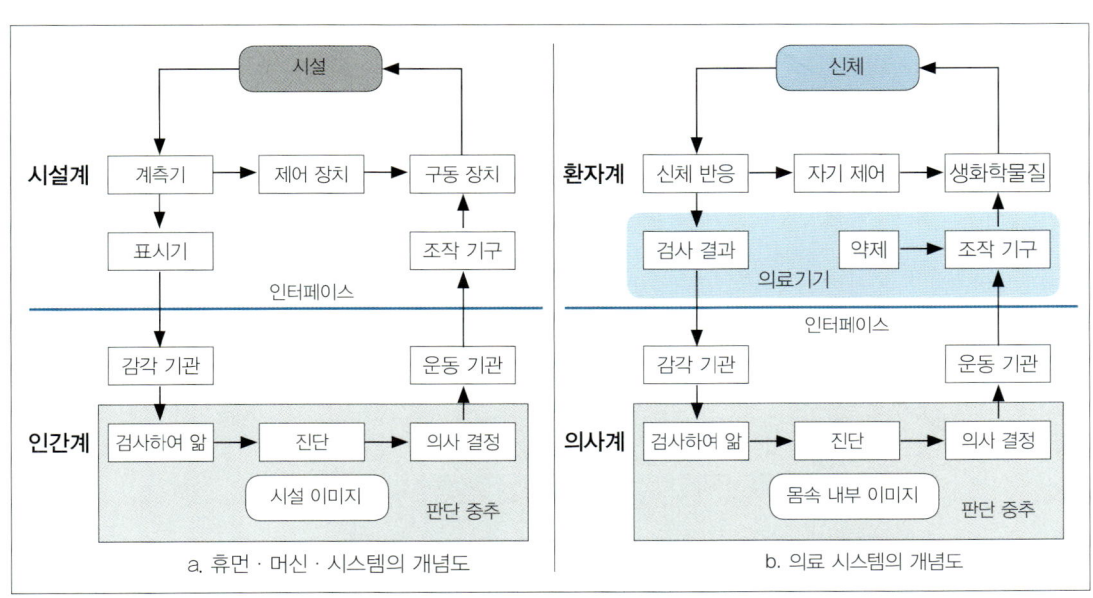

그림 8-1　2단계 매핑: 휴먼·머신·시스템과 의료 시스템 비교
환자를 제어 대상으로 생각하면 휴먼·머신·시스템과 의료 시스템은 유사하다. 따라서 사고방식을 응용할 수 있다.
그러나 의료 시스템은 대상인 환자의 개인차가 크고 복잡하기 때문에 제어가 어렵다.

용합니다.

의사는 바로 환자에게서 정보를 얻고 심리적 공간에 매핑을 함으로써 환자 이미지에 기반을 둔 진단을 합니다. 따라서 검사 데이터가 다르거나 환자가 이상한 대답을 하면 의사는 바르게 매핑을 할 수가 없습니다. 그러면 환자라는 물리적 공간과 환자 이미지라는 심리적 공간이 불일치하게 되고, 아무리 우수한 명의라도 결과적으로 잘못된 진단을 하게 되지요. 아무리 우수한 의료 관계자라도 필요한 정보가 없으면 바른 진단을 하는 것이 불가능하다는 사실을 이해해야 합니다.

의료에서 정보의 부족과 예측의 어려움

▼ 정보 부족을 관찰력으로 보완한다

원자력 발전소 시설의 운전, 비행기 조종, 비행기 관제라는 업무에 종사하는 사람들은 실제 현장에서 다양한 상황 가운데 각각의 경험이나 지식을 이용하여 의사 결정을 하지요. 그런 것을 대상으로 이론을 구축하는 것이 NDM이론(Naturalistic Decision Making, 이하 NDM)입니다. NDM은 상황 인식(situation awareness)을 중시하는데, 그림 8-2는 M. R. 엔슬리에 의한 상황 인식 모델을 보여줍니다.[6]

상황 인식 모델은 의사 결정의 과정이 환경 상태(state of the environment)를 상황 인식(situation awareness)하여 나온 인식을 기초로 의사 결정(decision)을 한 뒤, 실제로 행동(performance of actions)한다는 3개의 단계로 구성되어 있습니다. 아울러 다시 그 결과를 피드백하는

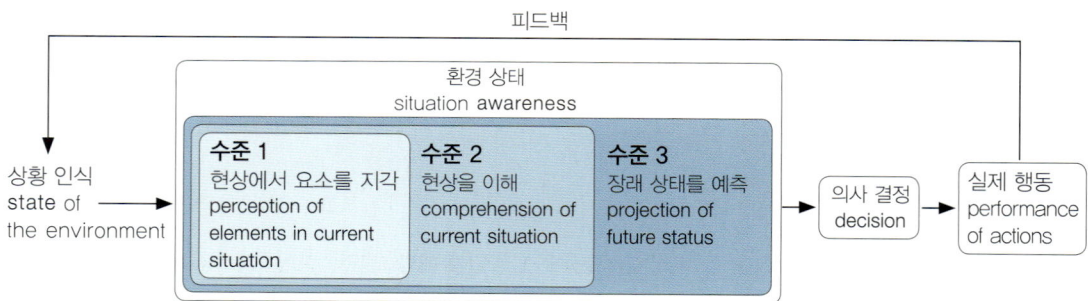

그림 8-2 엔슬리의 상황 인식 모델

모습을 보여준다는 점에 특징이 있습니다.

엔슬리의 상황 인식 모델은 상황 인식을 의사 결정에서 분리하고 있습니다. 분리함으로써 숙련도 높은 전문가일지라도 상황 인식을 잘못하면 부적절한 의사 결정을 내린다는 사실을 간단하게 설명할 수 있지요. 또한 모델로 알 수 있듯이 환경 상태는 항상 변화하기 때문에 상황 인식을 바르게 하려면 최신 정보를 업데이트하는 것이 필수적임을 알 수 있습니다. 그러나 상황이 변화하지 않는 경우에도 심리적 공간을 잊어버리기 때문에 중요한 정보를 빠뜨리게 됩니다.

의료에서 최대 문제점은, 의료는 본질적으로 판단에 필요한 정보가 부족하다는 것입니다. 부족한 정보를 보완하는 데 큰 역할을 하는 것이 의료 관계자의 관찰력입니다. 특히 환자에 관한 주변 정보에 대한 관찰력이 큰 역할을 합니다. 저는 베테랑과 신입의 커다란 차이 중 하나가 관찰력이라고 봅니다. 예를 들면 의사가 외래 환자를 진찰하는 상황에서 베테랑 의사는 아마 환자가 진찰실에 들어올 때의 모습부터 관찰을 시작하여 의자에 앉을 때까지 걷는 모습, 행동의 빠르기, 몸의 흔들림 같은 주변 정보를 재빠르게 지각하여 매핑하고 있다고 봅니다. 의료에서는 본질적으로 정보가 부족한 상황에서 우선 환자를 잘 관찰함으로써 가급적 정보를 많이 수집하는 적극적인 태도가 가장 중요하다고 봅니다.

◤ 미래의 상태를 예측하기 위해 변화를 검사하여 파악한다

엔슬리는 또한 상황 인식의 내부 프로세스로서 ① 주변에서 현재 벌어지는 상황에 따라 인식해야 하는 대상을 깨닫고, ② 작업의 목적 등에 비추어 그 상황을 이해하며, ③ 가까운 미래의 상황을 예측한다는 3단계가 있다고 설명하고 있습니다.

모델의 특징은 수준 3의 미래 상태 예측(projection of future status)에 있습니다. 모든 시스템에서 예측은 중요한 역할을 합니다. 예를 들면 항공관제사는 30초 후, 1분 후 비행기의 상대 위치 관계를 예측하면서 비행기를 유도합니다. 내과의사는 3일 후, 1주일 후 환자의 상태를 예상하면서 처방 오더를 내립니다. 그래서 비행기의 조종이나 관제, 치료는 제어의 일종이라고 생각할 수 있습니다. 그리고 제어에 있어서는 예측이 매우 중요한 역할을 합니다.

예측에서 우선 필요한 것은 변화를 검사하여 파악하는 것, 이른바 '미분 정보(微分情報)'에 주목하는 것입니다. 변화에 관한 정보는 현재 상태와 과거 상태를 참조해 알아낼 수 있습니다. 구체적으로 말하면 환자에 관한 어떤 측정치가 120인 경우, '전회 측정치 150이 120으로' 변화한 경우와 '전회 측정치 80이 120으로' 변화한 경우는 현재의 환자 상태가 전혀 다르다는 사실을 보여줍니다. 당연히 미래 예측도 달라지겠지요. 그리고 '10일 만에 150이 120이 된 것'과, '1시간 동안 150이 120이 된 것'은 중요성이 전혀 다릅니다.

따라서 환자를 제어 대상이라고 생각한다면 환자를 관찰하는 것을 최우선적으로 생각하고, 특히 미분 정보에 주목하는 것이 중요하다는 식의 사고방식이 나오게 됩니다.

휴먼에러의 관점에서 본 의료 시스템

다음으로 휴먼에러 발생 메커니즘과 에러 방지 관점에서 의료 시스템의 특징을 보겠습니다.

◥ 에러 유발 요인이 매우 많다

지금까지 휴먼에러는 인간이 원래 가지고 있는 특성이 인간을 둘러싼 광의의 환경과 잘 합치되지 않기에 결과로서 유발되었음을 설명해왔습니다. 의료 시스템을 다른 산업 시스템과 비교하면 에러 유발 요인이 매우 많다는 것을 지적할 수 있지요.

PmSHELL 모델을 참고하여 의료 종사자의 작업 환경을 생각해보겠습니다.

환자(P)는 앞서 말한 제어 대상으로서의 어려움이 있고, 또한 인간이기 때문에 감정적이 되는 경우도 있습니다. 더욱이 기억력이나 자기 신체 제어가 일반적인 수준과는 다르다는 것을 추측·관찰할 수 있습니다. 따라서 환자마다 대응을 달리하지 않으면 안 되기에 매우 복잡합니다.

하드웨어(H)로 보면 의료기기의 인터페이스는 메이커마다 다르고, 더구나 같은 메이커인데도 제품에 따라 상당히 다릅니다.

소프트웨어(S)는 병동마다 순서가 다르거나, 진료 과마다 약어가 달라서 표기법에 통일성이 없는 것이 보입니다. 또한 약품명이 유사하고, 더구나 종류가 너무 많다는 점 등을 지적할 수 있습니다.

라이브웨어(L-L)로 보면 전문가들 사이의 의사소통에 문제가 있음을 들 수 있습니다. 환경(E)은 좁은 간호사 데스크에 다양한 약제나 기기, 서류가 자리를 잔뜩 차지하고 있는 것 등을 에러의 유발 요인으로서 들 수 있습니다.

매니지먼트(m)는 신입 교육 체제의 미정비나, 의료 종사자의 능력을 정기적으로 체크하는 활동 등이 불충분하다는 것을 지적할 수 있습니다.

◥다중 방호벽이 매우 약하다

의료 시스템은 에러의 발견이나 에러를 사고로 이어지지 않게 하기 위한 방지 구조, 즉 다중 방호벽이 매우 약하다고 할 수 있습니다. 따라서 의료 종사자 한 명이 저지른 에러는 발견되지 않고 바로 환자에게 파급되어버리는 구조가 존재합니다. 안전을 중시하는 시스템에서는 다양한 방호벽이 시스템 설계 단계에 설치되어 있는 경우가 일반적입니다.

그 밖에 인간의 약점이 시스템과 관련하여 충분히 고려되어 있지 않은 경우가 많습니다. 예를 들면 기억에 의지하는 작업이 매우 많아 보입니다.

그림 8-3은 필자가 지금까지 연구 대상으로 삼아온 시스템을 개념적이나마 비교해본 것입니다. 의료 시스템의 특징을 다른 시스템의 특징과 비교해보면 에러 유발 요인이 매우 많고, 또한 에러를 사고로 이어지지 않게 하는 데 필요한 다중 방호벽이 매우 취약한 것을 알 수 있습니다.

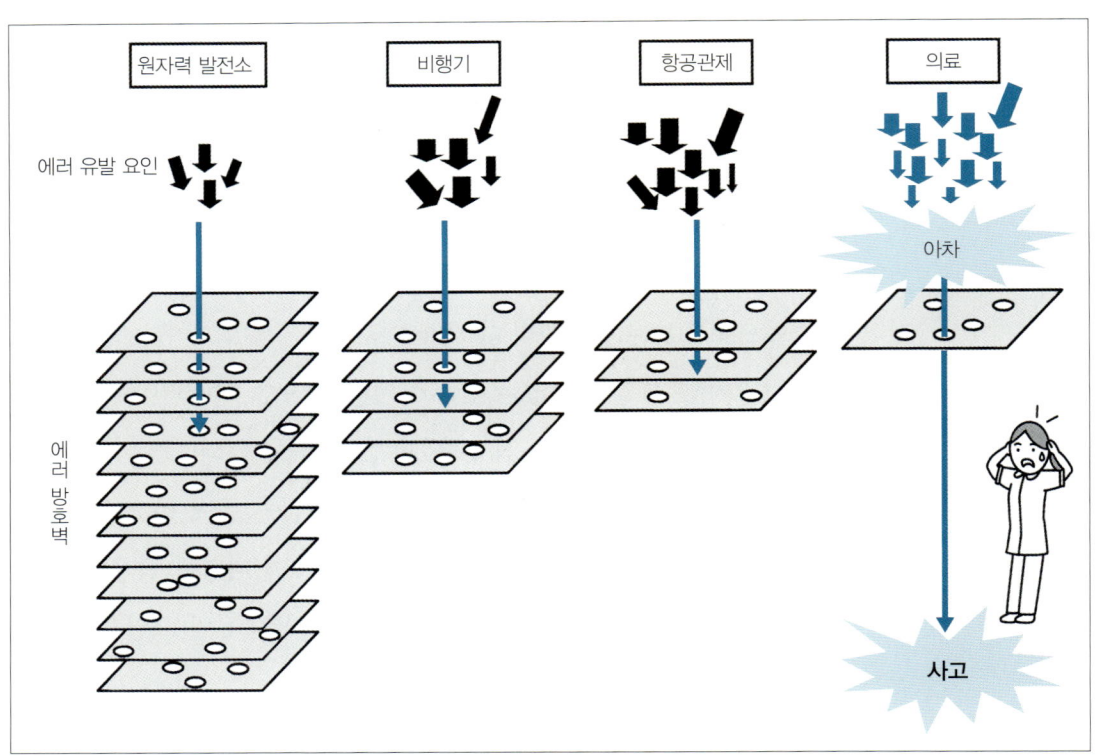

그림 8-3　**산업 시스템과 의료 시스템 안전성의 개념적 비교**

의료에는 에러 유발 요인이 많고, 에러 방호벽이 약하다.
따라서 의료 시스템에서는 에러가 유발되기 쉽고, 또한 에러가 바로 사고로 이어진다는 특징이 있다.

▼ 관리가 불충분

지금까지 의료 시스템의 구조상의 특징 2가지를 설명했습니다. 하지만 안전의 관점에서 보면 이러한 특징이 있는 시스템이야말로 관리가 중요합니다.

일반적으로 시스템은 인간이 관여하는 부분이 많을수록 취약해집니다. 이는 작업의 특성에 따라 다른 것이 당연합니다만, 기계와 비교하여 인간의 신뢰성이 높지 않기 때문에 인간이 관여하는 부분이 많은 시스템은 복잡해지고 취약해지는 경향이 있지요.

의료 시스템은 인간이 관여하지 않으면 진행되지 않습니다. 하지만 인간이 관여하면 관여할수록 각각의 인간이 가지고 있는 낮은 신뢰성과 여러 명의 인간이 만들어내는 인간관계라는 문제 때문에 더욱 복잡해집니다.

예를 들면 의료 시스템은 환자에 관한 최신 정보가 중요하고, 또한 최신 정보가 확실하게 전달되지 않으면 안 됩니다. 그러나 의료 시스템에서는 정보 전달 매체로 인간을 이용하기 때문에 망각이라든가 기억의 변화 및 잘못 옮겨 쓰기 같은 일이 생기고, 정보가 잘 전달되지 않는다는 문제가 발생하기도 쉽습니다. 또한 여러 명의 인간이 정보 전달에 관여하면서 인간관계라는 매우 위험한 문제를 포함하게 됩니다. 의료 시스템상의 문제나 비행기의 이상 접근 같은 상황이 벌어졌을 때 인간관계상의 문제가 있었다는 경우가 적지 않습니다.

그래서 중요한 것이 관리입니다. 의료 시스템의 특징을 고려해보면 관리가 매우 중요하다는 것을 알 수 있습니다. 그렇지만 의료 시스템에서는 이렇듯 중요한 관리가 잘 이루어지지 않는 것 같습니다. 다시 말하면 요코하마 시립 대학병원의 환자 착각 사고[→ 17쪽]처럼 이름을 부르니까 대답한 사람을 해당 환자라고 판단하는 식의, 일상생활에서의 식별 방법을 의료 현장에 적용해 위험해진 사례가 있지요. 더군다나 많은 의료 관계자가 이를 알아차렸음에도 불구하고 아무런 대책도 취하지 않고 있었습니다. 이것이 관리의 문제임은 분명합니다.

이렇듯 취약한 시스템이 만들어진 이유는 여러 개가 아닌가 합니다. 그중 하나가 개인 중심으로 생각하다보니 시스템의 관점으로는 생각하지 않았기 때문이라고 말할 수 있습니다. 그리고 독자성이나 폐쇄성 또는 위험 감각의 마비도 지적할 수 있겠지요. 예외라는 것이 당연하다는 듯이 존재하거나 이상 상태에 지나치게 익숙해져 별 생각을 안 하게 되면, 사람이 죽는 것마저 대수롭지 않은 일이 되는 법이지요. 그러다보면 차츰 안전불감증에 빠진다고 볼 수 있습니다.

▶ 의료 시스템의 안전성 향상을 위하여

그러면 의료 시스템의 위와 같은 특징을 고려하여 앞으로 의료 시스템의 안전성을 향상시키려면 어떻게 해야 할까요? 생각할 수 있는 대책을 소개하겠습니다. 단, 여기에서 설명하는 아이디어의 실행 가능성을 충분히 검토하지 않았음을 미리 밝혀둡니다.

우선 "의료 시스템의 안전성을 어떻게 향상시킬 수 있을까?"라는 문제는, "위험을 어떻게 줄여나갈 것인가?"와 같은 문제라는 이해가 필요합니다. ISO의 정의에서 설명한 것처럼〔→ 105쪽〕 안전은 존재하지 않습니다. 존재하는 것은 위험뿐이고, 필요한 것은 위험 관리임을 알 수 있지요.

의료 시스템이 많이 위험하다는 현실을 이해한다

먼저 의료 현장의 현실을 이해해야 합니다. 자신들의 직장 내 환경의 위험성이 얼마나 높은가를 이해하는 것이지요. "위험하다!"는 느낌이 없으면 대책을 세우려는 의식도 없습니다.

위험 관리의 기본은 먼저 현실을 이해하는 것으로부터 시작합니다. 병원, 클리닉, 요양원의 현실을 보겠습니다. 병원을 둘러보면 위험한 것이 많다는 것을 알 수 있지요. 위험투성이임을 쉽게 알 수 있습니다. 이렇듯 위험성이 높은 것들에 대해 "위험하다!"는 느낌을 가지지 않으면 적절한 주의 배분도 할 수 없으며, 대책도 취할 수 없습니다.

① 약제나 의료기구 : 우선 위험한 것의 대표는 약입니다. 약은 환자의 몸속에 직접 들어가서 병을 고치거나 고통을 덜어줍니다. 하지만 한편으로는 잘못된 양이 사용되거나 몸속에 주입되는 속도가 잘못되면 어느새 환자의 위험성을 높이게 되지요. 그리고 보기만 해도 위험성이 높다는 것을 알 수 있는 주사바늘이나 가위가 있습니다. 치료를 위한 기구도 잘못 사용하면 환자의 위험을 높입니다.

② 배선차 : 배선차는 많은 식사를 운반하고 있습니다. 움직일 때 큰 힘이 필요하기 때문에 모터를 이용하고 있지요. 작은 스위치나 핸들로 간단하게 움직일 수 있으니 편리합니다. 그러나 무게가 많이 나가서 멈추기가 어렵습니다. 조작을 잘못해 몸이 끼는 사고도 발생하고 있습니다.

③ 높은 온도의 목욕물 : 몸을 깨끗하게 유지하기 위해 물수건으로 깨끗이 닦거나 샤워를 합니다. 그러나 목욕물의 온도가 높으면 위험합니다. 규슈의 어느 병원에서는 아기가 크게 데었습니다. 간호사가 높은 온도의 물로 아기를 목욕시켰기 때문입니다. 이 사례를 말하면 많은 간호사가 그런 일은 있을 수 없다는 식의 반응을 보입니다. 그러나 현실에서 일어나고 있는 일입니다. 현실을 직시하는 것이 중요합니다.

④ 산소와 불씨 : 병동에는 순수산소가 있습니다. 순수산소, 불에 타는 것, 그리고 불씨가 있으면 눈 깜짝할 사이에 불타오릅니다.[*4] 모닥불의 불이 타는 듯이 아니라 확하고 강하게 불타오릅니다.

⑤ 틈새 : 몸이 부자유스러운 사람이 침대 난간 사이에 목이 끼여 질식하는 사고가 일어나고 있습니다.

⑥ 높이 차이 : 계단은 물론, 샤워장이나 화장실의 입구가 약간 올라와서 생긴 단차도 몸의 기능이 저하된 환자에게는 매우 위험한 환경이 됩니다.

⑦ 일상과 다른 것 : 가정에 있는 테이블은 일반적으로 움직이지 않습니다. 그러나 병원의 오버테이블은 간단하게 움직일 수 있도록 바퀴가 달려 있습니다. 편리하지만, 간단하게 움직이다보니 환자가 몸을 지탱하려고 잡는 순간 환자의 예상과 달리 움직이지요.[*5] 그러면 환자는 균형을 잃고 쓰러져 다치는 사고를 당하게 됩니다.

그 밖에 간호사 호출기의 줄이나 점적의 라인 등도 감기면 위험합니다.

우선 자신의 직장에 있는 이렇듯 위험한 요소들을 '위험한 것'으로서 정확하게 인식해야 합니다. 즉, "위험하다!"고 느끼는 위험 감각을 가지는 것이 제일 중요합니다.

---

*4 급성 호흡 부전으로 입원한 환자에게 기관튜브를 삽입하는 수술을 하던 중이었다. 목을 전기 메스로 절개할 때 먼저 삽입되어 있던 다른 튜브가 탔다. 환자는 기도와 구강 내, 얼굴에 심한 화상을 입고 위독한 상태에 처했다. 인공호흡기로 농도 100%의 산소가 공급되고 있었던 것이다.
*5 보기만 해도 알 수 있는 모양이나 표시를 어포댄스(affordance)라고 한다.[7][→ 126쪽].

위험 관리는 자원 관리

고령 환자가 늘어나는 병원이 씨름하는 문제 중 하나가 환자의 낙상 사고입니다. 현실을 보면 대부분의 병원에서 낙상 사고가 발생하고 있습니다. 고령 환자 같은 경우 대퇴골절 사고가 많이 일어납니다. 그래서 낙상 방지를 담당하는 팀이 편성되어 이에 대처하고 있습니다.

그러나 환자의 낙상 상황을 보면 낙상을 완전히 없애는 것이 불가능하다는 사실을 알 수 있습니다. 병원에는 '완전 간호'라는 전제가 있기에 열심히 대처하고는 있지만, 현장에 가서 상황을 보면 문제를 모두 해결하는 것이 불가능한 일임을 알 수 있지요. 그러니 현실에 주의를 기울여야 합니다. 특히 고령의 치매환자의 낙상을 완전히 없애는 것은, 억제나 진정 같은 매우 강력한 수단이라도 사용하지 않는 한, 무리라는 사실은 쉽게 상상할 수 있습니다.

야간에 심전도 모니터를 대강 보고 지나간 사고도 어떤 일정한 확률로 발생하는 것을 쉽게 상상할 수 있습니다. 예를 들면 어떤 병동은 30명의 환자에게 야간 근무 간호사가 두 명 배치되어 있는데, 그 환자들 중 심전도 모니터를 장착하고 있는 환자가 몇 명 있었다고 합니다. 모니터의 수신 장치는 간호사 데스크에 있습니다. 두 명 중 한 명이 간호사 데스크에서 가장 멀리 떨어진 병실에서 일하더라도, 모니터의 알람이 울리면 나머지 한 명이 대응할 수 있지요. 그러나 만약 혼자만 있을 때 간호사 호출이 있고, 그래서 그 간호사마저 호출에 응하기 위해 간호사 데스크를 떠나면 간호사 데스크에는 아무도 없게 됩니다. 그때 심전도 모니터가 알람을 울려도 누구도 듣지 못하는 사태가 벌어지지요. 알람을 들을 수 없으면 아무리 우수한 간호사라도 대응하기가 불가능합니다.

전국의 병원 상황을 생각해보면 간호사 데스크에 사람이 전혀 없는데 알람이 울리는 상황이 있을 수 있음을 쉽게 떠올릴 수 있습니다. 이때 알람을 놓친 간호사의 책임을 묻는 것은 적당하지 않습니다.

요컨대 사람, 물건, 돈이 부족해서 벌어지는 위험입니다. 물론 자원이 풍부하면 떠올릴 수 있는 모든 위험에 대응할 수 있지요. 그러나 자원은 한정되어 있기 때문에 경우에 따라서는 그대로 내버려두는 선택도 하지 않을 수 없습니다. 즉, 위험 관리는 자원 관리도 되는 셈입니다.

부분에서의 최고가 아니라 전체에서의 최고를 생각한다

의료 현장에서 자주 듣는 말은 "우리는 특별하며, 다른 곳과는 다르다"는 것입니다. "우리 병원은 다른 곳과는 다르다", 같은 병원에서도 "우리 과의 진료는 다른과 진료와는 다르다", "우리 병동은 다른 병동과는 다르다", 더구나 같은 병동에서도 "A팀은 B팀과는 다르다"고 하는, 말 그대로 각각의 부서가 부분적인 최고를 목적으로 하여 노력하는 모습을 볼 수 있습니다. 그러나 자원이 한정된 상황에서 문제를 해결해야 할 때는 부분적인 최고를 추구하는 것은 올바르지 않습니다. 경제성이나 효율성이 나빠지거나, 위험성을 높이는 경우가 있기 때문입니다.

예를 들면 병동에 따라 처리 순서가 다르거나(그러나 해당 병동에서는 최고인 방법), 단어의 사용법이 다르거나, 약을 사용할 때의 전제 조건이 다르거나 하면 사람이 이동했을 때라든가 병동 간에 커뮤니케이션 과정에서 에러가 발생할 가능성이 있지요.

안전과 효율의 향상을 추구하려고 한다면 부분에서의 최고가 아니라 전체에서의 최고를 생각하는 편이 좋은 경우가 많습니다. 서류를 두는 장소도 각 병동이 따로따로 두기보다 통일할 수 있는 부분은 통일하는 편이 좋습니다.

예를 들어 만약 서류를 두는 장소가 각 병동에 따로따로 있다면, 어느 병동에서 연수하는 레지던트는 다른 병동에 들어갈 때마다 서류를 두는 장소를 간호사에게 일일이 물어봐야 합니다. 이는 의사와 간호사 모두에게 시간과 노력 면에서 삽질이 되겠지요.

할 수 있는 일부터 한다

또한 "올 오어 너싱(all or nothing, 모두 혹은 아무것도 없는)"이 아니라 가능한 것부터 하는 구체적 행동이 중요합니다. 의료 행위는 매일 시행되고 있지요. 그렇기 때문에 휴먼에러를 유발시키지 않기 위하여 조금이라도 자신이 할 수 있는 것부터 행동으로 옮기는 것입니다.

예를 들면 5S〔→ 129쪽〕는 매우 중요합니다. 제 강연에서는 언제나 5S의 중요성을 강조하고 있습니다. 5S의 항목 전부를 실천하는 것이 무리라면, 정리 · 정돈만이라도 해보십시오.

간호사분들은 이런 질문을 하기도 합니다. "5S에 임하고 있습니다만, 의사분들의 협력을 얻을 수가 없습니다. 어떻게 하면 좋을까요?"라든가, 낙상 방지를 위해 환자에게 협력을 부탁했습니다만 "치매증이 있는 환자는 어떻게 하면 됩니까?" 같은 질문이지요.

어느 쪽에든 제 대답은 이렇습니다. "어느 쪽이든 먼저 할 수 있는 일만 하면 어떻겠습니까?" 모든 사람에게 적용할 수 있는 대책은 한정되어 있습니다. '완전'이라는 것은 없지요. 그래서 작은 일도 좋으니 가능한 일부터 어쨌든 처리하는 것입니다. 모든 의료 종사자는 자신이 할 수 있는 범위에서 에러를 유발하지 않는 환경을 만드는 것을 어느 정도는 할 수 있을 테니까요.

상당히 많은 의료 관계자가 현상의 문제를 깨닫고 있습니다. 그러나 개량 또는 개선하려고 적극적으로 행동하지 않는 경우가 많지요. "말해도 변하지 않잖아요"라든가, "진료 보수 제도가 변하지 않으면 아무것도 변하지 않아요"라고 생각하는 사람이 많다고 봅니다. 이처럼 포기하는 듯한 반응을 심리학에서는 '학습된 무력감(learned helplessness)'이라고 합니다.[8]

'합리적인 작업 생략'을 권장한다

현실의 의료계에는 사람이 부족(No manpower), 시간도 부족(No time), 돈도 부족(No money)하지요. 더구나 관리마저 불충분(No management)합니다. 그래서 4N 상태에 있다고 할 수 있습니다.

그러면 현실의 문제를 어떻게 해결하면 좋을까요? 우선 "무엇이든 내가 한다"는 생각을 버리는 것이 중요하다고 봅니다. 모든 일에 대해 자

기 혼자 대처하지 않는 것이지요. 가급적 다른 곳에서 잘 되고 있는 사례를 모방하기를 권합니다.[*6]

다른 병원과 정보 교환을 하거나 담당자끼리 네트워크를 만들어 서로 가르쳐주고 배우는 것도 좋은 방법입니다. 서로 경쟁하면서 학문을 닦고 수양을 쌓는데 전념하며 창의성을 소중히 여기는 것은 매우 중요합니다. 하지만 안전이라는 문제와 관련하여 조금이라도 좋은 것은 적극적으로 모방하고 도입하는 경험의 공유화나 합리적 생략이 더욱 중요하다고 확신합니다.

공동 전선을 만든다

좀 더 적극적으로 지금부터 무엇인가 하려고 한다면, 자신들끼리만 하려고 생각하지 말고 다른 병원 등에서 같은 것을 생각하고 있는 사람들과 함께 공동으로 대처할 것을 권합니다. 예를 들어 화재 방지 매뉴얼, 의료 안전 매뉴얼, 신입 교육용 자료, 환자 설명용 팸플릿 등은 어느 병원에서도 필요하기 때문에 각 병원이 자체적으로 만들고 있습니다. 그러나 처음부터 자신들끼리만 만드는 것이 아니라, 우선 각 병원이 공동으로 제작하기 위해 팀을 짜고, 그 팀에서 기본형을 작성한 후 각 병원으로 가지고 가서 자신들의 병원에 맞게 커스터마이즈를 합니다. 이러한 일 처리 방법이 효율 면에서도 내용 면에서도 좋다고 생각합니다. 계열 병원 같은 그룹이 있는 경우에는 특히 이러한 방법을 적극적으로 도입하는 것이 좋다고 생각합니다.

▶ 의료 안전을 시스템으로 생각한다

휴먼팩터 공학을 전문으로 하면서 지금까지 다른 업종의 시스템을 보

[*6] "과학은 어떻게 발전했는가?"라는 질문에 대해 필자는 '경험을 생략했기 때문'이라고 본다. 우리는 피타고라스의 정리를 스스로 발견할 필요가 없다. 피타고라스의 정리는 옳고, 후대 사람들이 그 위에 발견이나 지식을 추가해온 것이다.

아온 경험을 통해 의료를 보면, 현재의 의료 시스템은 안전을 확보하기 위해 하지 않으면 안 되는 일을 실시하지 않고 있는 것 같다는 생각이 듭니다. 저는 안전을 위한 일이 실시되지 않는 근본 원인이 의료를 시스템으로서 생각하지 않기 때문이라고 봅니다.

시스템 분석을 충분히 한다

의료를 포함한 휴먼·머신·시스템이 안전을 제일로 하는 목적을 달성하지 않으면 안 되는 경우를 생각해봅시다. 우선 시스템 분석을 함으로써 인간과 기계의 작업 배분을 검토합니다. 그럼으로써 필요한 인원과 역할이 결정됩니다. 그러나 의료에서의 경우는 "현실에서 처리되지 않으면 안 되는 작업의 질과 양에 비해 인간이나 기재가 어느 정도 필요한가?"라는 분석이 충분히 이루어지지 않는다고 봅니다. 예를 들면 침대 수에 대한 간호사의 수가 기계적으로 정해지는 것 같습니다만, 원래는 필요한 작업에 따라 정해져야 하지요.

항공관제사의 사례로 말하면 관제탑에서 근무하는 관제사 한 명이 관제하는 비행기의 수와, 어프로치나 항공로 관제를 위해 근무하는 관제사 한 명이 담당하는 비행기의 수는 다릅니다. 왜냐하면 비행기를 유도하는 경우의 수고가 다르니까요. 결국 작업을 안전하게 수행하는 데 필요한 요구 사항이 우선 있습니다. 그리고 그 요구 사항을 충족시키기 위해 '부분에서의 최고'를 목표로 하여 각각의 상황에 따른 처리 방법을 발전시켜왔다고 봅니다. 그러니 각각의 시스템 설계의 원점으로 돌아가 다시 한 번 생각해봐도 좋을 것입니다.

사람의 손으로 처리할 수 있는 데이터의 양을 초과하는 현실

의료 시스템에서 다루는 데이터는 양이 많고 종류도 매우 다양합니다. 말 그대로 정보 시스템이지요. 더구나 제어 대상인 여러 명의 환자는 항상 변화하고 있습니다. 변화에 따라 치료(제어)는 최신의 정보에 기초하여 이루어져야 합니다. 게다가 정보 관리의 대부분은 사람의 손으로 이루어집니다.

현실을 보면 의료 시스템에서 다루어지는 데이터의 양은 모두 사람의 손으로 처리할 수 있는 양을 초과하고 있습니다. 저는 현재의 의료 시스템 정보를 사람이 관리하는 데 무리가 있다고 봅니다. 무한하고 완전한 컴퓨터화를 지향해야 합니다. 단, 어정쩡한 컴퓨터화를 하면 그에 따른 피해는 고스란히 인간에게 돌아온다는 것을 생각하지 않으면 안 됩니다. 제가 보기에 컴퓨터화는 가급적 완전하지 않으면 안 됩니다. 컴퓨터가 부득이한 예외적 판단을 인간에게 요구하는 불완전한 컴퓨터화가 이루어져서는 안 됩니다.

환자의 상태에 유연하게 대응할 수 있는 시스템

사람의 손으로 처리할 수 있는 데이터의 양을 초과하고 있다는 문제를 해결하는 방법 중 하나가 컴퓨터화인 것은 틀림없습니다. 하지만 컴퓨터화를 실현하는 데는 많은 문제가 있지요.

우선 표준화가 제대로 이루어지지 않는 컴퓨터화는 곤란합니다. 표준화를 이루어야 합니다. 그러나 발달의 역사를 보면 알 수 있듯이, 의료는 부분에서의 최고를 향해 발달했기 때문에 갈라파고스화(메모)에 이르렀습니다. 다양한 방법이나 사고방식이 존재하기에 표준화가 매우 어렵다고 봅니다. 그래도 가능한 것부터 표준화해야 합니다.

다음으로 의료의 제어 대상인 환자는 시스템의 관점에서 보면 무너진 상태에 있습니다. 그래서 예측하기가 어렵고, 항상 변화하기 때문에 유연하게 대응할 수 있도록 시스템을 만들어야 합니다. 그런데 회계 시스템을 중심으로 구축한다는 설계 아이디어를 기초로 하여 오더링 시스템이나 컴퓨터 진료 카드 시스템을 만들었기 때문에 변경이 매우 어렵습니다.

우선 의식해야 할 것은 의료의 컴퓨터화가 매우 어렵다는 것입니다. 특히 진료과가 많은 대학병원에서는 다양한 질환의 환자들이 있고, 환자 한 사람 한 사람의 상태도 다르지요. 그래서 약제, 치료, 처치 등이 시간과 더불어 세세하게 변합니다. 산업계의 시스템에 비하면 몇 십 배 더 복

메모
갈라파고스화
남동태평양의 갈라파고스 제도에서 사는 큰거북은 각자의 섬에서 독립적으로 진화했다. 그래서 같은 큰거북인데도 불구하고 등껍질의 모양에 차이가 생겼다. 즉, 각각에게 주어진 환경에 독립적으로 적응한 결과 말 그대로 '따로따로'가 된 상태를 말한다.

잡한 처리를 해야 하지요. 즉, 의료의 제어 대상인 환자에게 유연하게 대응할 수 있도록 하려면 현재의 시스템의 몇 배나 되는 복잡한 구조가 만들어지리라고 예측할 수 있습니다. 지금 것보다 10배 이상의 개발 자금이 필요하겠지요.

환자의 상태를 용이하게 이해할 수 있는 인터페이스

또한 현재의 전자 진료 카드 시스템은 의사나 간호사가 환자의 상태를 용이하게 파악할 수 있게, 즉 매핑할 수 있도록 인터페이스가 갖춰져 있지는 않습니다. 원래는 여러 곳에 있는 환자에 관해 데이터를 컴퓨터가 수집하여 인간이 알기 쉽도록 가공하여 제공해야 합니다. 하지만 현실은 반대입니다. 인간이 여러 곳에 있는 환자에 관한 데이터를 모으고 있지요.

진찰실에 대형 디스플레이를 도입하는 것과, 표시 화면에 대한 연구가 필요합니다. 부분과 전체를 동시에 볼 수 있도록 화면에서 진단을 위해 적절한 정보를 이해하기 쉽게 포맷해서 제공해야 합니다.[7] 또한 알레르기 반응처럼 특수한 처리가 절실히 필요한 환자를 위해서라도 알레르기 반응 검사를 바로 이해할 수 있는 윈도우도 필요합니다.

지금까지 말한 것을 실현하려면 국가가 대대적으로 나서주어야 합니다. 이 책의 마지막 부분에서 국가가 추진해야 하는 것, 그리고 우리 국민 한 사람 한 사람이 해야 할 것을 설명하고자 합니다〔→ 261쪽〕.

● 참고 문헌

1) 가와노 류타로 : 휴먼팩터 공학에서 본 의료 시스템의 안전성, 간호 관리, 12(12) :946-952, 2002.

---

*7 원자력 발전 시스템의 제3 세대 제어반에는 대형 표시반과 주반이 있고, 대형 표시반에는 계통 상태 표시부가 전체 개요를 나타낸다. 중요 경보 표시부, 계통 일괄 경보 표시부 및 가변 표시부로 나뉘어 계층화된 표시를 구성하기 때문에 운전원이 이해하기 쉽다. 또한 최근의 비행기 조종실은 '글라스콕피트(glass cockpit, 유리조종석)'라고 불리며, 비행 방향과 현재 위치, 현재 고도, 스피드, 자세 그리고 고도 변경 개시 예상 위치 등이 파일럿이 이해하기 쉽도록 디스플레이에 포맷으로 제공되고 있다.

2) 원자력 안전 위원회 : 발전용 경수형 원자로 시설의 안전 평가에 관한 심사 지침, 1990년 8월 30일 원자력 안전 위원회 결정, 일부 개정, 2001년 3월 29일.

3) Reason, J. : Managing the risks of organizational accident. Ashgate Publishing, 1997(시오미 히로시 감역 : 조직 사고, 일과기련, 1999).

4) U. S. NRC : Human-System Interface Design Review Guideline. Process and Guidelines, final Report, NUREG-0700, Rev.1, Vol.1, 1996.

5) 후루타 가즈오 : 프로세스 인지공학, 해문당출판, 1998.

6) Endsley, M. R. : Toward a Theory of Situation Awareness in Dynamic Systems, Human Factors, 37(1) : 32-64, 1995.

7) Norman, D. A. : The Psychology of Everyday Things, Basic Books 1988(노지마 히사오 역 : 누구를 위한 디자인? 인지심리학자의 디자인 원론, 신요사, 1990).

8) Zimbardo, P. G. : 현대 심리학 Ⅰ. 사이언스사, 1983.

제2부

휴먼에러 사건과 현상 분석 방법
의료 사고를 방지한다

9. 분석 방법의 기초

ImSAFER(아이엠세이퍼)[→ 193쪽]를 이용하여 휴먼에러의 사례를 어떻게 분석하는지 설명하겠습니다.

우선 분석 관련 기초적인 아이디어를 설명하겠습니다. ImSAFER의 커다란 특징은 인간 행동 모델을 토대로 분석 방법이 고안되었다는 것입니다. 특히 배후 요인을 검색하는 데는 제1부에서 설명한 레빈의 행동 모델[→ 54쪽]과 코프카의 심리적 공간에 기반을 둔 판단 모델[→ 54쪽]이 이용되고 있습니다.

▶ 분석의 전제가 되는 기초적 사고방식

사건과 현상의 연쇄 : 시간축에 따라 사건과 현상을 이해한다

분석에서 가장 중요한 것이 사실을 파악하는 것입니다. 사실 파악을 소홀히 하면 어떤 분석 방법을 이용해도 좋은 분석을 하기가 불가능하지요. 그러면 어떤 관점에서 사실을 파악해야 할지가 중요해집니다. 지금까지는 휴먼에러가 발생하면 발생된 순간의 상황만 보고서 확신한 것과, 대강 보고서 지나간 원인을 생각하는 경향이 있었지요. 그러나 중요한 것은 인간의 행동에는 문맥성이 있다는 것입니다.

문맥성이라는 것은 예를 들면 제1부에서 설명한 인간의 인지적 특성입니다[→ 73쪽].

그림 9-1을 보여주면 대부분의 사람들이 "더 캣(THE CAT)"이라고 읽습니다.[1] 별로 생각하지 않고도 우리는 가볍게 읽을 수 있지요. 여기서 알 수 있는 것은 우리는 전후 관계에서 애매한 문자를 추정하고 있다는

것입니다. 즉, 우선 영어의 알파벳이라고 인지하고 전후 관계에서 H나 A를, 그러니까 의미를 생각하며 이해한다는 것을 알 수 있습니다.

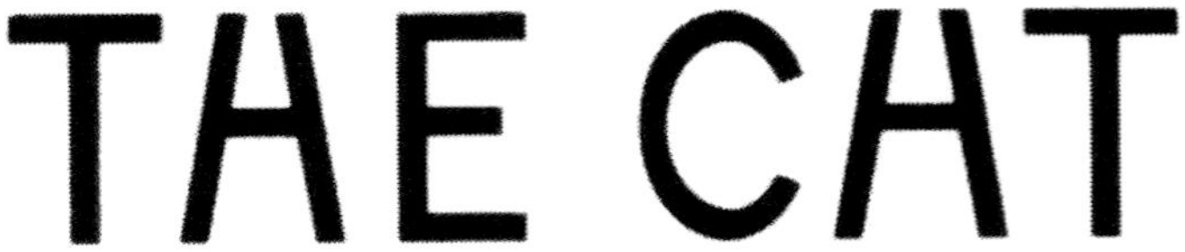

THE CAT

그림 9-1   이것은 어떻게 읽습니까?

설명을 들은 다음 그림 9-2를 보고 바로 의미를 이해할 수 있는 사람은 매우 적습니다.

To be,
To be,
Ten made to be.

그림 9-2   이 문장의 의미는 무엇입니까?

대부분의 사람들은 언뜻 보는 것만으로는 의미를 알 수 없습니다. 왜냐하면 그것은 그림 9-1을 "더 캣(THE CAT)"이라고 읽었기 때문입니다. THE CAT은 영어입니다. 그러면 두뇌가 영어 모드가 되지요. 일종의 구조입니다. 그다음에 그림 9-2를 제시하면 두뇌가 바로 바뀌지 않기 때문에 영어 모드로 보는 것입니다. 그렇기 때문에 어려운 단어가 하나도 없는데도 불구하고 의미를 확실히 알 수 없다고 하는 현상이 일어납니다.[1]

---

[1] 그림 9-2의 문구는 로마자이고, 일본어의 의미로는 "뛰어, 뛰어, 하늘까지 뛰어"이다.

이와 같이 우리는 믿어버립니다. 믿음을 이해하려면 에러를 일으킨 사람이 에러가 발생하기 전에 어떤 행동을 했는가를 이해해야 합니다. 그렇지 않으면 결과적으로 에러라고 판단되는 행동을 이해할 수 없게 되지요.

관계성에 착안

의료 시스템에서는 많은 의료 종사자가 근무하고 있습니다. 어떤 사람의 판단이나 처리 프로세스에서는 사람에게서 사람으로, 또는 사람에게서 시스템으로 정보가 전달되지요. 반대로 시스템이나 종이로 정보가 전해지기도 합니다. 약제는 약국에서 병동으로 운반되는데, 이러한 전달 프로세스에서 휴먼에러가 발생할 가능성이 높아집니다.

그래서 이러한 관계성을 정확하게 이해하는 것이 중요합니다. 따라서 분석과 관련해서는 그 관계성이 간단하게 이해될 수 있도록 기재하는 것, 다시 말해 관계성을 볼 수 있게 하는 것(시각화)이 필요합니다.

대책은 나무의 뿌리를 자르는 것!

대책을 검토할 때는 "왜?"라는 의문으로 배후 요인을 밝힘으로써 구조를 볼 수 있게 합니다. 구조를 보면서 인과 관계를 끊으려면 어떻게 해야 하는지 생각합니다. 결코 마지막 부분, 즉 더 이상 "왜?"라고 할 수 없게 되는 부분에 대해서만 대책을 취할 것이 아니라, 이를테면 나쁜 나무의 뿌리를 잘라내는 것처럼 다양한 대책을 거듭해나가는 것입니다.

나쁜 나무는 양분을 흡수하는 경로만 차단해도 시들어 말라죽습니다. 나무의 뿌리라면 어느 부분을 잘라도 괜찮습니다. 요컨대 나쁜 나무에 양분이 가지 않게만 하면 되지요.

그리고 제1부에서 나타낸 바와 같이 의료 시스템의 안전성을 향상시키려면 가급적 위험 수준을 낮출 필요가 있습니다〔→ 105쪽〕. 그렇기 때문에 가능한 것은 무엇이라도, 단 하나라도, 조금이라도 위험을 낮추고 없애는 대책을 실행하는 것입니다.

대책을 마련하는 데 있어서 다중성과 다양성이 중요합니다. 다중성은 같은 대책을 거듭한다는 뜻입니다. 구체적으로, 다시 말하면 예비 펌프를 준비해두고서 주 펌프가 고장이 났을 때 바로 교환할 수 있게 한다는 사고방식입니다. 한편 다양성의 의미는 인공심폐장치의 모터가 고장이 나더라도 모터를 수동으로 돌릴 수 있게 하는 기능을 유지한다는 사고방식입니다. 모터와 수동은 실현시키는 방법이 다릅니다. 모터는 전기를 이용하고, 수동은 인간의 근력을 사용합니다. 이러한 차이를 다양성이라고 하지요.

다시 한 번 강조하면 하나라도, 조금이라도 위험을 낮추는 대책을 실행하는 것이 중요합니다.

많은 오해를 일으키는 RCA라는 단어

RCA는 'root cause analysis'의 약자로, 일본어로는 일반적으로 '근본 원인 분석'으로 해석됩니다. 의료 분야에서 RCA라는 것은 금방 미국의 VANCPS(Veterans Affairs National Center for Patient Safety, 퇴역군인청·환자 안전 센터)에서 개발된 RCA(VA-RCA)[2]를 떠올리는 사람도 많을 것이라고 생각합니다만, RCA의 방법은 그 외에도 많습니다. RCA는 어떤 특정한 분석 도구를 가리키는 명칭이 아니니까요.

다네다 씨는 RCA라는 것이 사고 등 어떤 사건이 발생했을 때 근본적인 원인, 배후 요인, 그리고 기여 인자를 가려내고 대책을 입안·실시하여 같은 사건이 발생하는 것을 예방하는 프로세스의 총칭이라고 했습니다.[3] 즉, RCA라는 것은 표층적인 휴먼에러뿐만 아니라 배후에 잠재하는 환경·시스템 요인 등을 정확하게 찾은 뒤 대책을 강구하는 분석 방법의 총칭인 것입니다. 또한 RCA는 의료 분야에 한정된 표현이 아닙니다. RCA를 하는 방법과 도구가 다양한 분야에 있지요.

그런데 '근본 원인'이라는 표현은 오해를 불러일으킬 가능성이 있지요. 근본 원인이라는 표현을 쓰면 "어떤 사건과 현상의 배후에는 유일한 근본적 원인이 있고, 그것을 추적·연구하여 확실하게 나타내기 위한 분석이다"라는 인상을 줄 수 있습니다. 이 또한 잘못된 사고방식입니다. 배후 요인을 반드시 하나로 수렴해가는 것이 아니라, 찾으면 찾을수록 근본 원인이라는 것은 오히려 마치 식물의 뿌리처럼 무수하게 갈라져 나가니까요[4](그림 9-3).

이러한 RCA의 개념에 대해 이 장이 다시 이해하는 기회가 되기 바랍니다. 어쨌든 중요한 것은 분석을 통해 다양한 배후 요인을 비롯한 사고의 구조를 밝힘으로써 보다 더 나은 의료 시스템 구축·개선으로 이어진다는 것입니다.

인시던트 보고의 흐름과 분석 방법

어떤 분석 방법을 사용하는가는 분석 목적에 따라 다릅니다. 한정된 시간 안에 보고가 이루어진 모든 인시던트나 공청회·직무 보고 사례를 상세히 분석하기는 불가능하고, 바쁜 환경에서는 소용도 없다고 말할

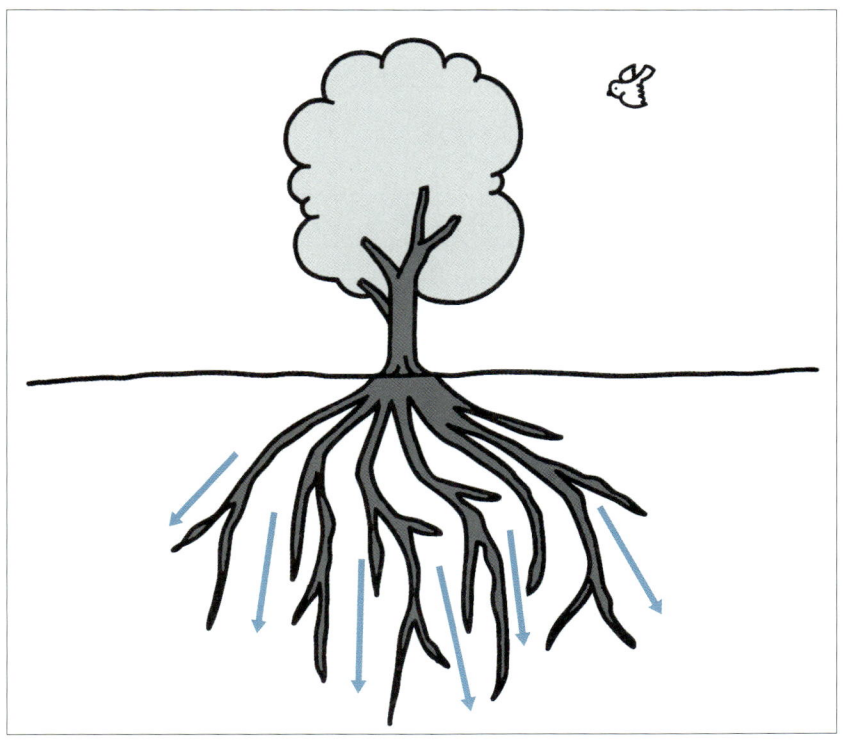

그림 9-3 배후 요인은 나무의 뿌리와 같은 구조로 이루어져 있다.

수 있지요.

그림 9-4는 인시던트 보고의 처리 흐름과 분석 방법을 보여줍니다. 어떤 분석 방법을 사용하는가는 먼저 중요도 평가를 실시한 다음의 문제입니다.

보고 사례로는 여러 가지가 있습니다. 조금만 실수해도 환자에게 중대한 영향을 초래할 가능성이 있는 에러도 있고, 비록 잘못을 했어도 커다란 사고에 이르지 않는 에러도 있습니다. 그래서 결과의 중대성에 주목하고서 어떤 사례를 분석해야 하는지 심사해야 합니다. 앞서 소개한 VA-RCA에는 판단을 위한 표가 제공되어 있습니다.[5]

의료 시스템 전체에 영향을 주는 인시던트나 업무의 개선으로 이어지는 사례는 개별적으로 상세히 분석되어 시스템의 개선에 도움이 되게 하는 것이 중요합니다. 한편 그다지 중대하지 않은 사례에 대해서는 분류 항목을 미리 정해두는(코드화함) 분석 방법이 좋다고 생각합니다. 이러한 경우에는 분석 결과를 데이터베이스로 정리해두면 전체적인 에러 경향이나 특정한 의료기기에 착안한 에러 분석 등이 가능해집니다.

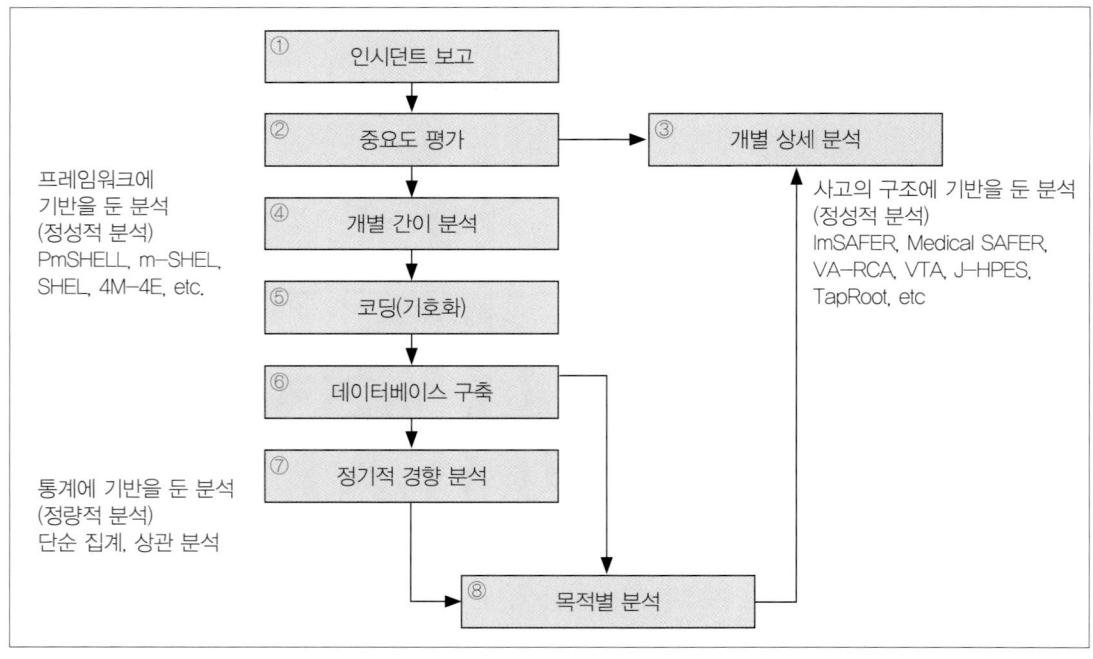

그림 9-4   인시던트 보고의 처리 흐름과 분석 방법

정량적(定量的) 분석과 정성적(定性的) 분석

분석 방법은 정량적 분석과 정성적 분석으로 나눌 수 있습니다. 정량적 분석은 통계적 분석이라고도 하며, 개별 분석이 아니라 여러 개의 사례를 베이스로 이루어지는 분석 방법입니다. 구체적으로 말하면 여러 개의 사례를 항목별로 카테고리화한 뒤 통계 처리를 하기 쉽도록 수식화하는 것과, 수식화한 것을 베이스로 주변 도수를 집계하거나 어떤 조건과 또 다른 어떤 조건의 조화의 분포를 볼 때 이용됩니다. 그리고 항목 간의 공통 변동을 이용하여 인자 분석이나 클러스터 분석 같은 사고의 패턴화를 목적으로 분석하는 것도 있습니다.

한편, 정성적 분석은 개별 분석 방법인데, 사고가 어떻게 발생했는가를 시간대별로 추적하여 구조를 밝히는 분석 방법과, 커다란 분류 항목에서마다 요인을 찾는 분석 방법을 말합니다.

여기서 설명하는 ImSAFER 분석 방법은 정성적 분석에 포함됩니다.

▶ 배후 요인 탐색 방법

단순히 "왜? 왜?"를 외쳐댄다고 일이 잘 풀리는 것은 아니다

배후 요인을 찾기 위한 분석 방법 중에는 단순히 "○○는 왜 일어났는가?" → "~~했으니까" → "그럼 ~~는 왜 일어났는가?" → "××했으니까" → "그럼 ××는 왜 일어났는가?"라는 식으로 자유롭게 추론해가는 자유 기술 방식이 있습니다. 한눈에 매우 단순하고 알기 쉬우며, 처음 해보는 사람도 간단히 분석할 수 있을 것이라는 생각이 들지요.

그러나 실제로 해보면 잘 되지 않는다는 것을 바로 알 수 있다고 봅니다.[*2] 대개 이러한 방식에는 다음과 같은 3가지 문제점이 있으니까요.

---

*2 산업계에서 개선 활동 중에 사고나 문제의 원인 추적을 위해 "왜?"라는 식의 분석 방법이 개발되었다. 개선 활동에 관한 책에는 "'왜?'라는 질문을 5번 정도 반복하면 진짜 원인을 찾아낼 수 있다"고 적혀 있는 경우가 많았다. 그러나 이렇듯 단순한 방법으로는 잘 안 된다는 것을 알게 되면서, "왜?"라는 의문으로 분석을 하는 사고방식이 정리된 것이다.[6]

(1) 논리 비약, 요인의 누락

예를 들어 환자를 착각한 예를 생각해봅니다.

환자 A(야마시타 씨)가 환자 B(야마모토 씨)의 정제를 먹었다는 복용 에러를 분석한다고 합시다.

간호사 C가 약을 주어야 할 사람을 착각하여 "환자 A가 환자 B의 약을 먹었다" 같은 경우에 자주 있을 수 있는 대답은 "간호사 C가 잘못했다" → "환자 A가 환자 B의 약을 먹었다"라는 배후 요인 구조입니다(그림 9-5). 간호사 C가 잘못하여 환자 B의 약을 환자 A에게 건넸기 때문에, 환자 B의 약을 환자 A가 복용했다는 사실이 에러라고 생각되는 것이지요.

따라서 배후 요인을 찾을 때 "환자 A가 환자 B의 약을 먹었다" → 그것은 왜? → "간호사 C가 환자를 착각했기 때문이다"라고 하는 식으로 요인을 찾는다고 생각됩니다.

일견 어디에도 문제가 없는 것처럼 보이지요. 그러나 여기에는 논리 비약, 또는 누락 가능성이 있습니다.

다시 한 번 "환자 A가 환자 B의 약을 먹었다"는 상황에 대해 잘 생각해봅시다. 우선 환자 A는 어떤 사람인가를 생각해보겠습니다. 환자 A는 의식이 또렷했다고 합니다. 환자 A가 약을 먹었다는 것은 환자 A가 의도적으로 먹지 않는 한 일어날 수 없는 일입니다. 의식이 없는 사람에게 정제를 먹이는 것은 불가능한 일이지요. 그렇다는 것은 "간호사 C가 착

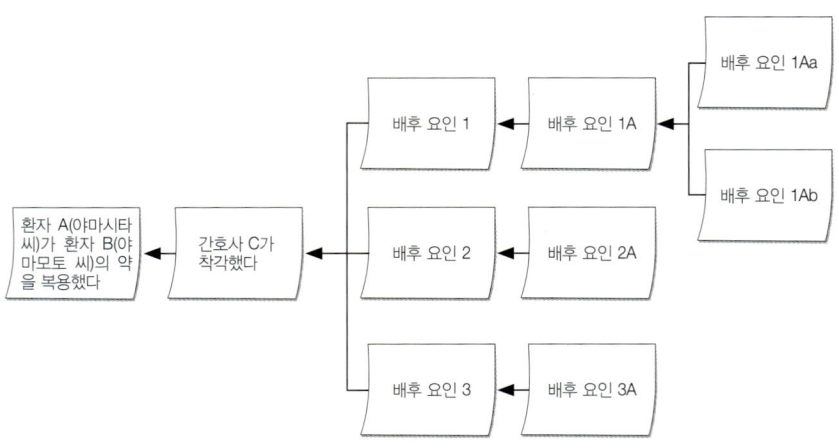

그림 9-5 복약 에러의 배후 요인의 예 1

각했다" → "환자 A가 환자 B의 약을 먹었다" 사이에서 빠진 것이 있음을 의미합니다.

즉, 환자 A에 관한 요인이 누락되어 있습니다. 환자가 먹어도 좋다고 생각하지 않는 한 약을 먹는 일은 없지요. 또한 거기에 약이 없었다면 먹으려고 해도 먹을 수 없었을 것입니다. 그러니까 "왜 환자 A는 그 약을 먹어도 좋다고 생각했을까?"라든가, "왜 거기에 약이 있었을까?" 같은 의문에도 배후 요인이 존재하는 것입니다.

단순히 "왜?"라는 식의 의문 추적만을 보면 이렇게 중요한 환자 관련 요인이 빠져 있음을 전혀 알 수 없습니다. 그래서 대책에도 한계가 있는 것이지요.

(2) 분석 결과가 안정되지 않는다

두 번째 문제는 단순히 "왜?"라는 의문 분석 결과는 사람에 따라 다르고, 또한 안정되어 있지 않다는 것입니다. 앞서 소개한 "환자 A가 환자 B의 약을 먹었다"는 사건의 배후 요인이 무엇이냐고 묻는다면, 다른 분석자는 "간호사 C가 주었기 때문이다"라고 할지도 모릅니다. 그리고 또 다른 분석자는 "빨리 일을 끝내려고 서둘렀기 때문이다"라든가, 또는 "환자의 이름이 비슷했기 때문이다"라고 할지도 모릅니다(그림 9-6). 즉, 배후 요인을 분석자마다 각각 다르게 내놓을 가능성이 있지요. 또한 기술하는 것은 분석자의 관심이나 지식, 경험 등의 영향을 많이 받는다고 생각됩니다. 더구나 기술 방식이 다르면 배후 요인을 찾는 방법도 영향을 받을 가능성이 있고요.

이렇듯 분석자에 따라 배후 요인이 크게 다르면, 분석자가 동료와 의사소통을 하거나 대책을 마련하는 데도 영향을 줄 수 있습니다. 따라서 사람에게 의존하지 않고 어느 정도 안정된 분석 방법을 이용하여 분석 결과를 내놓는 것이 바람직하다고 생각합니다.

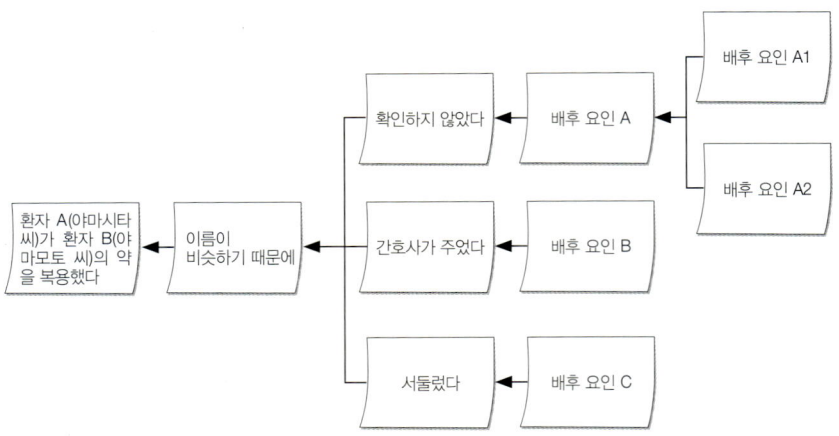

그림 9-6 복약 에러의 배후 요인의 예 2

(3) 결과가 동일해지다

한편 분석해야 하는 사례의 수가 증가하고, 단지 처리하는 것을 중요하게 여기면서 그다지 깊게 생각하지 않고 "왜?"라는 의문을 가지고서 진행해가다보면 대답이 하나의 패턴에 따라 나올 가능성도 있습니다. 즉, 어떤 특정적인 단어가 나오면 예전과 같은 것이라고만 생각하고서 일정하게 정해진 배후 요인을 나열하고 만족해버리는 것이지요.

앞서 소개한 약제의 사례에서 어떤 분석 담당자가 배후 요인으로 "간호사가 착각했다"고 적었다고 해보지요. 그러면 지금까지의 분석 경험을 토대로 그 배후 요인을 "지식이 부족했다", "급히 서둘렀다", "확신했다"가 많았다고 생각하고, 이렇게 자주 나오는 3가지 요인을 나열한 뒤 분석을 끝내는 것입니다. 그 외에 "커뮤니케이션이 부족했다"도 자주 나오는 배후 요인 관련 용어입니다. 사고 분석을 할 때 패턴화는 매우 중요한 사고방식이지요. 하지만 좀 더 구체적으로 적을 필요가 있습니다.

이러한 단락적인 배후 요인에 관한 사고방식이라면, "지시한 것보다 10배 더 많은 약제를 투여했다"는 사례에 대해서도 "왜?"라고 물으며 배후 요인을 생각하면서 단락적으로 "간호사가 착각했기 때문이다"라고 카드를 적게 되지요. 그러면 '일이 잘못되었을 경우'에는 아무튼 "지식이 부족했다", "바빴기 때문이다", "믿었기 때문이다"라고 적으면 된다는 식으로 기록하고서 다 되었다고 만족해버릴 수 있다고 봅니다.

하나의 패턴으로 처리하다보면 분석을 더 많이 할 수 있어서 분석 담당자는 만족스러워할지도 모릅니다. 그러나 사례만 비슷해 보일 뿐 완전히 같은 사건이나 현상이라고 볼 수는 없지요. 그리고 또한 추상적인 표현을 쓰면 대책을 마련하기가 어려워집니다.

따라서 그때의 상황에 관한 데이터를 꼼꼼하게 모으고, 배후 요인을 사례마다 정확하게 도출해내는 것이 바람직합니다. 이를 해결하려면 "왜?"라는 의문을 가지고서 인간 행동 모델을 따라가는 것입니다.

사람은 '바르다고 판단'하고서 행동한다

그럼 어떻게 하면 앞서 소개한 문제점을 해결할 수 있을까요?

우선 기억해야 할 것은 에러의 정의입니다. 에러는 인간의 행동이지요. 그리고 어떤 인간의 행동이 어떤 정해진, 혹은 기대되는 것을 벗어난 경우입니다. 그래서 "인간은 행동을 어떻게 정하는가?"를 모델을 이용해 설명하겠습니다. 레빈의 행동 모델[7][→ 54쪽]과 코프카의 심리적 공간에 기반을 둔 판단 모델[8][→ 55쪽]입니다. 이러한 모델과 상황 인식 모델[→ 158쪽]을 토대로 다음과 같이 생각하면 앞서 소개한 문제를 해결할 수 있다고 봅니다.

▼ 상황 인식 모델

환자와 의사의 관계를 생각해봅니다. 우선 경험이 풍부한 의사는 환자의 상태를 이해하려고 노력합니다. 예를 들어 진찰실에 환자가 들어온 직후부터 의사는 관찰을 시작합니다. 환자가 걷는 모습을 보면서 좌우의 미묘한 균형 차이, 동작의 빠르기, 대수롭지 않은 행동상의 버릇 같은 움직임, 의자에 앉는 속도, 몸의 균형을 잡는 모습 같은 환자의 주변 정보를 매핑합니다. 물론 진료 카드에 쓴 내용을 읽고, 지시해둔 검사 결과에도 주목하지요. 또한 문진을 통하여 환자의 대답을 의학적으로 해석하고 이해합니다. 이렇게 하여 정보를 수집하고, 머릿속에 환자 모델을 구축합니다. 이렇게 함으로써 얻어진 환자 모델은 눈앞에 앉아 있는 환자의 모습에서 얻어낸 정보보다도 훨씬 많은 정보를 가지고 있습니다.

◀ 의사는 환자 시뮬레이터를 이용하여 판단한다

의사는 이러한 환자 모델을 이용하여 진단하고, 약이 필요한 경우에는 약을 처방합니다. 진단 프로세스에서 환자 모델은 시뮬레이터 역할을 합니다. 의사는 자신이 가지고 있는 지식이나 경험을 토대로 환자의 고장이 난 부분을 추정하지요. 그리고 가설에 기초하여 대응책을 생각합니다. 대응책을 생각할 때에는 환자 시뮬레이터를 이용하여 환자의 미래 상태를 예측하고, 대응책에 따른 결과를 예측합니다. 예를 들면 "A라는 약을 처방하면 1시간 후에는 혈압이 저하될 것이다"라든가, "B라는 약을 처방하면 혈압은 천천히 저하되고, 다섯 시간 뒤에는 안정될 것이다" 같은 식이지요. 그리고 예측한 것을 토대로 대응책 몇 가지를 평가·검토하고 최종적인 판단을 내리게 됩니다.

◀ 의사는 항상 바르다고 판단하고서 처방전을 쓴다

최종적으로 의사는 자신이 가장 바르다고 판단한 결과를 처방전에 기술합니다. 진단이 어려울 경우에는 미래 예측도 하기 어렵겠지요. 그러나 어떻게든 결정을 해야 합니다. 최종 결정을 할 때 의사는 자신의 판단 가운데에서 "가장 적절하다", 즉 "바르다"라고 생각한 결정을 내리고 처방전에 씁니다.

그리고 처방전에 쓴 내용의 약제를 환자가 복용합니다. 그러면 환자의 몸에 변화가 생기지요. 구체적으로 말하면 의사가 예측한 대로 혈압이 저하됩니다. 환자의 상태(피지컬데이터)가 변화하는 것이지요. 그 다음 진찰 때 의사는 결과를 관찰하고, 자신의 예측과 맞는지 또는 어긋났는지 비교하여 만약 수정이 필요하다면 적절한 수정을 반영한 처방전을 다시 씁니다. 그 결과로서의 약제가 환자에게 투여되고, 다시 환자 몸의 피지컬데이터가 변화하고, 의사는 그 변화를 검사로 확인함으로써 자신의 예측과 비교하는 일을 반복합니다. 이러한 과정, 즉 공학에서 말하는 피드백 회로에 의해 환자의 몸 상태가 제어됩니다. 이 상황을 이해하는 데 도움이 되는 모델이 제1부에서 설명한 상황 인식 모델(Situation Awareness model, 이하 SA 모델)[→ 102쪽, 그림 8-2]입니다.[9] 상황 인식 모델은 비행기를 조종하는 파일럿이나 원자력 발전소 설비를 조작하는 운전원의 행동을 설명하는 모델로 이용되고 있습니다. 상황 인식 모델의 특징 중 하나는 제어하는 데 중요한 미래 상태 예측(projection of future status)이 포함되어 있다는 점입니다. 의사는 환자를 제어하고 있다고 생각할 수 있기 때문에 SA 모델이 적용될 수 있지요. 의사의 진단 과정에 SA 모델을 적용하고 설명한 것이 그림 9-7입니다.

'행동'의 배후 요인은 먼저 '바르다고 판단했다'이다

▼ 행동만이 관찰 가능

의사는 환자의 상태를 매핑하고, 머릿속에 환자 모델을 만듭니다. 환자 모델은 심리적 공간에 구축됩니다. 이렇게 구축된 것이 SA 모델 중

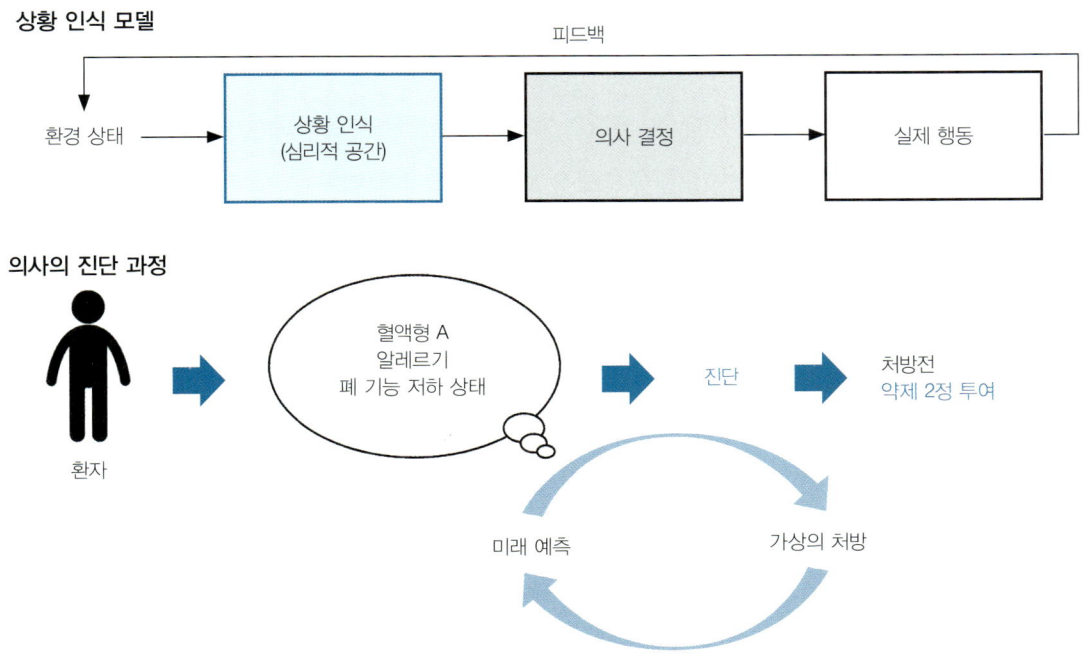

그림 9-7 의사의 상황 인식 모델
의사의 진단 과정에는 상황 인식 모델을 적용할 수 있다.

상황 인식이지요. 그리고 환자 모델을 머릿속에서 조작하여, 즉 시뮬레이션하여 미래를 예측하고 결과를 평가하여 대응책을 생각합니다. 예를 들면 "약제 A를 2정씩, 3일간 매 식사 후 복용"이라는 처방을 내렸습니다. 처방전을 토대로 환자는 약을 복용하고, 이로써 환자의 상태가 변화됩니다. 이 변화를 새롭게 매핑하여 자신의 예측과 비교하고, 자신의 판단을 평가하고, 또다시 새롭게 시뮬레이션합니다. 이러한 일련의 정보처리 프로세스에서 우리가 관찰할 수 있는 것은 최후의 행동뿐입니다. 그래서 분석하는 경우에는 이 최후의 행동을 분석 대상이라고 합니다.

▼ '행동', '바르다고 판단했다', '판단 근거'로 나눈다

인간은 행동할 때 항상 "바르다고 판단했다"는 것을 실행합니다. 일반적으로 바르다고 판단한 근거는 여러 개입니다. 에러는 행동의 결과이기 때문에 항상 행동 직전에는 판단이 존재하지요. 더군다나 구체적으로 행동에 옮기는 순간 당사자는 "그 판단은 옳다", 또는 "합리적이다", 혹은 "어쩔 수 없지만 피해가 가장 적다", 그리고 어떤 가치관과 비교한 뒤 당사자가 가장 좋다고 보는 선택이라고 생각하고서 행동으로 옮깁니다. 따라서 에러 행위를 분석할 때는 "에러를 일으켰다"는 관점에서 분석하지 말고, "당사자가 바르다고 판단한 결과로서의 행위인 것이다"라고 생각하고서 분석해야 합니다. "이건 잘못된 행위다"라는 관점이 아니지요. 그래서 배후 요인을 추정할 때는 우선 "바르다고 판단했다"라고 기술한 뒤, 그 후에 판단 근거를 기술하는 식으로 행동, 판단, 판단 근거를 나누어 적는 것이 중요합니다(그림 9-8).

"나누어 생각한다"는 것은 분석할 때도 중요합니다.[3] 행동 직후의 배후 요인에 "○○하기 때문에 바르다고 판단했다"고 적으면, 그 이상의 판단 근거를 간과해버릴 가능성이 있지요. 일반적으로 판단 근거는 여

---

[3] 필자의 경험으로는, 분석 대상의 행동을 거슬러 올라가는 카드는 "바르다고 판단했다"는 내용의 카드를 무조건 넣도록 지도해도 "○○하기 때문에 바르다고 판단했다"고 쓰는 경우가 매우 많다. "바르다고 판단했다"는 내용의 카드와 판단 근거를 분리하지 않으면 중요한 요인을 놓치게 된다.

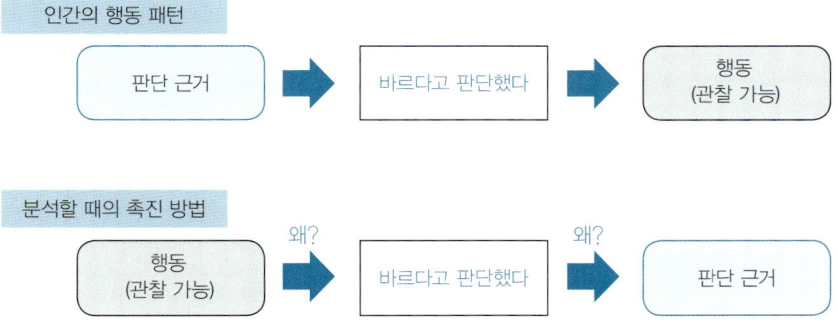

인간의 행동 패턴

판단 근거 ➡ 바르다고 판단했다 ➡ 행동 (관찰 가능)

분석할 때의 촉진 방법

행동 (관찰 가능) 왜? ➡ 바르다고 판단했다 왜? ➡ 판단 근거

그림 9-8   행동의 배후 요인은 항상 "바르다고 판단했다"가 된다.
행동의 배후 요인에는 항상 "바르다고 판단했다"가 나온다. 그리고 그 배후에 판단 근거가 나온다.

러 개이기 때문에 그것을 모두 포함할 수 있도록 우선 "바르다고 판단했다"라고 적은 다음 그 행위를 바르다고 판단하게 된 요인과, 그 행위가 잘못되었다고 깨닫게 해준 정보나 행위가 결여된 요인을 적는 것입니다. 그러면 요인을 비교적 누락 없이 열거할 수 있지요.

◤ 바르다고 판단하고 행동한다

이 생각에는 반론이 있다고 예상됩니다. 예를 들면 자신은 그 행위가 잘못된 것이라고 생각했지만, 상사가 그것을 하라고 지시했기 때문에 싫어하면서도 했다고 하는 경우가 그렇습니다. 이러한 경우에도 최종적으로 그 행동을 했기 때문에 당사자는 그것이 가장 좋다고 판단했다고 봅니다. "만약 그 지시를 따르지 않으면 혼날지도 모른다". 또는 "인사고과에 나쁘게 반영될지도 모른다", "책임은 상사에게 있다" 같은 여러 가지 상황을 생각했겠지만, 결국 따르는 것과 따르지 않는 것을 비교한 뒤 "따르는 것이 좋다(바르다)"고 결론을 내리고 행동했으니까요.

● 참고 문헌

1) 오야마 다다시 편 : 실험심리학, 도쿄 대학 출판부, 1984.

2) 이시가와 마사히코 : RCA 근본 원인 분석법 실천 매뉴얼 – 재발 방지와 의료 안전 교육에 활용 제2판, 18, 의학서원, 2012.

3) 다네다 겐이치로 : RCA(Root Cause Analysis)는 의료의 질 · 안전학회지, 2(3) : 260-265, 2007.

4) 가와노 류타로 : 사고 분석 '기능' 트레이닝, 의료 안전, 15:8-25, 2008.

5) 전게서2), 26.

6) 오구라 요시유키 : 왜라고 하는 분석 10 법칙, 일과기련, 2009.

7) Lewin, K. : Field Theory in Social Science, Harper & Row, 1951.

8) 시마다 가즈오, 스기다니 히토고토 외 : 기본 마스터 심리학, 10-11, 법학서원, 1981.

9) Endsley, M. R. : Toward a Theory of Situation Awareness in Dynamic Systems, Human Factors, 37(1), : 32-64, 1995.

10. ImSAFER 분석 절차

▶ ImSAFER의 특징

ImSAFER는 휴먼에러가 관계된 사건과 현상을 분석하는 방법 중 하나로, 원인 추적과 대책 입안을 지원합니다. 의료 현장에서 이용하는 것을 주목적으로 하며, 분석법을 순서화하였습니다. 이전부터 필자는 의료계판 휴먼에러 사건 분석법으로서 Medical SAFER를 제안해 왔습니다.[1] 이는 ImSAFER를 현장에서 이용하기 쉽도록 개량한 것이지요. 최종 목표는 분석함으로써 개선하게끔 만드는 것이기에 이름을 Improvement SAFER[*1]로 하고, 표기를 ImSAFER라고 했습니다.

ImSAFER의 특징은 다음과 같습니다.

① 현장에서 실제로 일하는 사람이 사용할 수 있다.

② 간단한 강의와 실습을 받는 것만으로도 사용할 수 있게 되어 있다.

③ 인간 행동 모델을 기반으로 했다.

④ 마지막 대책인 평가까지 순서가 준비되어 있다.

⑤ 각 절차에서마다 각각에 편리한 도구가 제공되고 있다.

⑥ 대책 입안에 대해 생각해내는 순서가 있다.

⑦ 에러 메커니즘이나 위험을 줄이는 데 필요한 사고방식을 배우기 위한 도구로도 이용할 수 있다.

---

*1 Improvement for medical System by Analyzing Fault root in human ERror incident라고 의미를 임의대로 나타냈다. fault root는 나쁜 나무의 뿌리(→ 181쪽) 같은 이미지이다. 원래는 fault tree(잘못된 나무)이며, FTA(fault tree analysis)로 사용되어 왔다. 하지만 배후 요인은 나무의 뿌리와 같은 구조를 가지고 있기에 여기서는 이미지를 중시하여 fault root라고 했다.

이 가운데에서도 최대의 특징은 "③ 인간 행동 모델을 기반으로 했다"는 점입니다. 이 모델에 따라 제약을 넣었기 때문에 많은 이점이 생겼습니다.[2]

제가 지금까지 제안해오던 Medical SAFER(이 책의 제1판에 소개)는 최종 사건부터 분석합니다. 따라서 논리적으로 신중하게 추적해나가면 이론적으로는 대부분의 문제에서 배후 요인을 추출할 수 있습니다. 그러나 경우에 따라서는 "부분적인 문제의 배후 요인만 밝혀지면 충분하다"고 보는 경우도 생각할 수 있습니다. 그래서 효율이 좋은 분석과, 보다 더 간편한 분석을 위해 분석 수준을 3가지로 나누었습니다(표 10-1). 수준에 따른 분류로 인해 목적과 리소스(resource)에 따라 적절한 것을 선택하여 사용할 수 있도록 되어 있습니다.

자세한 내용은 나중에 설명하겠습니다만, 이 표에서 '수준 1'은 병동과 자신의 직장에서 간편하게 사용하기 위한 것입니다. 어떤 특정한 문제 행동을 압축하여 배후 요인을 분석한 것이지요. 이것이 다른 수준의 분석을 하는 데 기본이 됩니다.

'수준 2'는 시간적 여유가 조금 더 있는 경우라든가 직종이 다른 구성원이 분석하는 것을 목적으로 합니다. 이것은 VA-RCA〔→ 180쪽〕의 생각과 비슷한 점이 있고, 문제가 되는 사건의 흐름으로 전체를 파악하

분석 수준	분석 내용	상정 이용자
수준 3	에러 사건과 현상의 구조 분석 fault root analysis	병원의 의료 안전 관리자
수준 2	사건 흐름 분석 event flow analysis	부서의 위험 관리
수준 1	원 포인트로 "왜?"라는 의문 분석 One Point Why-Why analysis	개인
수준 0	사실 파악 시간에 따라 일어난 사건과 현상에 관련된 그림	전원

표 10-1 ImSAFER의 분석 수준

---

*2 지금까지 많은 휴먼에러 사건과 현상에 대한 분석법이 제안되어 왔다. 하지만 인간 행동 모델을 도입한 것은 없다.

여 각 문제 행동의 배후 요인을 탐색합니다.

'수준 3'은 본격적인 분석법입니다. 병원의 의료 안전 관리자가 본격적으로 조사하고 분석하기 위해 이용하는 것을 목적으로 합니다. 원래의 Medical SAFER와 마찬가지로 최종적으로 발생한 문제의 배후 요인을 논리적으로 탐색해나갑니다.

이러한 분석에서 매우 중요한 점이 한 가지 있습니다. 그것은 "분석에 가장 중요한 것은 순서를 이해하는 것이 아니다"라는 사실입니다. 중요한 것은 "사고방식을 이해한다"입니다. 특히 에러를 보는 법과 사고방식을 "에러는 당사자가 부주의했기에 일어난 것이다"에서 "인간의 특성과 환경이 상호 작용하기 때문이다"로 바꾸는 것이지요. 보는 법과 사고방식이 변하지 않는 한 어떤 분석법을 사용해도 분석의 깊이나 그것을 기초로 한 대책 입안에 한계가 있기 마련이지요.

그러면 다음 사례를 이용하여 ImSAFER 분석법에 대해 설명하겠습니다.

▶ 사례[*3]

어느 날 위험 관리를 겸임하는 간호사 아베 씨에게 인시던트 보고가 들어왔습니다(그림 10-1). 인시던트의 개요는 다음과 같은 것이었지요.

> 2003년 3월 11일 오후 3시경, 외과병동에서 항암 치료를 받던 환자 야마모토 씨에게 25시간 동안 투여해야 하는 진통제가 단 몇 분 안에 주입되었다. 다행히 환자에게 커다란 영향은 없었다. 원인을 조사해보니 실린지 펌프에 세트된 실린지의 피스톤이 슬라이더에서 빠져 있었다.

간호사 아베 씨로부터 보고를 받은 우에다 제너럴의 위험 관리자는

---

*3 이 사례는 분석 절차를 설명하기 위해 실제 사례 몇 개를 조합해 작성한 가상 사례입니다.

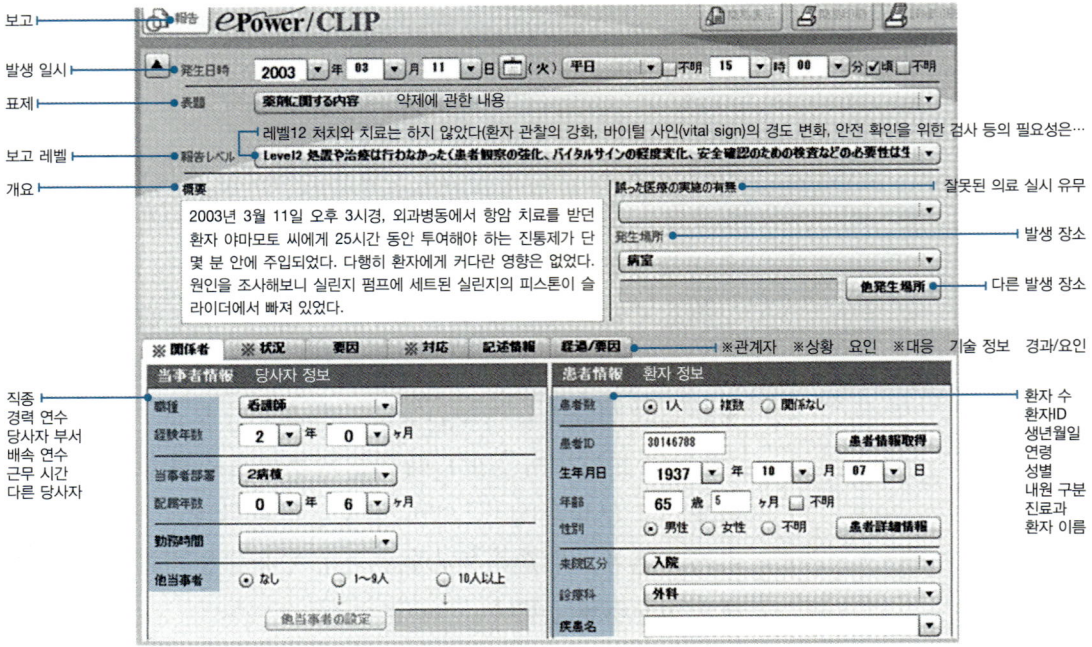

그림 10-1 도착한 인시던트 보고

자료 제공 : 주식회사 NSD 비즈니스 이노베이션

두 번 다시 그러한 에러가 일어나지 않게 하기 위해 이 인시던트를 분석하기로 했습니다.

분석은 정확한 정보를 수집하는 것에서 시작됩니다.

수집한 정보에는 관계자의 증언 같은 '주관적 데이터'와 현장 사진, 진료 카드급 설명서, 진료 카드와 간호 기록 같은 '객관적 데이터'가 있습니다. 우에다 제너럴의 위험 관리자는 '주관적 데이터'를 수집하기 위하여 관계자에게서 사정(인터뷰)을 들었습니다.

다음은 관계자의 증언입니다.

🔎 간호사 다나카 씨

선배인 와타나베 씨에게서 부탁을 받고, 환자인 야마모토 씨의 처치를 제가 했습니다.

2시 30분경에 야마모토 씨의 세디션(진정제)을 부탁한 와타나베 씨는, 자신은 중증 환자 때문에 바빠서 할 틈이 없다고 말했습니다.

진료 카드에 따라 약을 넣으려고 했습니다만, 진료 카드의 문자가 조금 읽기 어려워 잘 몰랐습니다. 누군가에게 물어보려고 했습니다만, 와타나베 씨를 비롯해 모두 바쁘다보니 물어볼 수 있는 분위기가 전혀 아니었습니다.

그래서 주치의인 스즈키 선생님께 전화를 걸어 진료 카드의 글씨를 제대로 알아볼 수 없다고 말했더니, 거기에 써 있는 대로 하라고, 평소에 하던 대로 하면 된다고 했습니다. 매우 바쁜 것 같았습니다.

저는 펜타조신[*4] 50mg + 도로페리돌[*5] 25mg + 생리 식염수로 합계 50㎖를 2㎖/h로 처리하기로 했습니다. 이 일은 한 번 해본 적이 있었습니다만, 예전 일이라 취급 설명서를 가지고 있지는 않았습니다.

이전에 사용한 적이 있는 실린지 펌프와는 다른 느낌이 들었습니다. 그런데 예전의 것도 잘 생각나지 않아 잘 몰랐습니다.

적혀 있는 대로 주사기를 세트한 뒤 점적 루트를 확인하고 시작 스위치를 누르자 동작 인디케이터가 회전 점등을 했습니다. 제대로 동작한다고 생각한 저는 간호사 데스크로 돌아갔습니다. 시계를 보니 2시 50분경이었습니다.

간호사 데스크에 가니 선배인 와타나베 씨에게 간호사 호출이 들어왔습니다. 와타나베 씨가 야마모토 씨의 병실로 갔다고 생각했는데 바로 돌아왔습니다. 즉시 혈압계 등을 가지고 함께 오라고 했습니다.

병실에 가자 야마모토 씨가 머리가 어질어질 아프다고 했습니다. 실린지는 0㎖가 되어 있었습니다. 유량은 제대로 2.0㎖/h로 되어 있었습니다. 시간은 오후 3시 5분경이었습니다. 둘이서 라인을 확인했습니다만 특별한 문제는 없었습니다.

잠시 뒤에 병실에 온 간호부장인 이토 씨가 "어떻게 된 일입니까?"라고 질책했습니다.

저는 "진료 카드대로 약제를 실린지 펌프에 세트했습니다"라고 대답

---

*4 지속되는 둔통鈍痛에 효과가 높은 약으로, 일반적인 진통제가 잘 안 듣는 암 통증에 이용되고 있다.
*5 구역질과 구토를 억제하기 위한 약으로, 불안 치료제로도 이용되고 있다.

했습니다. 그러자 "다나카 씨가 세트한 방법이 잘못된 겁니다. 그래서 진통제가 한 번에 들어갔어요. 대형 사고는 아니지만 정말 큰일 날 뻔했습니다!"라고 말했습니다.

저는 "정말로 큰 실수를 저질렀구나. 환자분의 상태가 크게 나빠지지 않아서 정말 다행이야"라고 생각했습니다. 제 부주의로 환자분을 비롯한 모든 분께 폐를 끼치게 되었으니 정말 죄송합니다. 저는 정말로 이번 처치를 해낼 자신이 없었습니다. 선배는 바쁘게 일하는데, 더군다나 일에는 엄격한 사람이라서 이렇게 간단한 일을 물어보면 분명 혼날 것이라고 생각했습니다.

그리고 이 환자분은 제 담당이 아니었습니다. 선배인 와타나베 씨 담당입니다. 진료약 카드를 받고, 그것에 따라 처치하라고 해서 했을 뿐입니다.

👤 간호사 와타나베 씨

그날은 제 환자분들 중에 위독한 분이 계셔서 매우 바쁘고 정신이 없었습니다. 주치의인 스즈키 선생님의 진료 처방에 따라 야마모토 씨를 위한 처치를 하려고 했습니다만, 다른 중증 환자분을 돌보느라 정신이 없었습니다. 그래서 야마모토 씨의 세디션을 후배인 다나카 씨에게 대신 해달라고 부탁했습니다.

간호사 데스크에 돌아와 기록을 작성하고 있는데 다나카 씨가 왔습니다. "정말 고마워"라고 말하자, "잘 몰랐지만 어떻게든 했어요"라고 말하더군요. 그래서 틀림없이 잘 처리했을 것이라고 생각하며 안심하고 있었습니다.

잠시 있다가 야마모토 씨 병실에서 간호사 호출이 들어왔습니다. 3시가 지났을 무렵이었습니다.

서둘러 가보니 보호자분이 안절부절하면서 "아버지 상태가 이상해요"라며 울 것 같은 얼굴로 말했습니다. "어떻게 된 일이죠?" 하면서 점적 라인을 확인하고 실린지 펌프를 살펴보자 이상하게도 주사기의 피스톤이 끝까지 들어가 있었습니다. 약액이 그대로 한번에 다 들어가버린 것을 알았지요. 진통제가 한번에 들어갔기에 환자가 어지러움을 느낀 것입니다.

즉시 ECG(심전도) 모니터를 장착하고 산소 2ℓ를 공급하기 시작했습니다. 3시 10분경이었습니다. 바로 간호사 데스크로 돌아와 다나카 씨와 함께 바이털 사인을 계측하면서 동시에 주치의인 스즈키 선생님께 전화로 연락했습니다.

스즈키 선생님이 바이털 사인을 수시로 확인하라고 지시하셨습니다.

3시 20분경에 간호부장님이 "아까 교환한 주사기의 약이 단시간에 한꺼번에 들어갔을 가능성이 있습니다. 지금 스즈키 선생님을 부르고 있습니다"라고 설명했습니다.

스즈키 선생님은 4시 20분경에 오셨습니다. 스즈키 선생님이 보호자분께 "하루분 진통제가 단시간에 주입되었습니다. 이렇다 할 나쁜 영향을 미치지는 않습니다만, 수시로 확인하겠습니다"라고 설명했습니다.

보호자분은 걱정스러운 표정을 하고서 수긍하고 있었습니다. 그 뒤에 다나카 씨가 "대단히 죄송합니다. 전 확실하게 세트했다고 생각했습니다만…"이라고 말했습니다.

이전부터 다나카 씨는 기술적으로 미숙한 점이 있다고 생각했습니다. 안과 담당이었기 때문에 외과에서의 처치를 잘 알고 있지 않은 것 같습니다.

🙂 주치의 스즈키 씨

3시 10분경에 환자가 갑자기 이상해졌다는 연락을 받았습니다. 내용을 들어보니 바로 악영향을 미치지는 않을 것이라고 생각해서 우선 하던 일을 마무리하고 병실로 갔습니다.

환자는 의식이 명확치 않은 듯했습니다. 담당 간호사는 진통제가 한번에 전부 들어간 것 같다고 설명했습니다. 실린지 펌프를 보니 세트된 주사기의 피스톤이 끝까지 내려가 있었습니다. 그래서 "그렇구나"라고 생각했습니다. 그리고 이 시점에서 급격한 상태 변화는 없을 것이라고 예상했습니다.

보호자에게 환자의 현재 상태를 설명하고 25시간 동안 주입되어야 할 약이 단시간에 주입되었음을 알렸습니다. 다행히 이 진통제는 환자에게 중대한 영향을 주는 것은 아니었습니다. 이 환자는 술을 자주 마셨던 편이라 술에 강해서 평균적인 사람보다도 영향을 받는 정도가 적었던 거지요.

이 환자의 처치에 관해서 간호사가 전화로 진료 카드에 써 있는 양이 적절하냐는 문의를 했지요. 마침 긴급 처치로 바쁠 때라 "하필 이렇게 바쁠 때 전화한다"고 생각했습니다.

"평소와 다를 게 없으니까 펜타조신 150mg[6] + 도로페리돌 25mg + 생리 식염수로 50㎖를…"이라고 생각했습니다만, "거기에 적혀 있는 대로 해요"라고 대답했습니다. 이전에 제 글씨를 읽을 수 없다는 불만을 들은 적이 있습니다만, 읽을 수 없는 게 아니라 약자를 간호사가 모른다고 생각했습니다. 약자를 제대로 공부했으면, 그게 숫자인지 알파벳인지는 알았을 것이라 생각했던 거지요. 분명 저는 악필이라는 소리를 자주 듣습니다만, 아는 사람은 알아봅니다.

👤 간호부장 이토 씨

실린지 펌프를 보니 주사기의 피스톤이 끝까지 내려가 있었고, 약액도 모두 들어가버린 걸 즉시 알았습니다. 다나카 씨가 처치를 했다고 들었습니다만, 다나카 씨는 안과에서 외과로 온 지 얼마 안 되어 잘 몰랐던 것 같습니다.

다나카 씨는 간호사 경력이 2년이므로 간호 기술에 대해서는 문제가 없다고 생각했습니다. 그러나 제가 다나카 씨의 기술 능력을 좀 더 고려했으면 좋았을 것이라고 봅니다. 다나카 씨는 성실합니다만, 조금 내성

---

[6] 의사는 '펜타조신 150mg'으로 지시했지만, 간호사는 '펜타조신 50mg'을 섞었다.

적인 것 같아요. 어른스럽게 일을 묵묵히 잘 해낸다고 봅니다.

와타나베 씨는 직업 의식이 매우 높고 능력도 제대로 발휘하기에 신뢰할 수 있지요. 다른 간호사들에게는 물론, 자신에게도 엄격한 것 같습니다. 저는 와타나베 씨 같은 프로 의식이 높은 사람이라면 신뢰할 수 있습니다.

이번 사례를 어제 간호부장 회의에서 소개했더니, 내과 병동의 간호부장이 같은 경험을 했다더군요. 그래서 그것을 공청회·직무 사례로 보고 했다고 말했습니다. 그리고 그때는 바로 즉시 알아차리고 바르게 세트했다고 합니다.

🐾 야마모토 씨의 보호자

그땐 정말 상당히 놀랐지요. 아무 일 아니라서 정말 다행입니다. 아버지가 이대로 돌아가시는 줄 알았거든요. 이런 일이 다시는 없도록 지금부터는 주의해주셨으면 합니다. 정말로 잘 부탁드립니다.

▶ 분석을 위한 사전 준비

분석 사례에 관한 정보 수집

"언제, 어디서, 어떠한 일이 일어났는가?"라는 사실을 활용해 사고나 인시던트 등이 발생한 현장(상황)이 어떠한 상태에 있었는지를 조사하고, 정보를 수집합니다.

▼ 정보를 신속하게 수집한다

시간이 경과할수록 수집할 수 있는 정보의 신뢰성이 떨어지는 법입니다. 그러니 정보 수집은 신속하게 해야 합니다. 특히 인터뷰는 바로 해야 합니다. 그리고 평소에 현장에서 근무하는 사람들이 현장 보존의 중요성을 이해할 수 있게 합니다.

▼ 분석을 시작할 수 있을 만큼 정보가 수집되면 우선 분석에 착수한다

모든 정보를 완전하게 수집하는 것은 불가능합니다. 그렇기 때문에 정보가 어느 정도 수집되었을 때 정보 수집을 일단 끝내고 분석 단계로 들어갑니다. 분석 도중에 의문점이 생기면 다시 조사한 뒤 분석을 재개하는 작업을 반복합니다.

▼ 현장의 사진이나 도면, 일러스트를 준비한다

효율적인 분석을 하기 위해 현장의 사진이나 도면, 일러스트 등이 있다면 준비해둡니다. 진료 카드나 간호 기록, 주사처방전(그림 10-2), 에러에 관여한 기기 등의 사용 설명서, 절차 매뉴얼 등도 준비합니다. 실물이 있으면 그 실물도 관찰합니다. 기기나 진료 카드 같은 관련 물품을 보는 것과 더불어 그 장소에 직접 가서 분석자들이 당사자의 눈으로 관찰하는 것도 중요합니다.

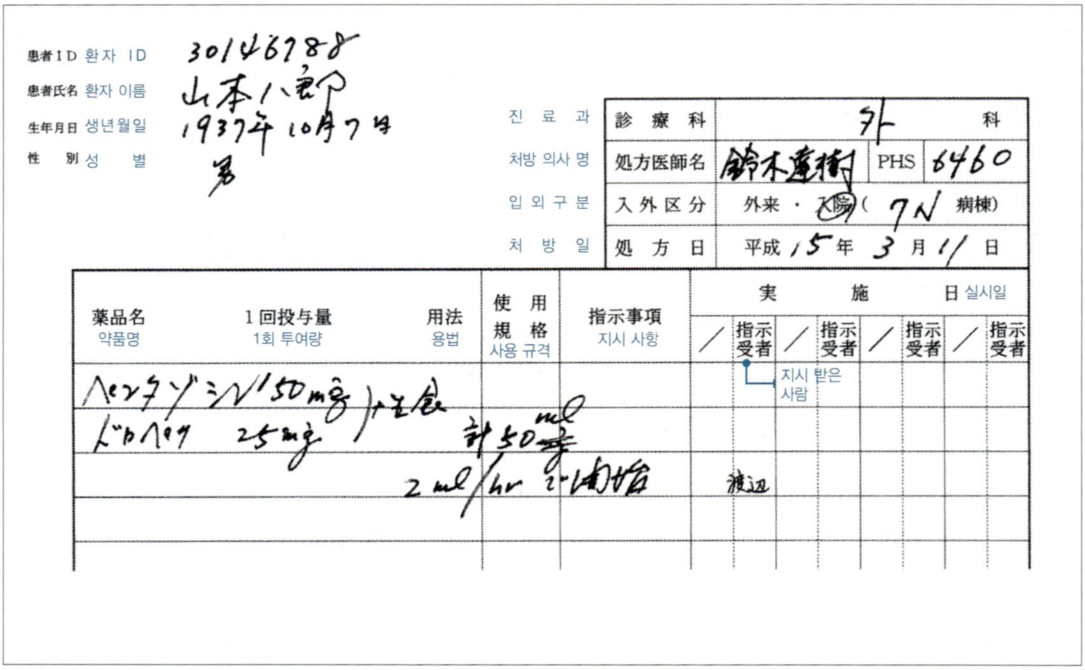

그림 10-2 주사 처방전

분석하는 멤버의 조정

분석을 하는 데 필요한 멤버들을 조직합니다.

▼ 여러 직종에서 뽑은 멤버들로 팀을 구성

가급적 다른 직종의 구성원들로 팀을 이루어 분석하는 편이 시스템의 개선으로 이어집니다.[*7] 다시 말하면 의사의 지시를 받아서 실행하기까지의 의료 프로세스 전체에 잠재해 있는 문제점을 발견하기가 쉬워집니다. 5~6명으로 팀을 구성해 분석한 뒤, 원안에 대한 분석 결과를 작성한 후 병원 내의 안전 위원회 등에서 토의한 다음, 다시 다듬으면 좋습니다.

이번 사례는 실린지 펌프와 관련된 것이기 때문에 임상 공학 기사를 참여시키는 것도 좋습니다.

▼ 리더는 분위기를 조성해야 한다

리더는 구성원이 적극적으로 자유롭게 자신의 의견을 말하기 쉽도록 분위기를 조성해야 합니다. 또한 에러를 일으킨 개인의 부주의를 질책하기보다 그때 벌어진 일을 객관적으로 이해하는 것과, 재발 방지가 더 중요하다는 것을 분석하는 구성원 전원이 진심으로 이해할 수 있도록 지도합니다.

▼ 당사자는 팀에 들어가지 않는다

관계자들의 이해관계가 걸려 있는 경우에 당사자를 참여시켜 분석시키면 엉뚱한 문제가 벌어질 가능성이 높아집니다. 그러니 당사자는 구성원에 넣지 않는 것이 좋습니다. 물론 제3자들로 구성된 팀이 사건과 현상을 공평한 입장에서 냉정하게 관찰할 수도 있습니다.

[*7] 의료 사고를 분석할 담당자로는 누가 좋은가? 의사일 것이다. 간호사도 참가할 필요가 있다. 또는 환자를 대표하는 사람이 있는 편도 좋다. 변호사도 있으면 바람직하리라는 의견도 있었지만, 가장 중요한 것은 사고를 분석하는 방법을 아는 사람이 사고 조사를 해야 한다는 것이다.

분석에 필요한 도구

ImSAFER는 분석하는 순서이기 때문에 도구는 어느 것을 사용해도 좋습니다. 그러나 팀으로 ImSAFER의 순서에 따라 분석할 때는 카드에 사건과 현상이나 배후 요인을 기입하고, 벽에 붙인 커다란 모조지에 카드를 붙여가면서 작업을 하면 잘 진행됩니다. 모든 구성원이 전체적인 흐름을 볼 수 있으므로 사건과 현상을 깊이 있게 이해하는 것은 물론, 모두의 동의를 얻기도 쉬워집니다. 그림 10-3은 분석하는 데 편리한 도구의 예를 보여줍니다.

▼ 사건과 현상이나 대책을 기입하기 위한 카드(그림 10-3의 ①)

카드를 빈번하게 붙이거나 이동시키기 때문에 몇 번이나 다시 붙일 수 있도록 속에 접착제가 발라진 카드(포스트잇®)를 사용하면 관련한 그림을 작성할 때 편리합니다. 다양한 색의 카드를 준비해두고서 사용하는 방법에 관한 규칙도 정해두면 구성원들이 알기 쉽겠지요. 카드가 지나치게 크면 모조지에 붙일 수 없기 때문에 사건과 현상에 따라 크기를 달리해 사용하면 좋습니다.[8]

▼ 커다란 모조지 3장 이상(그림 10-3의 ②)

카드를 붙여도 글씨를 써넣을 수 있는 공간이 있도록 모조지 같은 커다란 종이를 준비합니다. 옅은 괘선이 들어가 있는 모조지를 사용하면 선을 긋거나 카드를 나열할 때 편리합니다. 시간의 흐름에 따라 일어난 일들에 관한 그림, 배후 요인 관련 그림, 그리고 개선책 평가표를 그릴 때 이용합니다. 예비적으로 한 장 더 준비해둘 것을 권합니다.

▼ 필기도구(그림 10-3의 ③)

모조지에 카드를 붙여가며 다 함께 토의하기 때문에 조금 떨어진 곳

---

[8] 실습에서는 75㎜×50㎜ 크기의 다양한 색의 카드를 준비하면 좋다. 합계 150장가량. 카드가 크면 모조지 한 장에 다 붙일 수 없으니, 모조지 두 장을 연결해 사용한다.

에서도 읽을 수 있도록 매직펜처럼 굵은 펜을 쓰기를 권합니다. 색이 다른 펜이 있으면 목적에 따라 분류하여 사용할 수 있습니다.

또한 형광펜이나 라인마커 같은 것이 있으면 인쇄물에서 필요한 정보를 추출하는 데 편리합니다. 좀 더 구체적으로 말하면 인터뷰를 기록하는 텍스트데이터에 시간에 관한 것을 선을 그어 표시해두면 카드에 적을 때 효과적으로 처리할 수 있습니다.

◤ 스카치테이프(그림 10-3의 ④)

시간의 흐름에 따라 일어난 사건과 현상에 관한 그림이나 배후 요인에 관한 그림 카드를 붙이는 데 이용합니다.

◤ 큰 자(그림 10-3의 ⑤)

시간축이나 플레이어의 난을 구분하는 선이나, 정보의 교환을 나타내는 화살표를 연결할 때 30~50㎝ 정도의 자가 있으면 편리합니다.

◤ 기타

번호 명찰(그림 10-3의 ⑥) : 여러 명이 그룹을 이루고서 연수할 때 편리합니다.

체크리스트(그림 10-3의 ⑦) : 분석에 사용하는 도구를 관리하는 데 편리합니다.

케이스(그림 10-3의 ⑧) : 분석에 필요한 도구를 한데 모아 관리하는 데 편리합니다.

◤ 화이트보드

사물이나 형상을 분석하면서 메모를 기입하거나 그림을 그려 넣을 때 편리합니다. 모조지를 붙이는 데도 이용할 수 있습니다. 모조지를 고정할 때는 자석바(그림 10-3의 ⑨)가 편리합니다.

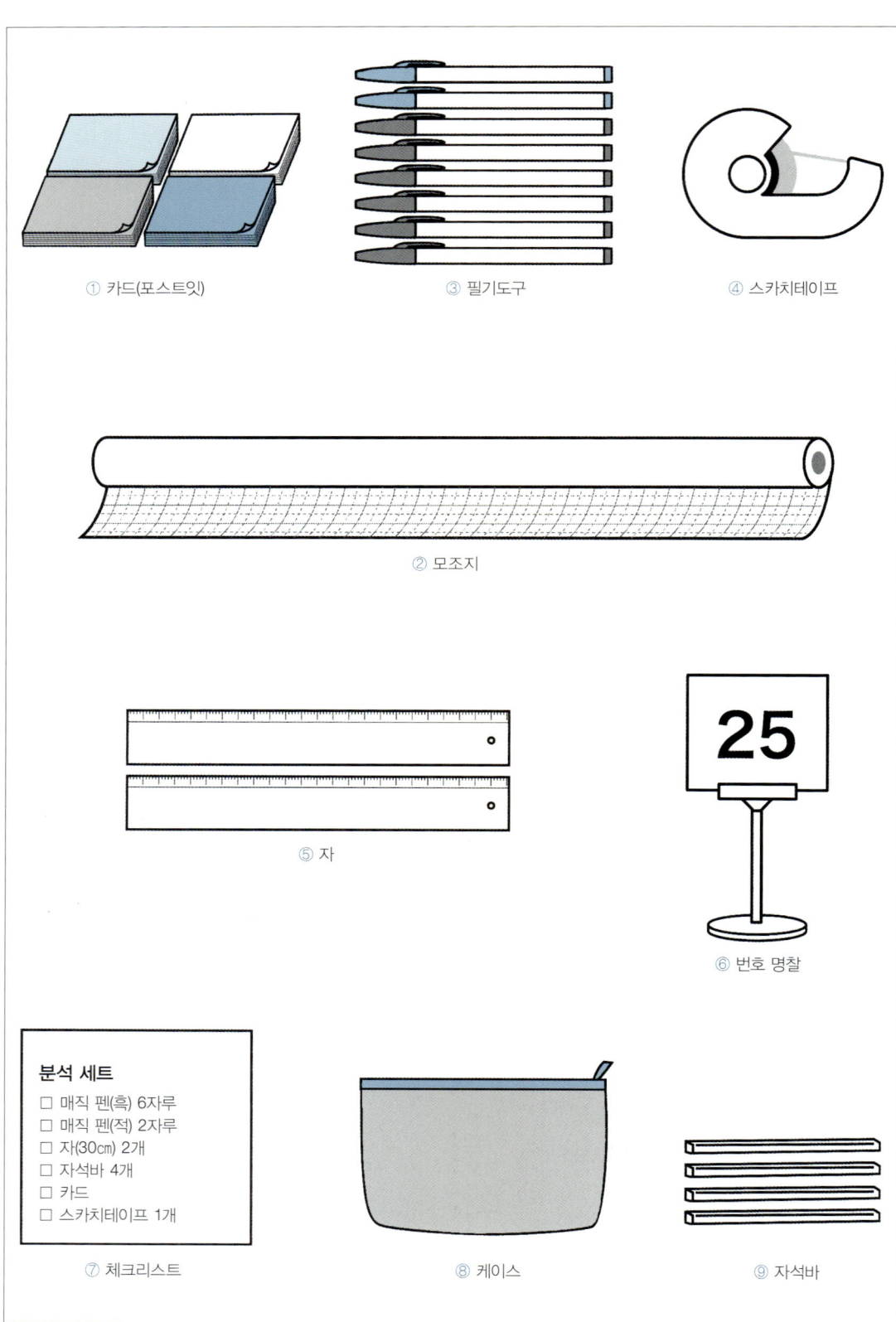

① 카드(포스트잇) ③ 필기도구 ④ 스카치테이프

② 모조지

⑤ 자

25

⑥ 번호 명찰

분석 세트
□ 매직 펜(흑) 6자루
□ 매직 펜(적) 2자루
□ 자(30cm) 2개
□ 자석바 4개
□ 카드
□ 스카치테이프 1개

⑦ 체크리스트 ⑧ 케이스 ⑨ 자석바

그림 10-3 분석에 필요한 도구

◤ 책상의 배치

벽에 커다란 모조지를 붙이고, 거기에 카드를 붙이면서 작업하면 효율적으로 처리할 수 있습니다. 그림 10-4처럼 책상을 배치하면 효율적으로 분석할 수 있습니다.

▶ 분 석 절 차

ImSAFER는 모두 7단계입니다(표 10-2). 분석의 기본은 우선 사실을 파악하고 문제점을 알아낸 뒤 개선책을 실행하고, 그 실행한 것을 평가하는 것입니다.

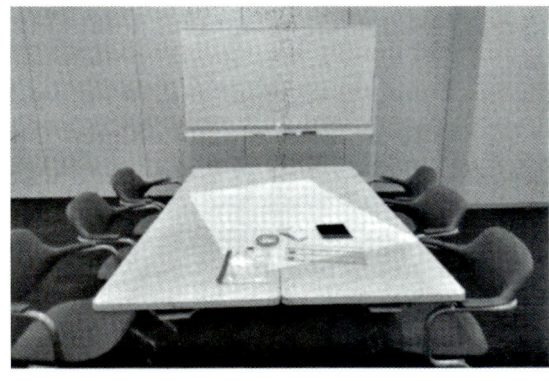

분석에 참가한 구성원 전원이 화이트보드를 잘 볼 수 있도록, 작업을 쉽게 할 수 있도록 책상과 의자를 놓는다.

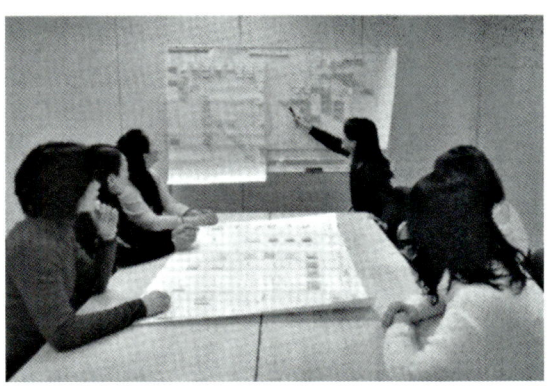

화이트보드에 모조지를 붙이고, 모조지 위에 카드를 붙여나간다.

그림 10-4 분석의 실제 사례

분석	순서 1: 시간의 흐름에 따라 일어난 사건과 현상에 관련된 그림 작성 순서 2: 문제점 찾기 순서 3: 배후 요인 탐색(수준별)
개선	순서 4: 생각할 수 있는 개선책 열거 순서 5: 실행 가능한 개선책 결정
실시	순서 6: 개선책 실행
평가	순서 7: 실행한 개선책 평가

표 10-2 ImSAFER의 절차

순서 1: 시계열사상관련도(時系列事象關聯圖)[*9] 작성

타이틀과 플레이어를 적는다

① 타이틀을 적습니다. 이 사례에서는 '인시던트의 내용부터 실린지 펌프에 의한 급속 주입'이라고 적었습니다(이하 그림 10-5 참조).

② 인시던트나 사고에 관한 플레이어를 카드에 기록합니다. 분석자와 관계자의 인간관계나 선입관에 의한 영향을 배제하기 위해 관계자의 이름은 실명으로 적지 않습니다. 예를 들면 '간호사 다나카 씨'라면 '간호사 T'라고 씁니다. 기록한 카드를 모조지의 제일 상단에 세로 방향으로 나열합니다. 나열하는 순서는 자유입니다. 장면이 이동해가기 때문에 왼쪽부터 시간의 경과에 따라 붙여나가면 좋겠지요.

③ 플레이어에 관한 정보를 카드에 적어 플레이어 카드 밑에 붙입니다. 이렇게 하면 플레이어의 속성이나 개인적인 배후 요인을 알기 쉬워집니다. 이들은 레빈의 행동 모델 중 P(인간)에 관한 정보의 일부가 됩니다.

④ 인터뷰 자료 등을 읽고 열쇠가 되는 시각을 카드에 씁니다. 분석해야 할 사항은 간호사 W가 간호사 T에게 처리를 의뢰했을 때 시작되니 '14:30쯤'이라고 적습니다. 그리고 발견한 시각은 15시 5분이 확실하니까 그 시각을 카드에 적습니다. 시각 카드를 모조지에 적당한 간격을 두고서 임시로 붙입니다.

[*9] 시간의 흐름에 따라 일어난 상황 관련 그림

⑤ "누가 무엇을 했는가?"라든가, "기기가 어떻게 된 것인가?" 같은 사건을 하나씩 카드에 적습니다. 간결한 단문으로 적습니다. 예를 들면, 간호사 다나카 씨의 란에는 "2시 30분쯤에 야마모토 씨의 '세디션(진정제)을 부탁한다. 나는 중환자 때문에 바빠서'라고 말했다"는 증언을, 간호사 W의 란에는 "환자 Y씨의 세디션을 간호사 T에게 의뢰했다"라고 적습니다.

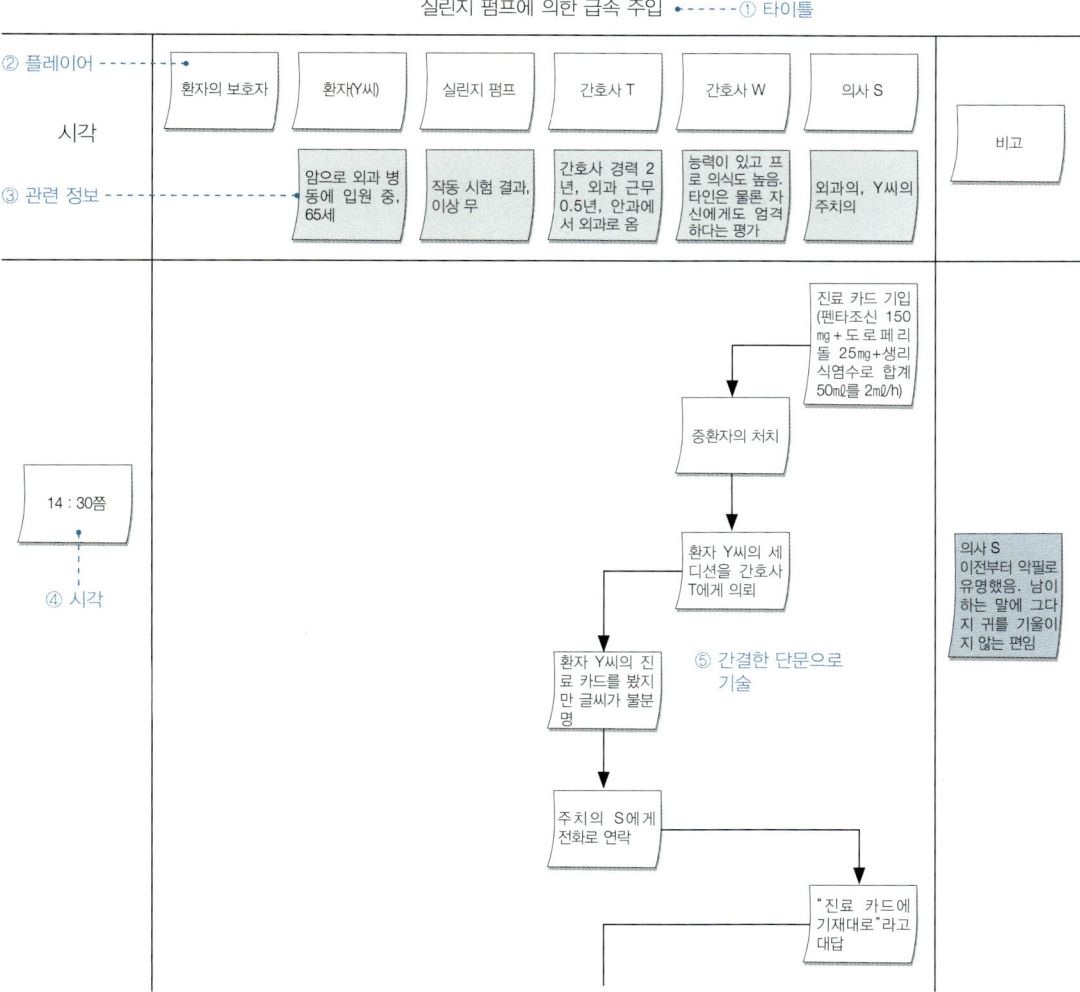

그림 10-5 시계열사상관련도 작성

카드를 늘어놓고 화살표로 연결한다

플레이어마다 카드를 시간의 흐름에 맞춰 늘어놓습니다. 시간축에 맞춰 옆으로 가지런히 늘어놓습니다.

⑥ 플레이어의 행동에 관계된 정보나 상황을 이해하고, 도움이 되는 정보가 있으면 그 정보를 메모하여 상황 카드 옆의 비고란에 붙입니다(이하 그림 10-6 참조). 예를 들면 주치의 스즈키 씨는 인터뷰 당시 "이전부터 글씨를 알아보지 못하게 쓴다는 불만을 들은 적이 있다"고 대답했기 때문에 스즈키 씨에 관한 정보를 비고란에 붙입니다.

⑦ 전체를 본 뒤 정보, 사물, 행동의 흐름에 맞춰 선으로 연결합니다. 흐름의 방향을 화살표로 표시합니다.

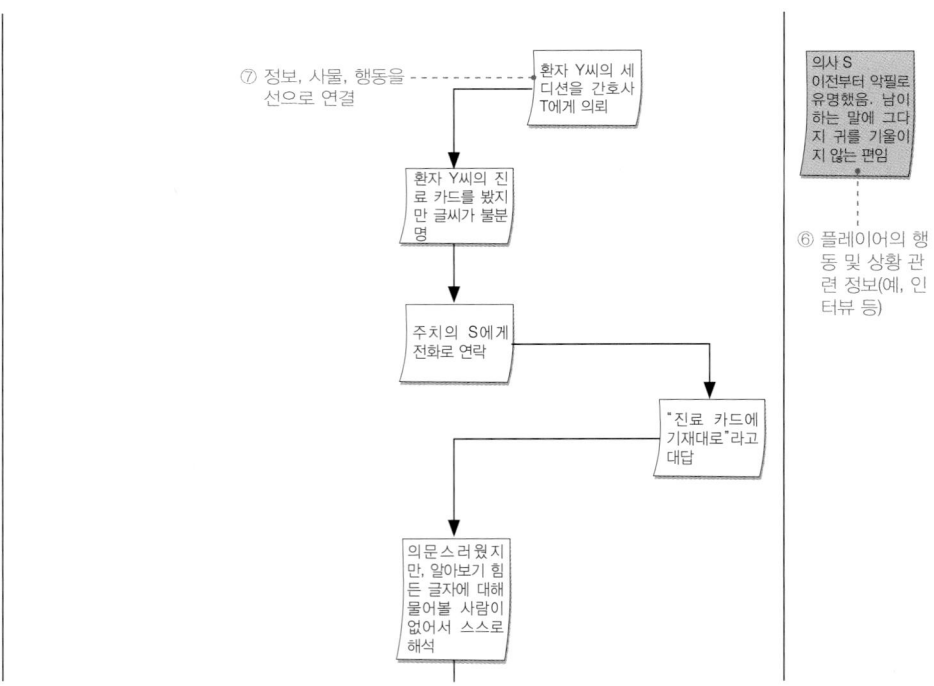

그림 10-6　시계열사상관련도 작성

시계열사상관련도 작성 포인트

시계열사상관련도 작성 포인트는 첫째, '어쨌든 한 번 적어보는' 것입니다. 적어나가면서 무엇이 어떻게 일어났는지가 명확해집니다.

둘째, "왜?"라는 질문을 반복하여 정보가 부족한 부분이나 불명확한 점을 조사한 뒤 그 내용을 시계열사상관련도에 반영시킵니다.

셋째, 분석하면서 그림을 몇 번이라도 수정합니다.

넷째, '사실'과 '추정'을 가급적 구별합니다. 예를 들면 간호사 T가 "12시에 환자 Y씨에게 점적했다"는 인터뷰 기록이 있습니다. 그때 "간호사 T가 12시에 환자 Y에게 점적했다"는 것이 사실인지 아닌지 잘 모릅니다. 오직 "'12시에 환자 Y에게 점적했다'고 대답했다"는 것이 사실입니다.

경험을 토대로 추정한 것을 메모하여 붙여두는 것도 효과적입니다. '사실'과 '추정'을 명확하게 구별하기 위해, 추정은 카드의 색을 달리하면 알기 쉬울 것입니다.

"인터뷰에서 얻은 정보는 어디에 적으면 좋을까?"라고 질문하는 분들이 자주 있습니다. 이렇다할 룰은 없습니다만, "알기 쉽게 한다"는 것을 제일로 생각하면 됩니다. 인터뷰 데이터는 인간의 기억에 크게 의존하기 때문에 때때로 기억의 착오에 따른 영향을 받습니다. 이를 피하기 위해 비고란에 우선 적어두는 것도 좋습니다.

다섯째, 관점을 바꿔 생각해봅니다. 분석자의 관점뿐만 아니라 당사자의 관점에서 인시던트를 보면 다양한 면이 보입니다. 시점이 아니라 안구(眼球)의 위치라는 의미로 봅니다.[10]

여섯째, 실물을 봅니다. 수액 펌프에 대해 숙지하고 있더라도 실제 수액 펌프를 직접 관찰합니다. 실물을 관찰하는 것은 기본입니다(그림 10-7).

---

*10 예를 들어 교차점의 신호가 빨강이 되었을 때 빨강 신호가 시점, 그것을 보는 운전자의 눈의 위치가 관점이다. 따라서 시점은 하나지만, 관점은 운전자의 수만큼 있다.

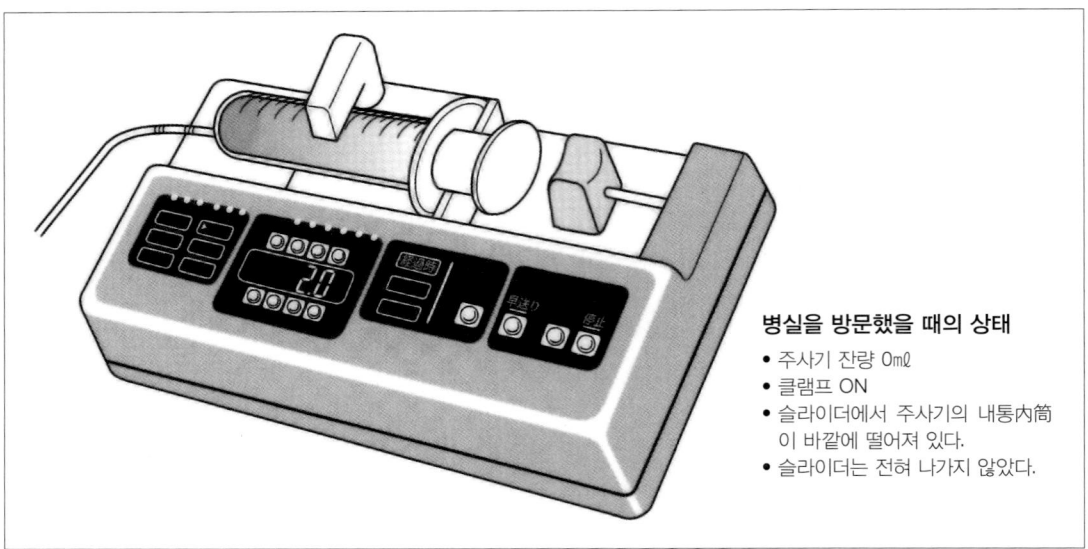

병실을 방문했을 때의 상태

• 주사기 잔량 0㎖
• 클램프 ON
• 슬라이더에서 주사기의 내통內筒
  이 바깥에 떨어져 있다.
• 슬라이더는 전혀 나가지 않았다.

그림 10-7　문제가 발생했을 때의 실린지 펌프

사고의 구조에 기반을 둔 분석의 메리트

시계열사상관련도는 분석에서 가장 중요합니다. 특히 인과 관계를 중시하는 사고의 구조에 기반을 둔 분석을 할 때는 다음과 같은 메리트가 있습니다.

① 사건의 흐름을 그림으로 나타내어 파악하기가 쉽다.
② 불명확한 점이 명확해진다.
③ 직감이나 선입관에서 벗어날 수 있다.
④ 배경 요인(왜 그렇게 되었는가)에 대해 생각하는 과정을 지원한다.
⑤ 당사자의 심리적 공간을 추정할 수 있게 해주는 힌트를 얻을 수 있다.
⑥ 에러에 이르기까지의 프로세스를 추적할 수 있다.

시계열사상관련도를 정확하고 상세하게 그리는 것은 문제점을 파악하는 데 가장 중요합니다. 극단적으로 말하면 시계열사상관련도가 완성되면 분석의 70~80%는 끝났다고 봐도 좋습니다. 단, 깨끗하게 그리도록 주의해야 합니다. 시간축을 모아[*11] 직선을 깔끔하게 그립니다. 시간축이 모이면 상황을 이해하기 쉬워집니다.

순서 2 : 문제점 발견

문제점이라고 생각되는 카드를 발견한다

상황을 잘 이해하고, 포함된 문제점을 발견합니다. 순서 2에서 해야 할 것은 다음과 같은 4가지입니다.

① 문제점이라고 생각되는 카드에 ×를 합니다.
② ×를 한 카드에 번호를 붙입니다.
③ ×를 한 '문제점 카드'를 다른 카드에 옮겨 적습니다. 적을 때 '주어'와 '번호'도 함께 옮겨 적습니다.
④ 옮겨 적은 카드를 다른 모조지에 오른쪽으로 치우쳐 붙입니다.

그림 10-8을 참조하세요.
우선 시계열사상관련도를 보면서 인시던트 또는 사고로 이어진다고 생각되는 사건이나 플레이어끼리의 교환에 포함된 문제점을 추출합니다.

---

*11 휴먼에러 분석은 사람의 행동을 분석 대상으로 하는 경우가 많다. 기초적인 데이터가 되는 것이 인터뷰에 의한 관계자의 증언이다. 사람의 기억은 애매한 점이 있고, 시간에 관한 기억은 잘못된 경우도 있다. 시계열사상관련도를 이용하면 시간적 전후 관계를 쉽게 이해할 수 있고, 증언자들의 기억의 차이를 발견할 수 있는 경우도 있다.

문제점이 있는 카드에 ×를 합니다. 이러한 사례를 처음부터 보면 "예전부터 악필로 유명했다"는 주치의의 문제가 드러나지요. 여기에 또 ×를 합니다(그림 10-8의 ①). "환자 Y씨의 세디션을 간호사 T에게 의뢰했다"에도 ×를 합니다(그림 10-8의 ②). 원래는 자신(간호사 W)의 일이었지요.

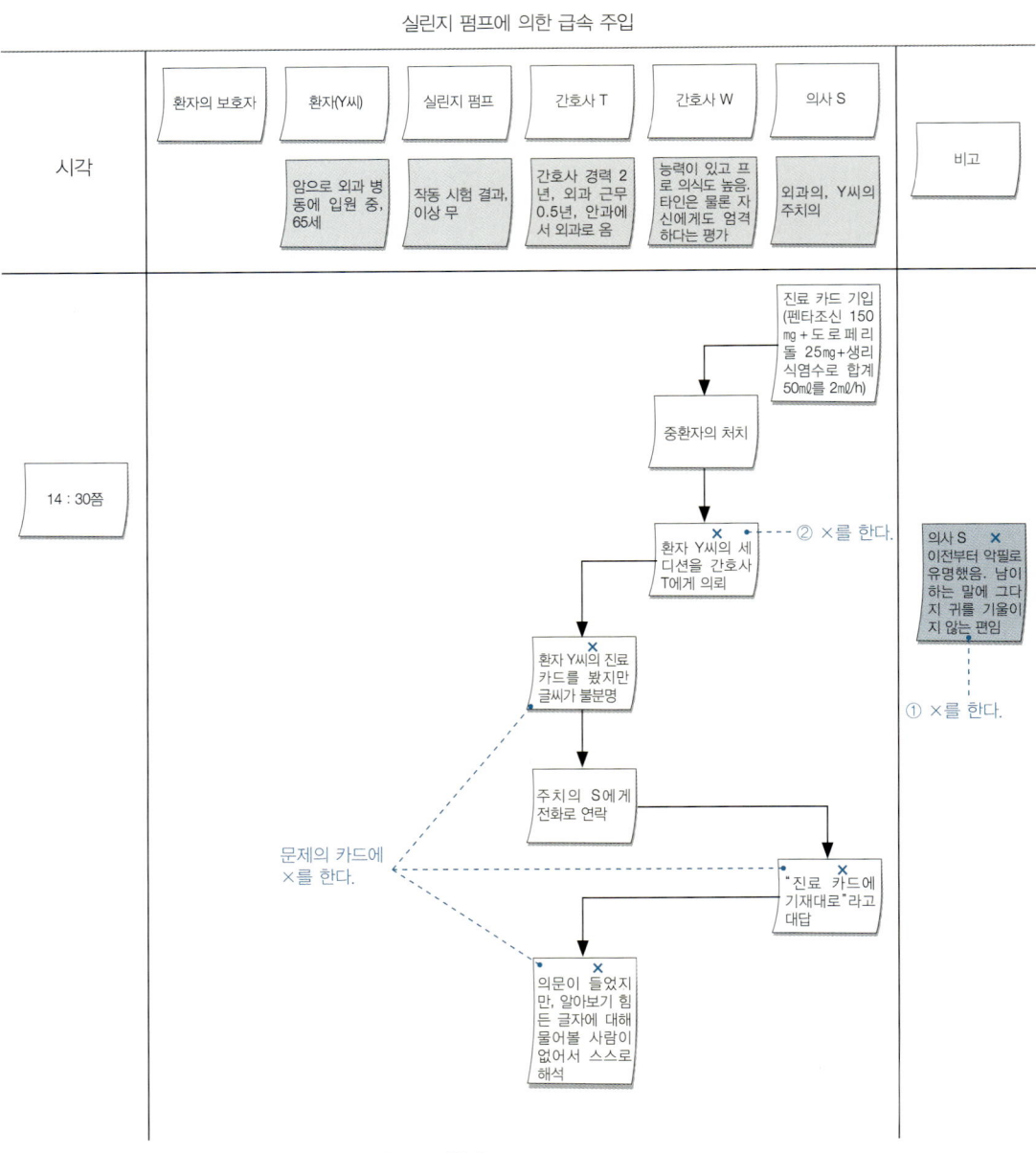

그림 10-8 문제점이라고 생각되는 카드에 ×를 한다.

대개 최후에 발생한 결과가 가장 중요합니다. 그러니 "머리가 어질어질해요"라고 적은 카드에 잊지 말고 ×를 합니다(그림 10-9의 ③).

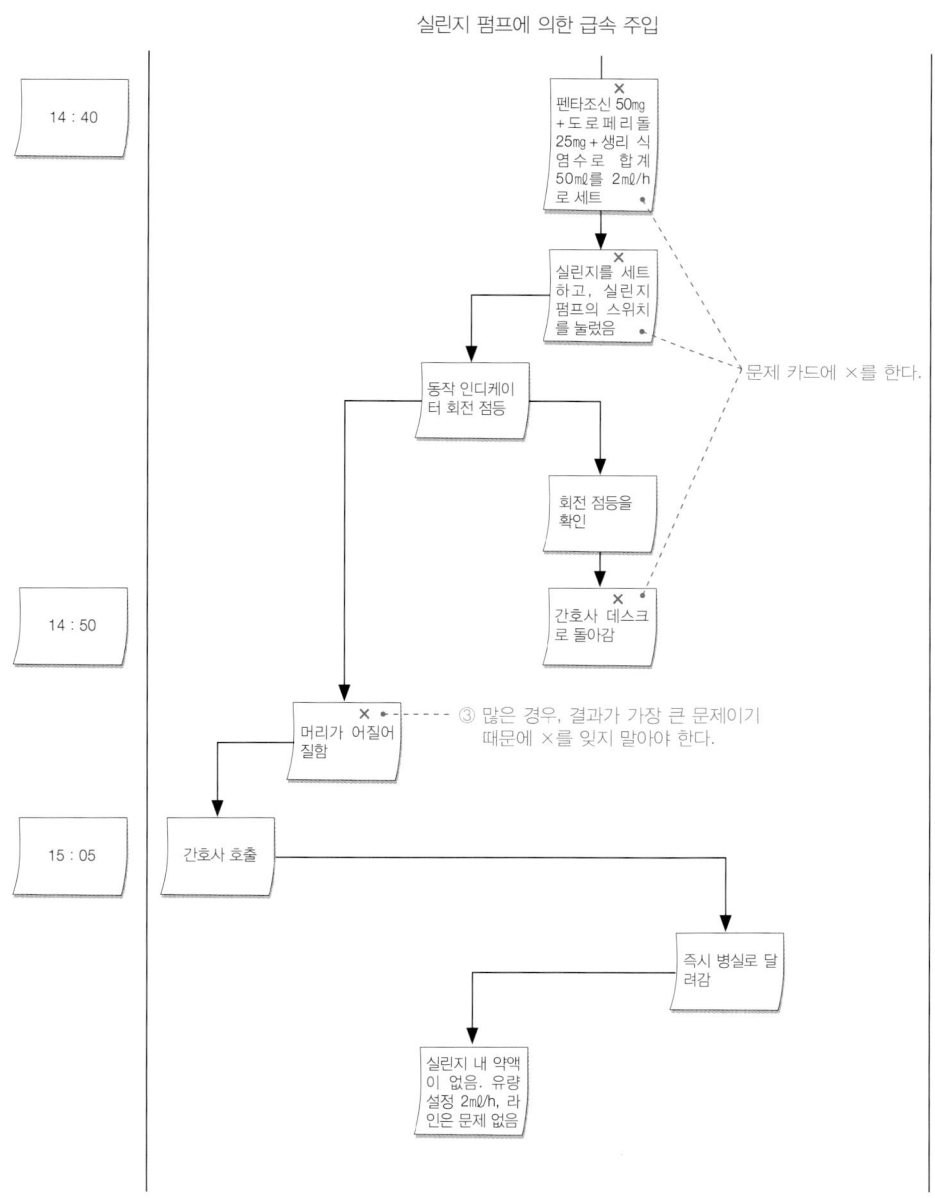

그림 10-9 결과에 ×를 하는 것을 잊지 말아야 한다.

다음에 ×가 그려진 카드에 번호를 붙입니다[*12](그림 10-10).

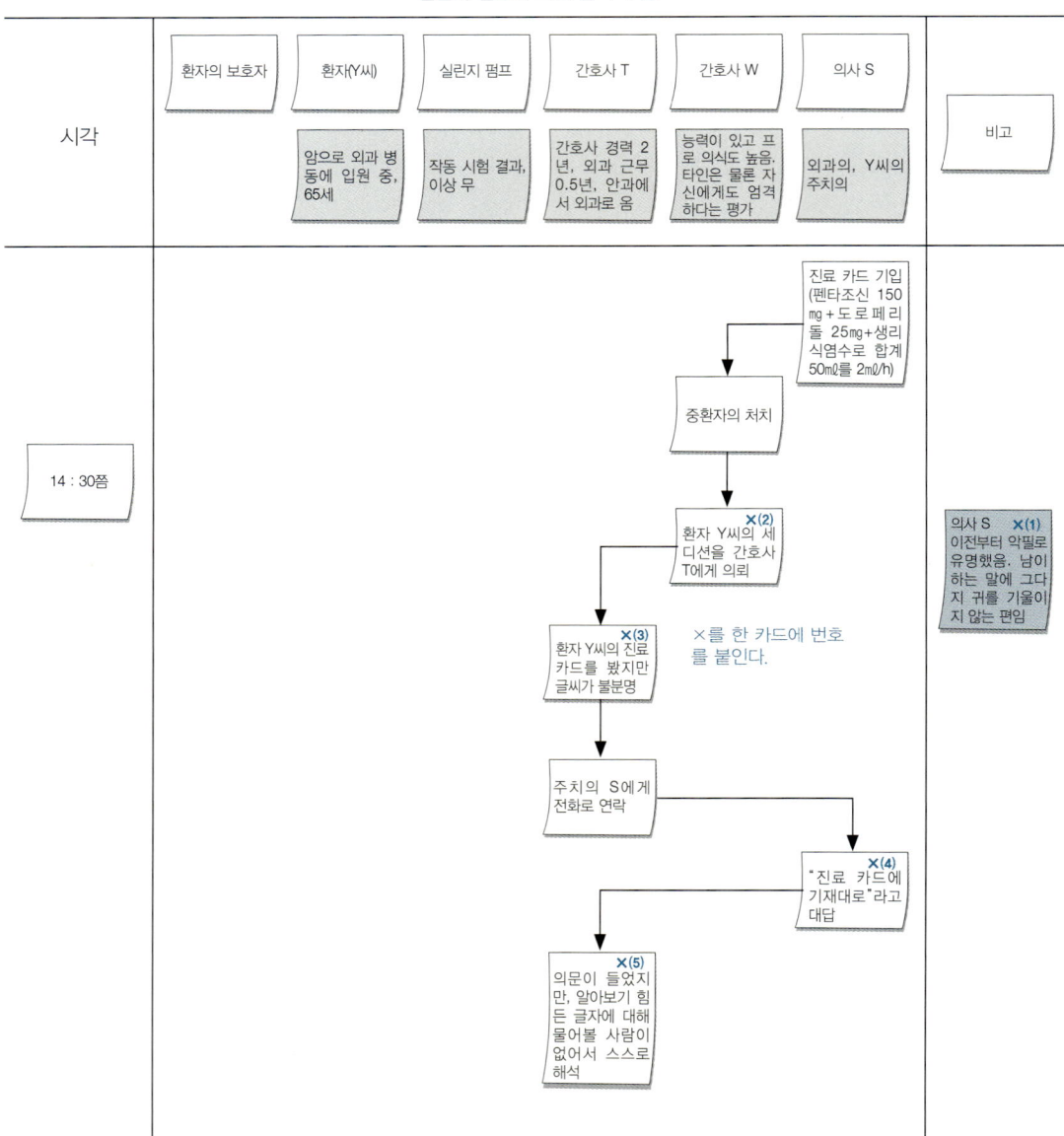

실린지 펌프에 의한 급속 주입

시각	환자의 보호자	환자(Y씨)	실린지 펌프	간호사 T	간호사 W	의사 S		비고
		암으로 외과 병동에 입원 중, 65세	작동 시험 결과, 이상 무	간호사 경력 2년, 외과 근무 0.5년, 안과에서 외과로 옴	능력이 있고 프로 의식도 높음. 타인은 물론 자신에게도 엄격하다는 평가	외과의, Y씨의 주치의		

(그림 내용)

진료 카드 기입 (펜타조신 150mg + 도로페리돌 25mg + 생리식염수로 합계 50mℓ를 2mℓ/h)

중환자의 처치

14 : 30쯤

×(2) 환자 Y씨의 세디션을 간호사 T에게 의뢰

×를 한 카드에 번호를 붙인다.

의사 S ×(1) 이전부터 악필로 유명했음. 남이 하는 말에 그다지 귀를 기울이지 않는 편임

×(3) 환자 Y씨의 진료 카드를 봤지만 글씨가 불분명

주치의 S에게 전화로 연락

×(4) "진료 카드에 기재대로"라고 대답

×(5) 의문이 들었지만, 알아보기 힘든 글자에 대해 물어볼 사람이 없어서 스스로 해석

그림 10-10　×를 한 카드에 번호를 붙인다.

[*12] 번호를 다 붙인 후에 다른 카드를 보고, 이 카드에도 문제가 있음을 깨닫는 경우가 있다. 그런 경우에는 최후의 번호에 이어 번호를 붙인다. 그리고 배후 요인을 탐색할 때, 시계열사상관련도로 되돌아와 생각해야 할 때가 있다. 그때 번호가 있으면 그 카드에 효율적으로 갈 수 있다.

또한 ×를 한 카드의 내용을 다른 카드에 옮겨 적습니다. 이때 주어와 ×의 번호도 옮겨 적습니다(그림 10-11).

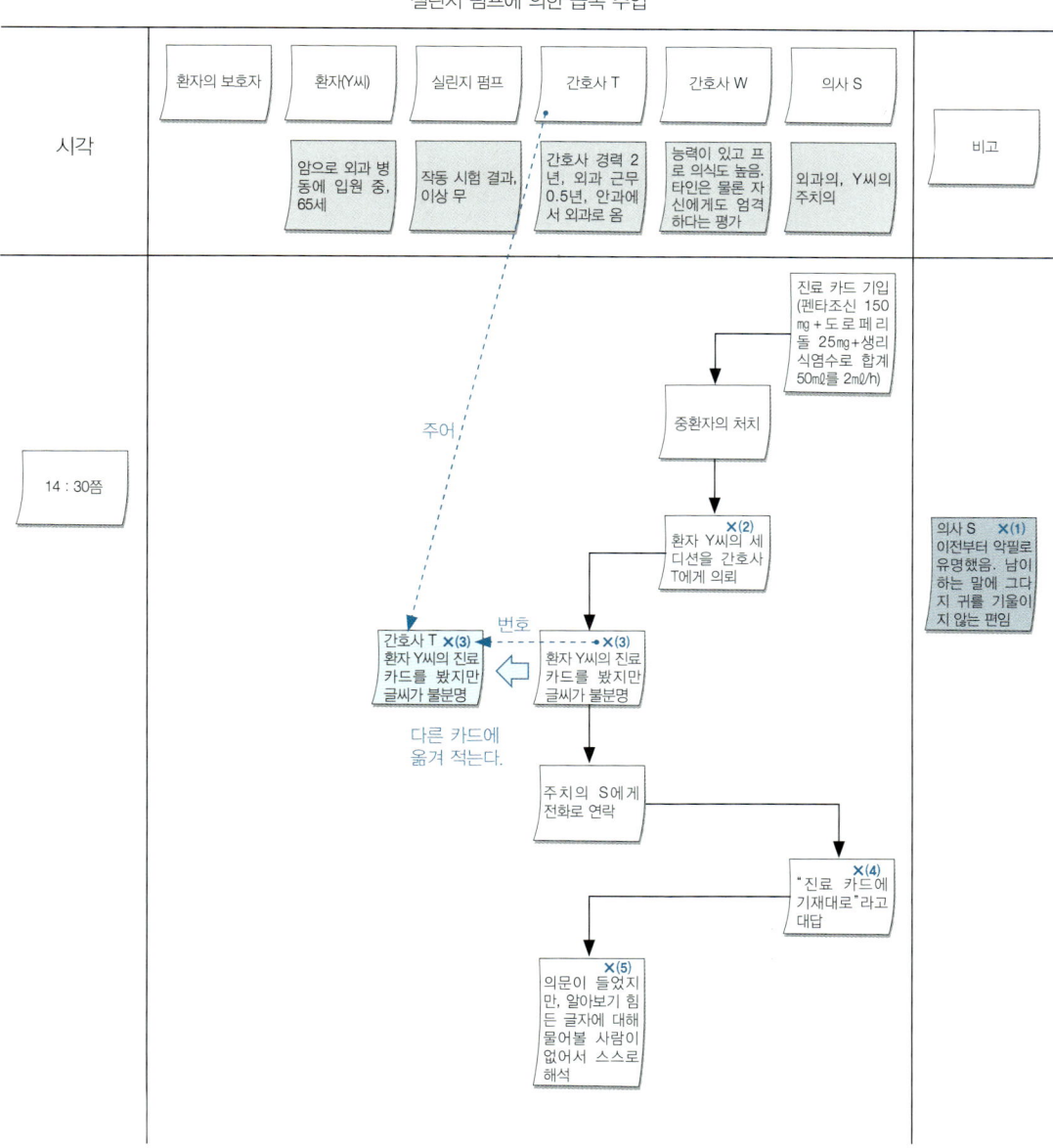

그림 10-11 주어와 ×의 번호를 붙여서 다른 카드에 옮겨 적는다.

옮겨 적은 카드를 2번째 모조지의 왼쪽에 붙입니다(그림 10-12).

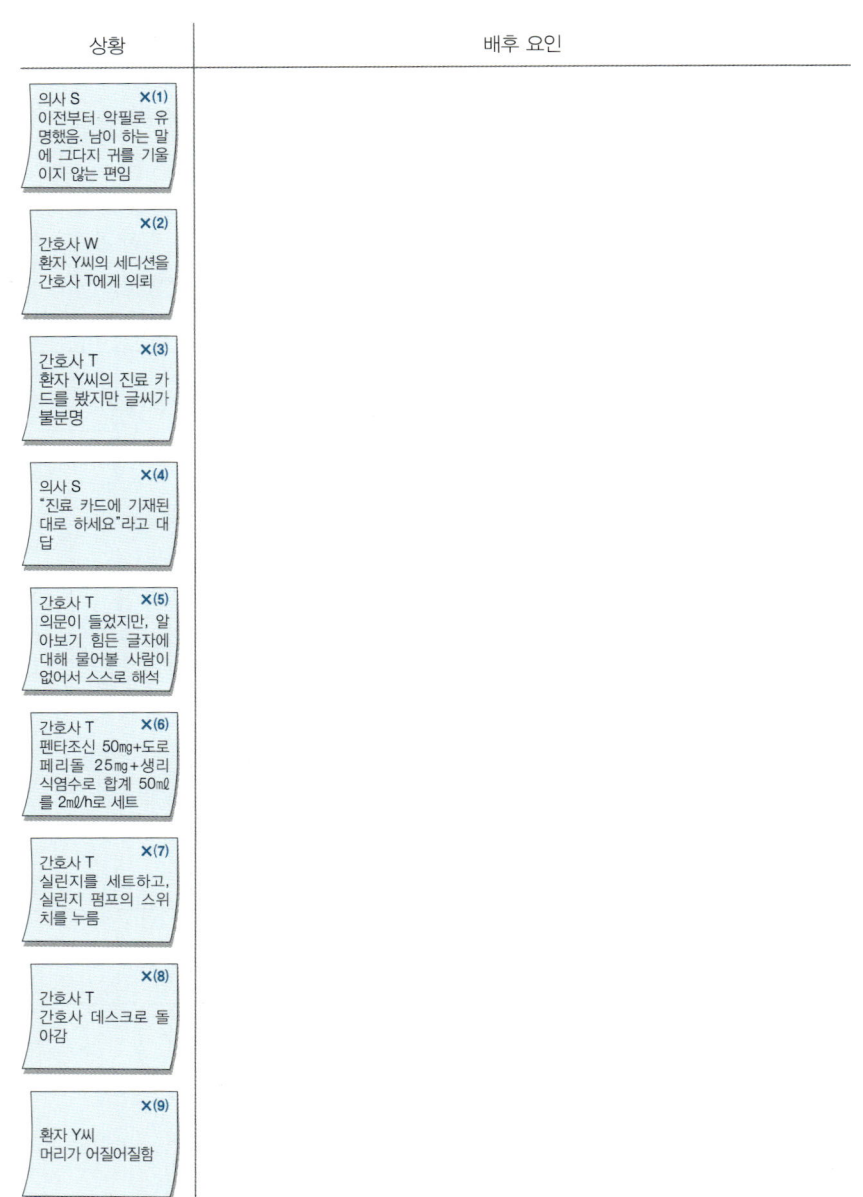

상황	배후 요인
X(1) 의사 S 이전부터 악필로 유명했음. 남이 하는 말에 그다지 귀를 기울이지 않는 편임	
X(2) 간호사 W 환자 Y씨의 세디션을 간호사 T에게 의뢰	
X(3) 간호사 T 환자 Y씨의 진료 카드를 봤지만 글씨가 불분명	
X(4) 의사 S "진료 카드에 기재된 대로 하세요"라고 대답	
X(5) 간호사 T 의문이 들었지만, 알아보기 힘든 글자에 대해 물어볼 사람이 없어서 스스로 해석	
X(6) 간호사 T 펜타조신 50mg+도로페리돌 25mg+생리식염수로 합계 50mℓ를 2mℓ/h로 세트	
X(7) 간호사 T 실린지를 세트하고, 실린지 펌프의 스위치를 누름	
X(8) 간호사 T 간호사 데스크로 돌아감	
X(9) 환자 Y씨 머리가 어질어질함	

그림 10-12   모조지의 왼쪽에 붙인다.

문제점 뽑아내기의 포인트

　문제점을 뽑아내기 위한 포인트는 첫째 바리에이션(Variation), 즉 일탈이나 변화를 발견하는 것입니다.

　인시던트, 또는 사고 당일에 한하여 일상과 다른 상황이 있으면 그것에 주목합니다. 여기에는 5W1H(육하원칙)를 참고하면 좋습니다.

　둘째, 전문가의 상식은 비상식이라고 생각하는 것도 중요합니다. 작업을 모르는 사람은 선입관이 없어서 문제를 지적할 수 있는 경우가 많습니다. 그래서 외부 사람 등이 참여하게 하면 효과적입니다.

　셋째, '시초'와 '대략' 그리고 '원래' 등에 주목합니다. 작업을 전혀 모르거나 해본 적 없는 사람에게 작업 내용을 설명하고, 왜 그러한 작업 방법을 사용했는지 같은 소박한 질문을 예를 들어가며 해보는 것도 경우에 따라서는 매우 큰 도움이 됩니다.

　넷째, 행동 하나하나를 다시 한 번 바라봅니다. '우두머리'라고 생각하거나 '어쩐지 이상하다'고 생각하는 경우에도 대책을 강구할 필요가 있다고 보면서 문제점 중 하나로 파악합니다.

순서 3 : 배후 요인 탐색(수준별)

　"왜 그런 문제가 일어났을까?"라고 물으면서 배후 요인을 찾습니다. 배후 요인을 생각해내기 위해 각 문제점의 배후 요인이나 에러 유발 요인을 열거합니다.

　ImSAFER의 배후 요인을 추정하는 단계는 앞서 소개한 것처럼 3가지 수준으로 나뉩니다〔→ 127쪽, 표 10-1〕.

수준 1 : 원 포인트 "왜?"라는 의문 분석

　수준 1은 원 포인트 "왜?"라는 의문인데, 가장 기본이 되는 방법입니다. 순서 2에서 뽑아낸 문제점인 ×가 붙은 카드에서 분석 대상인 행동(상황)을 골라냅니다. 그리고 분석 대상인 행동(상황)을 "왜?"라는 의문으로 분석합니다.

그림 10-13은 "간호사 W가 환자 Y씨의 세디션을 간호사 T에게 의뢰했다"는 행동을 분석하기 위해 카드를 모조지의 넓은 부분으로 이동시킨 것을 나타냅니다.

분석 대상인 행동은 "간호사 W가 환자 Y씨의 세디션을 간호사 T에게 의뢰했다"는 것입니다. 왜 간호사 W는 세디션을 의뢰했을까요?

이 행동을 설명하는 것이 앞서 레빈의 행동 모델입니다.〔→ 54쪽〕

$$B = f(P, E)$$

[B: behavior(행동), P: person(인간), E: environment(환경)]

E(환경)는 물리적 공간에서 매핑되어 형성된 것으로, 이 사례에서도 $B = f(P, E)$가 성립되고 있습니다. 따라서 순서대로 해야 하는 것은 $B = f(P, E)$의, 인간에 관한 P와 환경에 관한 E를 구체적으로 적어보는 것입니다(표 10-3).

코프카는 "사람은 자신이 이해한 세계(심리적 공간)에 기초하여 가장 바르거나 합리적이라고 생각되는 판단을 한 뒤, 그것을 행동으로 옮긴다"고 설명했습니다〔→ 55쪽〕 따라서 분석 대상인 행동의 배후 요인 카드에는 "바르다고 판단했다"가 반드시 들어갑니다. 이 경우는 "간호사 T에게 환자 Y씨의 세디션을 의뢰하는 것이 바르다"고 생각하고, 실제로 그렇게 행동한 경우입니다(그림 10-14의 ②).

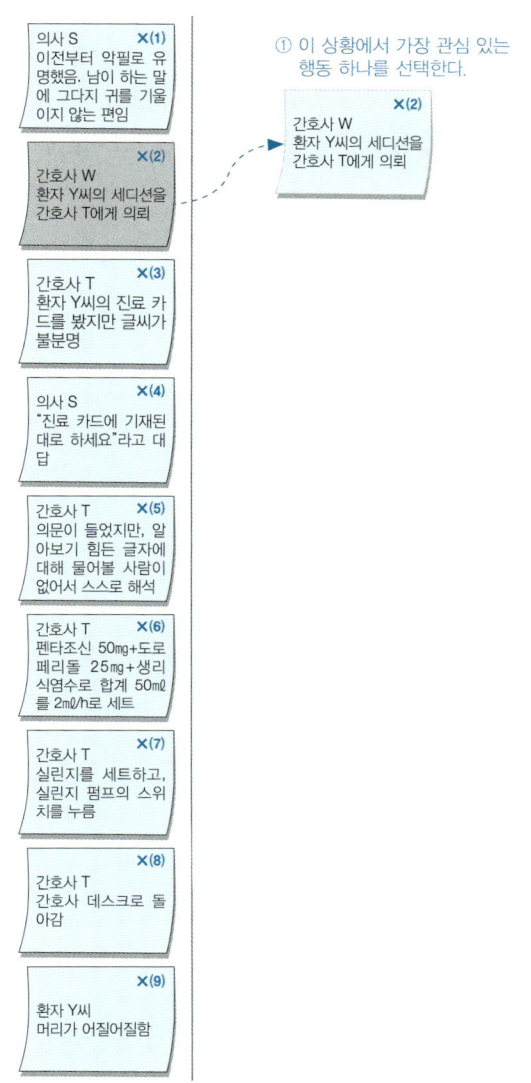

그림 10-13 분석 대상인 행동을 이동시킨다(간호사 W의 경우).

분석 대상자: 간호사 W	
분석 대상인 행동: 환자 Y씨의 세디션을 간호사 T에게 의뢰	
P(인간)	**E(환경)**
• 간호사 T의 펌프 조작 실력을 잘 모른다. • 담당하고 있는 환자가 너무 많다. • 환자의 고통을 조금이라도 덜어주고 싶다.	• 교환 시간이 촉박하다. • 상태가 급변하는 환자에 대해 대응하느라 바쁘다. • 다른 사람들도 모두 바쁘다.

표 10-3 레빈의 행동 모델에 기초하여 데이터를 정리(간호사 W의 경우)

그리고 그 판단의 근거가 그 배후에 있는 형식입니다(그림 10-14의 ③).
그래서 그 배후에도 관련 요인이 있습니다(그림 10-14의 ④). 이런 식으로
배후 요인을 찾아가는 것이 원 포인트 "왜?"라는 의문 분석법입니다.

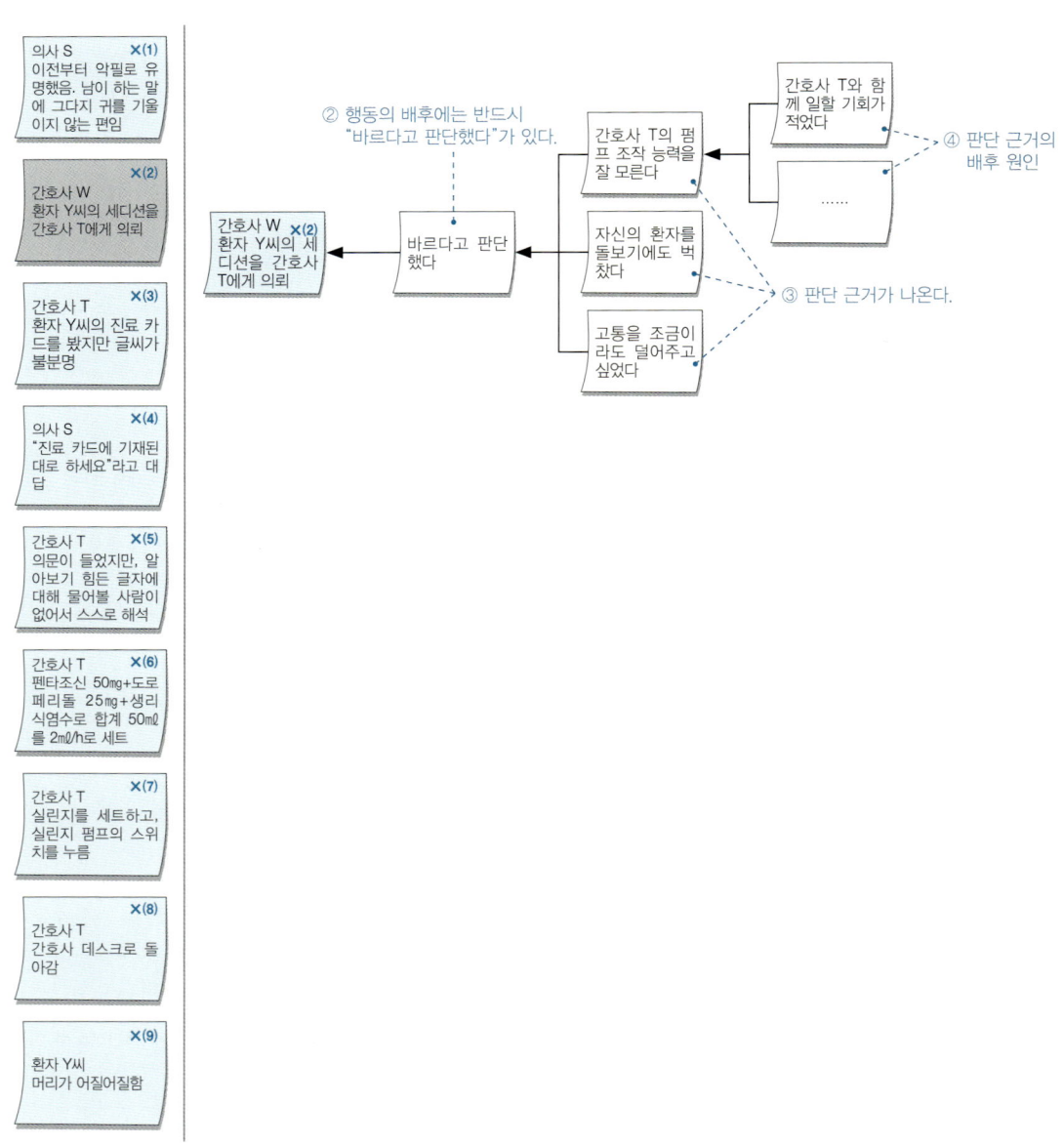

그림 10-14　수준 1: 원 포인트 "왜?"라는 의문 분석(간호사 W의 경우)

마찬가지로 다른 플레이어의 행동을 분석하고 싶다면 그림 10-15처럼 문제 카드 중에서 그 카드를 이동시킵니다. 그리고 그 카드에만 주목하여 레빈의 행동 모델에 기초해 데이터를 정리하고(표 10-4, 그림 10-16), "왜?"라는 분석을 해나갑니다.

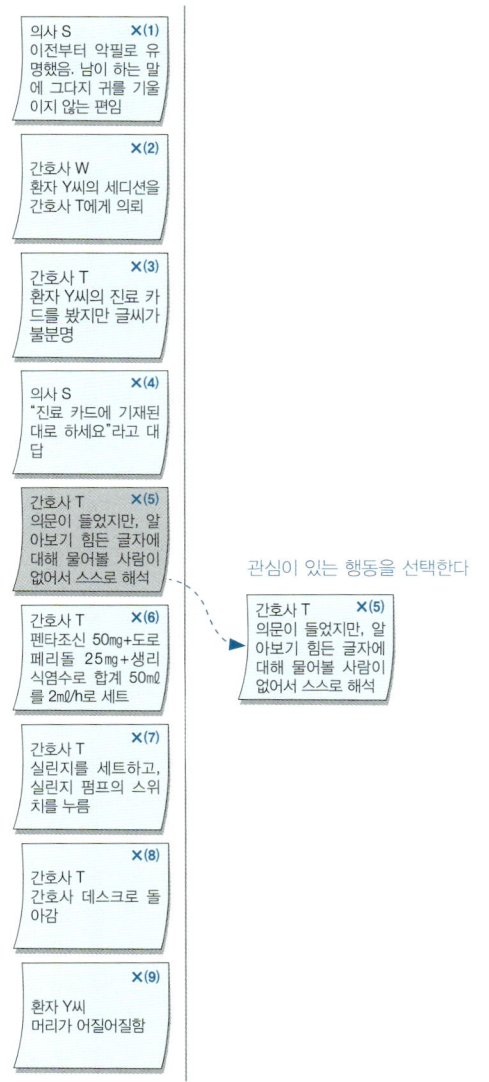

그림 10-15   분석 대상인 행동을 이동시킨다(간호사 T의 경우).[13]

---

[13] 분석 대상인 행위에 "~때문에"를 넣으면 배후 요인이 한정되어버린다. 행동만을 뽑아서 기재하는 편이 좋다. 예를 들면 "지시받은 내용을 자기 스스로 해석했다"라고 기록한다.

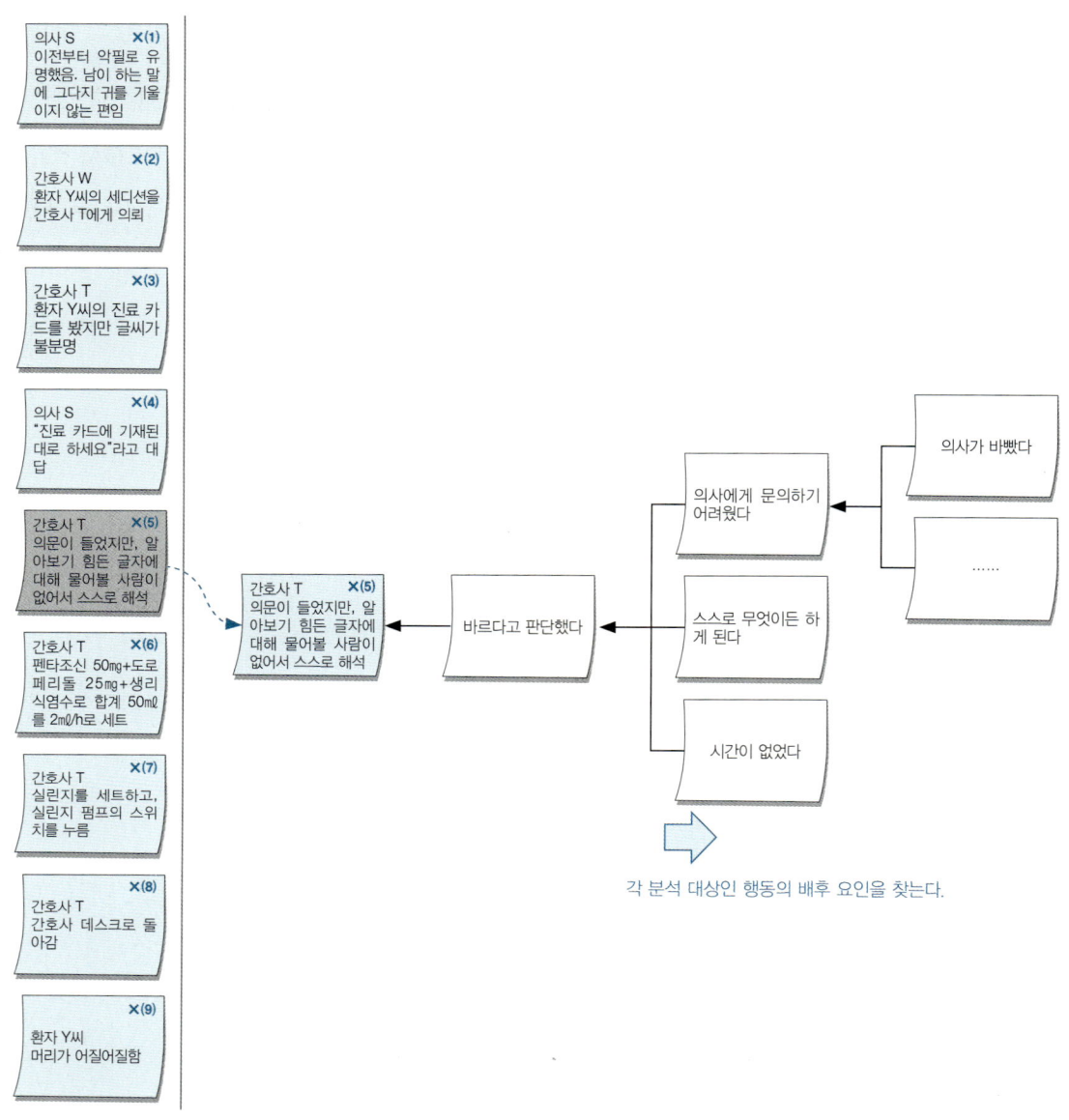

그림 10-16 수준 1: 원 포인트 "왜?"라는 의문 분석(간호사 T의 경우)

분석 대상자: 간호사 T	
분석 대상인 행동: 지시받은 내용을 스스로 해석	
P(인간)	E(환경)
• 약에 관한 지식이 부족하다. • 결과의 중대성을 이해하지 못하고 있다. • 환자의 고통을 빨리 덜어주고 싶다.	• 시간이 없었다. • 의사가 바빴다. • 다른 의견에 귀를 기울이지 않는 의사였다. • 판독하기 어려운 손글씨로 된 주사처방전 • 다른 모든 사람도 바쁘다.

표 10-4 레빈의 행동 모델에 기초하여 데이터를 정리한다(간호사 T의 경우)

수준 2: 사건 흐름 분석도

수준 2는 시간적 여유가 있거나 직종이 다른 구성원이 분석하는 것을 목적으로 한다고 했습니다. 문제가 있는 사건의 흐름으로 전체를 파악하고, 각 문제 행동의 배후 요인을 탐색합니다.

우선 문제 카드 중에서 이 사건의 흐름을 파악해볼 수 있는 카드를 고릅니다. 그런 다음 그것을 시간축에 따라 세로로 나열합니다(그림 10-17).

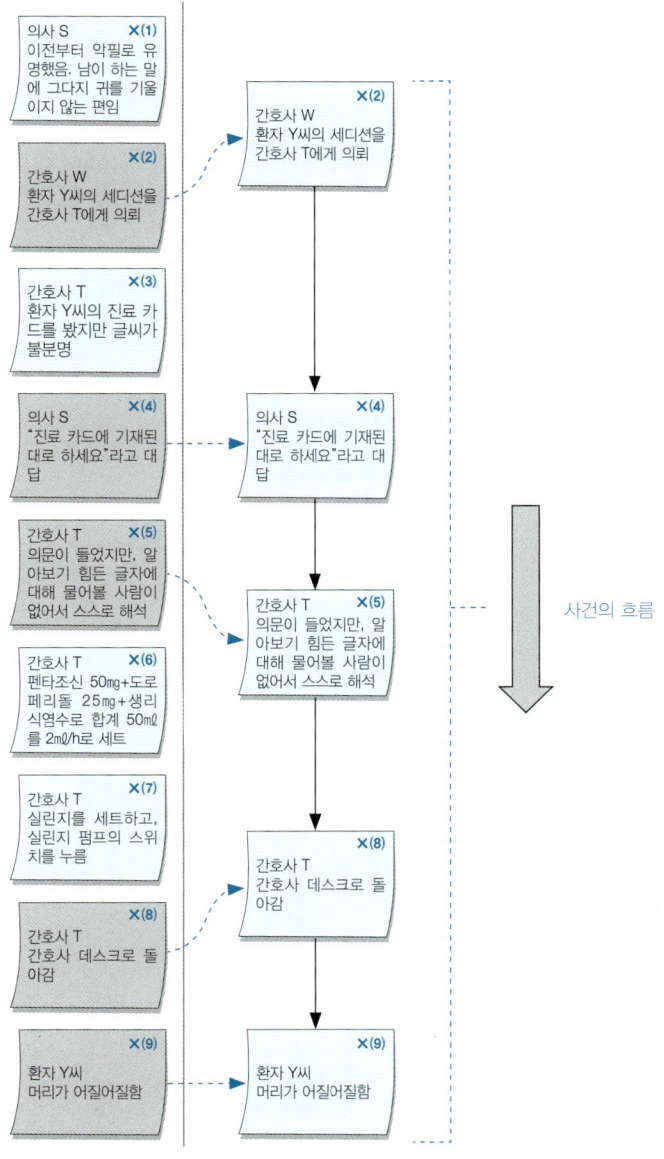

그림 10-17   사건의 흐름을 문제 카드를 이용하여 시간축에 따라 세로로 나열한다.

VA-RCA[*14]가 이용되는 사건 흐름도와 거의 같다고 생각하면 좋습니다.

또한 각 문제 카드(분석 대상인 행동)에 대해 "왜?"라는 의문 분석을 합니다. 이 방법의 메리트는 세로축으로 사건의 흐름을, 가로축으로 인과관계를 한번에 나타낼 수 있다는 것입니다(그림 10-18).

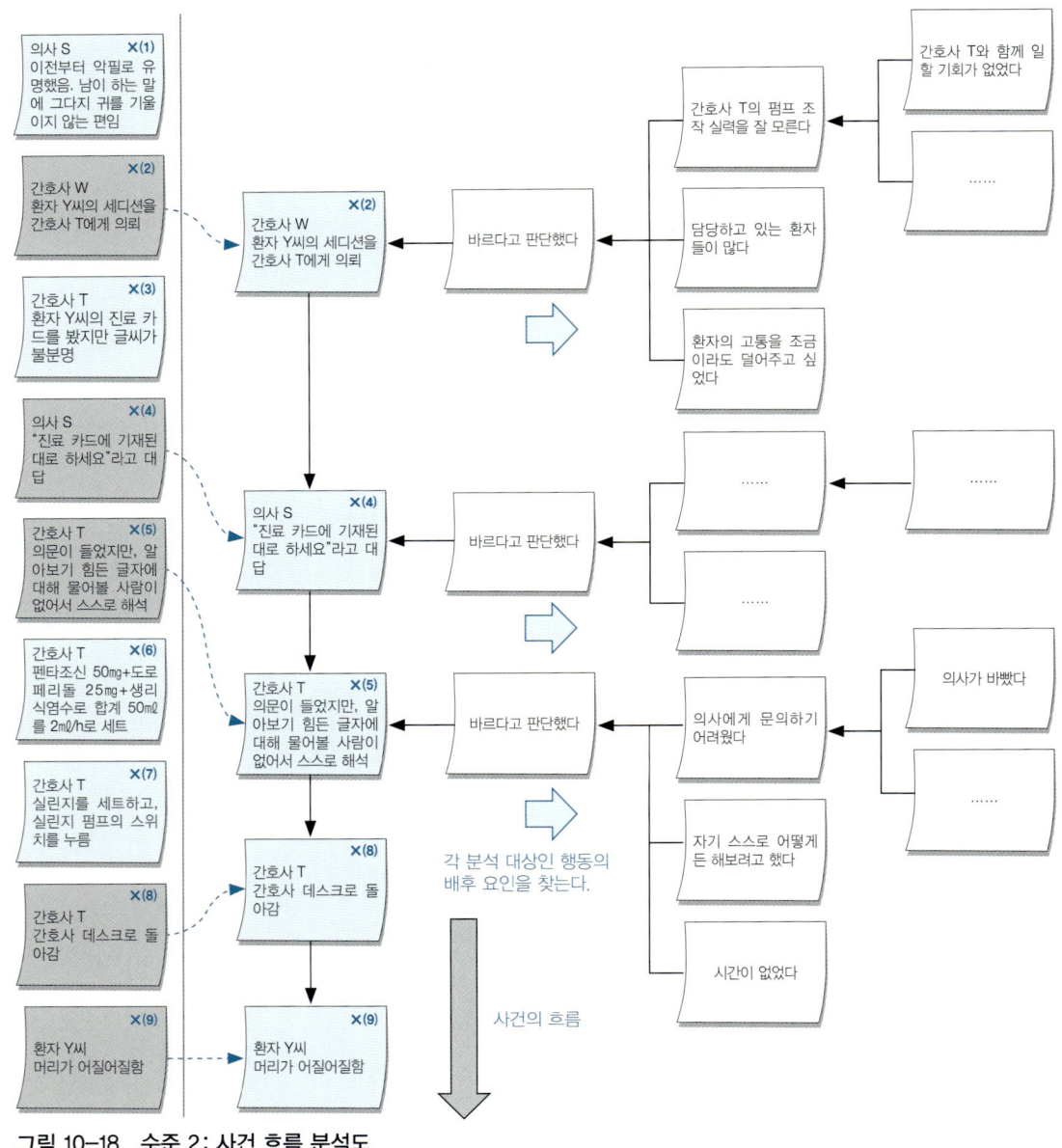

그림 10-18 수준 2: 사건 흐름 분석도

*14 미국의 퇴역군인청·환자안전센터(VANCPS)에서 개발된 RCA 방법. 사건 흐름 분석도를 작성하여 각 사건의 배후를 "왜?"라는 분석으로 파고들어간다[→ 180쪽].

수준 3 : 에러 사건과 현상의 구조 분석

수준 3은 지금까지의 Medical SAFER와 같습니다. 최종적으로 발생한 문제에서 배후 요인을 논리적으로 탐색해나갑니다. 그래서 가장 중요하다고 생각되는 문제점을 1개만 선택합니다. 대개는 인시던트, 즉 최종적으로 일어난 결과입니다. 이 사례에는 "환자 Y씨가 머리가 어질어질하다고 함"에서 시작합니다(그림 10-19).

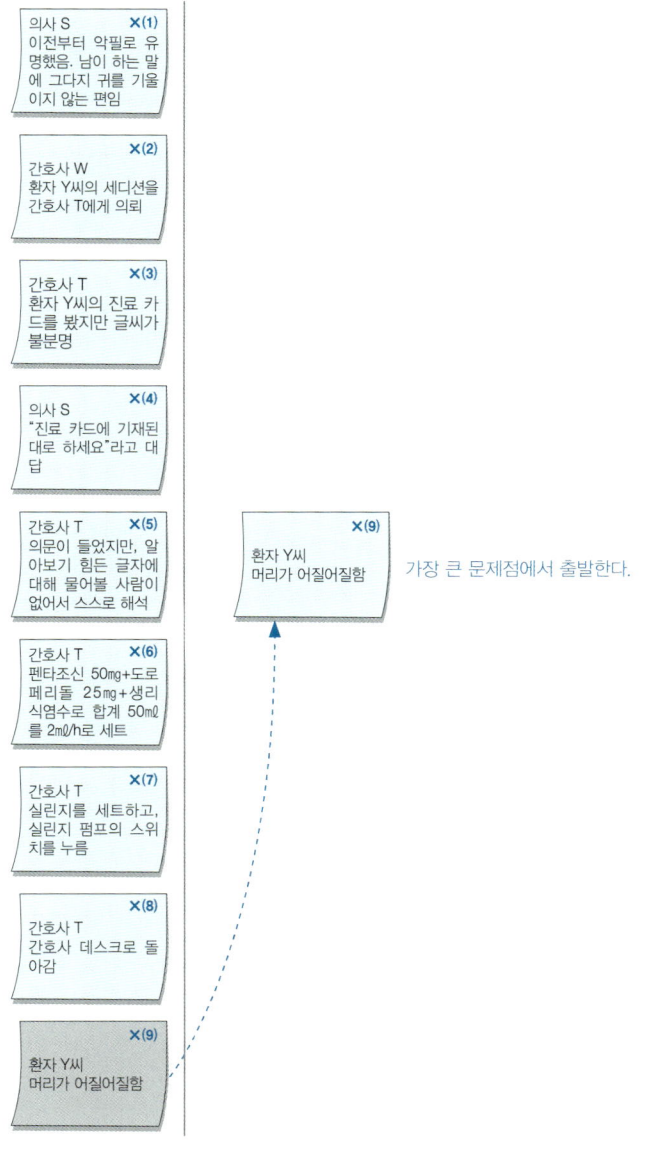

그림 10-19   사례 중 가장 큰 문제점에서 출발한다.

▼ 왜 머리가 어질어질한가?

채택된 문제점에 대해 잘 생각하여 "왜 그 문제가 일어났는가?" 또는 "왜 그 상태가 유발되었나?"를 추정합니다. 이 사례에서는 환자가 "머리가 어질어질하다"라고 하는 것은 무엇 때문인지 논리적으로 생각합니다.

자주 하는 잘못은 "간호사 T가 실린지 펌프의 설정을 잘못했기 때문에" "머리가 어지럽다"는 논리입니다. 과연 그럴까요? 비록 간호사가 설정을 잘못해서라고 하더라도 반드시 머리가 어지럽다고는 할 수 없습니다. 단순하게 생각하면 머리가 어질어질한 이유는 "진통제를 급속히 주입했기 때문"입니다. 현상을 잘 분석(관찰)해야 합니다. 좀 더 정확하게 표현하면 "25시간 동안 주입해야 하는 진통제를 단 몇 분 만에(급속히) 주입했기 때문"입니다. 이것을 카드에 적어서 화살표로 연결합니다. 화살표의 방향은 '원인에서 결과로'입니다.[15]

또한 앞서 소개한 사고의 구조를 보면 진통제가 체내에 급속히 들어가기 시작했다는 내용의 에러 발생과, 급속한 주입을 발견하지 못했다는 에러 확대 방지 실패라는 2가지로 나눌 수 있습니다(그림 10-20).

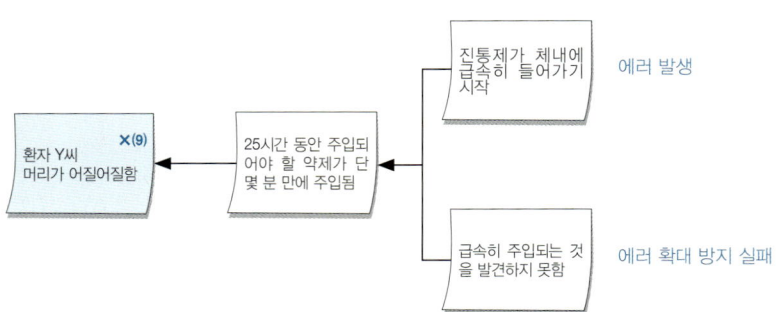

그림 10-20 사고의 구조

---

[15] 작업의 방향은 없다. 인과의 방향인 것에 주의한다. "왜?"라는 의문으로 배후 요인을 탐색해나가는 것은 나무의 뿌리(root)를 더듬어가는 것과 같다. 즉, 뿌리가 양분을 먹은 뒤 가지나 잎으로 보내는 방향이라고 생각하면 좋다.

◥ 그러면 왜 '진통제가 체내에 급속히 들어가기 시작'했을까?

그러면 왜 '진통제가 체내에 급속히 들어가기 시작'했을까요? 이것을 이해하려면 물리적 인과 관계를 주의 깊게 봐야 합니다.

액체는 압력이 높은 곳에서 낮은 곳으로 흐릅니다. 따라서 약제가 몸속에 들어간다는 것은 바늘 끝의 내부 압력이 혈관 내 압력보다도 높았기 때문입니다. 그리고 단단한 주사기라는 밀폐 용기에 들어 있는 액체가 이동하려면 주사기, 즉 '피스톤이 자유롭게 움직이는 상태'에 있어야 합니다. 이러한 힌트는 상황이 발생한 직후의 펌프 상태를 관찰하는 것으로 알 수 있습니다(그림 10-21, 10-22). 이 2가지 조건이 동시에 갖추어졌을 때 약제가 급속히 환자의 몸에 흘러들어가게 됩니다.[16]

◥ 왜 '압력차가 생겼'을까?

우선 왜 압력차가 생겼을까요?

그림 10-21을 보면 알 수 있듯이 실린지 펌프가 환자보다 더 높은 위치에 세트되어 있었기 때문입니다. 이러한 위치 관계에 의해 바늘 끝의 내부 압력이 혈관 내 압력보다 더 높게 세트되었기 때문입니다.

한편 "외통, 혹은 피스톤이 자유롭게 움직였는가?"는, 그림 10-22를 보면 알 수 있듯이, 실린지의 피스톤이 슬라이더에서 떨어졌음으로 알 수 있습니다.

이런 식으로 배후 요인을 하나하나 찾아나갑니다(그림 10-23).

◥ 왜 '급속한 주입을 발견하지 못했'는가?

다음으로, 에러 확대 방지 실패를 보면 "왜 급속한 주입을 발견하지 못했는가?" 묻게 됩니다.

간호사 T가 실린지 펌프를 세트한 때는 14시 40분경이었습니다. 간

---

[16] 약액이 가득한 주사기와 수액 라인이 세트된 실린지 펌프의 위치가 환자보다 높은 곳에 있고, 실린지의 피스톤이 고정되어 있지 않았을 때 낙차로 인해 약액이 단시간에 대량으로 주입되는 것을 사이포닝 현상이라고 한다.

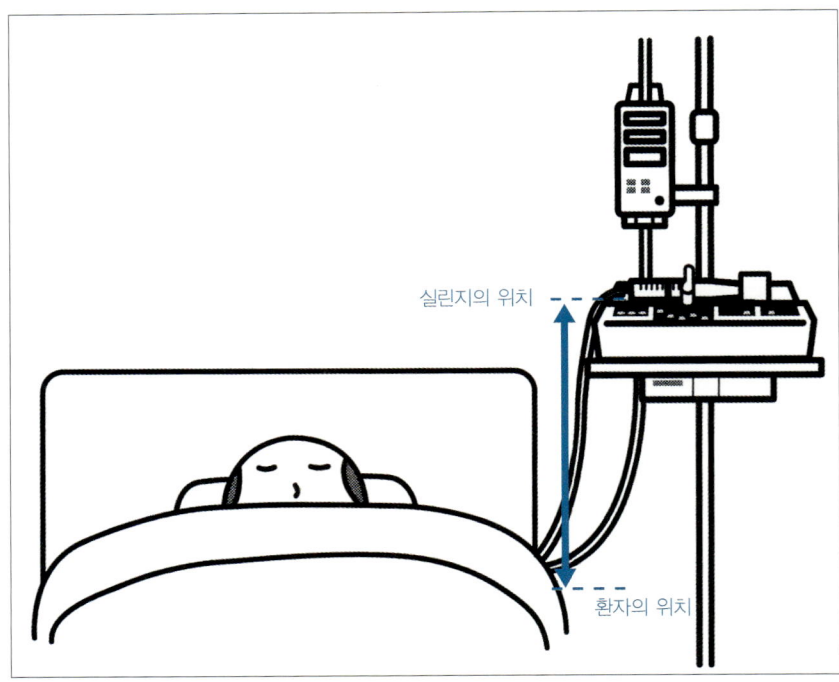

실린지의 위치

환자의 위치

그림 10-21　상황이 발생한 직후 실린지 펌프의 상태

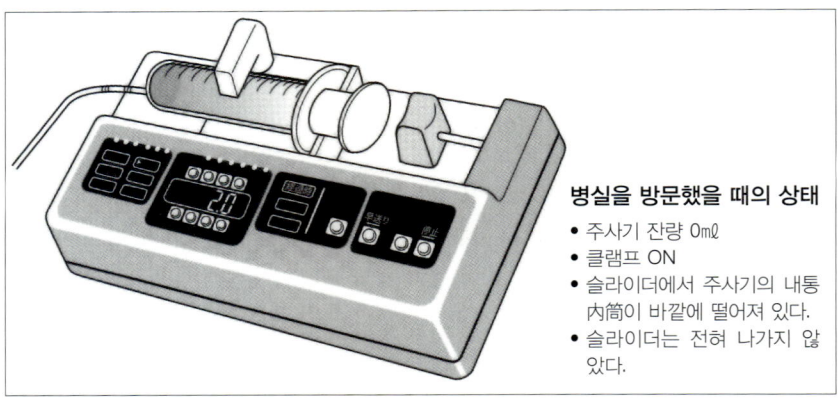

병실을 방문했을 때의 상태
- 주사기 잔량 0㎖
- 클램프 ON
- 슬라이더에서 주사기의 내통 內筒이 바깥에 떨어져 있다.
- 슬라이더는 전혀 나가지 않았다.

그림 10-22　문제 발생 당시 실린지 펌프

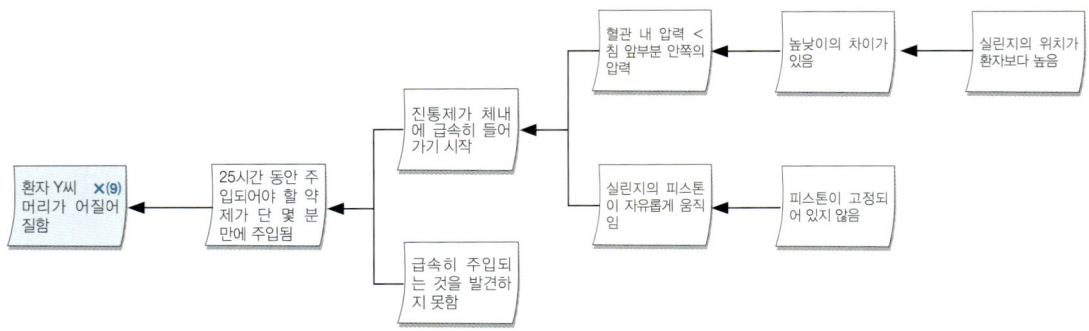

그림 10-23　물리적 인과 관계에 착안하여 배후 요인을 찾는다.

호사 T의 증언을 보면, 간호사 데스크로 돌아온 시간이 14시 50분경이었음을 알 수 있습니다. 세트를 끝낸 시간은 불명확합니다만, 약 5분정도 걸렸다고 생각하면, 간호사 T는 실린지 펌프를 세트한 후 펌프의 상태나 환자의 상태를 관찰하지 않고 간호사 데스크로 돌아간 것으로 추측할 수 있습니다. 따라서 급속한 주입을 발견하지 못했다는 것은 피스톤의 움직임을 살펴보지 않았기 때문이라고 봅니다. "왜 살펴보지 않았는가?"라고 묻는다면 "간호사 데스크로 돌아갔기 때문입니다"라고 대답하겠습니다(그림 10-24).

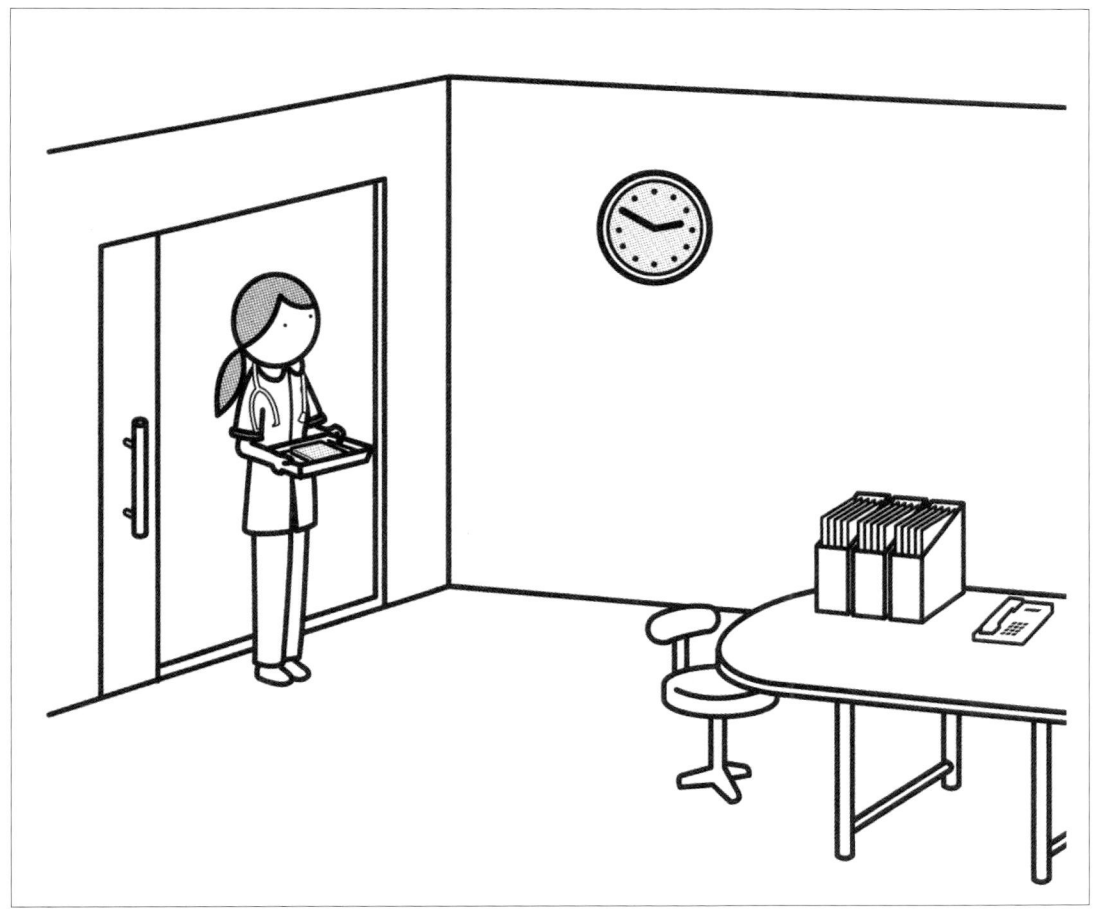

그림 10-24 간호사 T는 간호사 데스크에 14시 50분경 돌아왔다.[17]

*17 실제로는 이에 대한 기록 영상이 없다. 간호사 T의 증언으로 추정한 것이다.

에러 확대 방지 실패, 즉 발견하지 못했던 이유의 배후 요인은 그림 10-25와 같습니다.

그림 10-25는 "간호사 T가 간호사 데스크로 돌아갔다"를 추가한 것입니다. 하지만 여기서 순서 2에서 ×를 한 문제 카드[→ 145쪽, 그림 10-12]를 보면, 이미 "간호사 T가 간호사 데스크로 돌아갔다"가 있습니다. 이러한 경우에는 새로운 카드를 만들지 말고, 이미 문제점을 적은 뒤 늘어놓은 카드를 이동시킵니다.[*18] 즉, 문제 카드가 배후 요인이 되는 경우가 있습니다(그림 10-26).

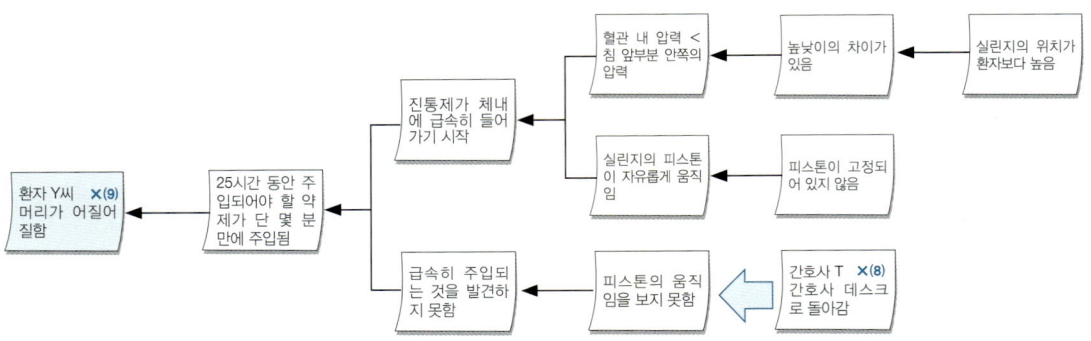

그림 10-25 발견하지 못하게 된 배후 요인을 추정

---

*18 필자의 경험으로는, 이 문제 카드의 이동을 이해한 수강생 중 몇몇이 분석 대상이 되는 카드 1장만 남기고 다른 모든 카드를 오른쪽으로 이동시킨 다음, 그 이동시킨 카드를 조합해 배후 요인을 탐색하려는 행위를 하는 것을 자주 관찰했다. 이러한 방법은 거의 실패한다. 배후 요인의 인과 관계를 논리적으로 탐색하는 것을 우선해서 나온 배후 요인에 관한 기록이 이미 나온 문제 카드의 기록과 같은 경우에만 카드를 이동시켜야 한다.

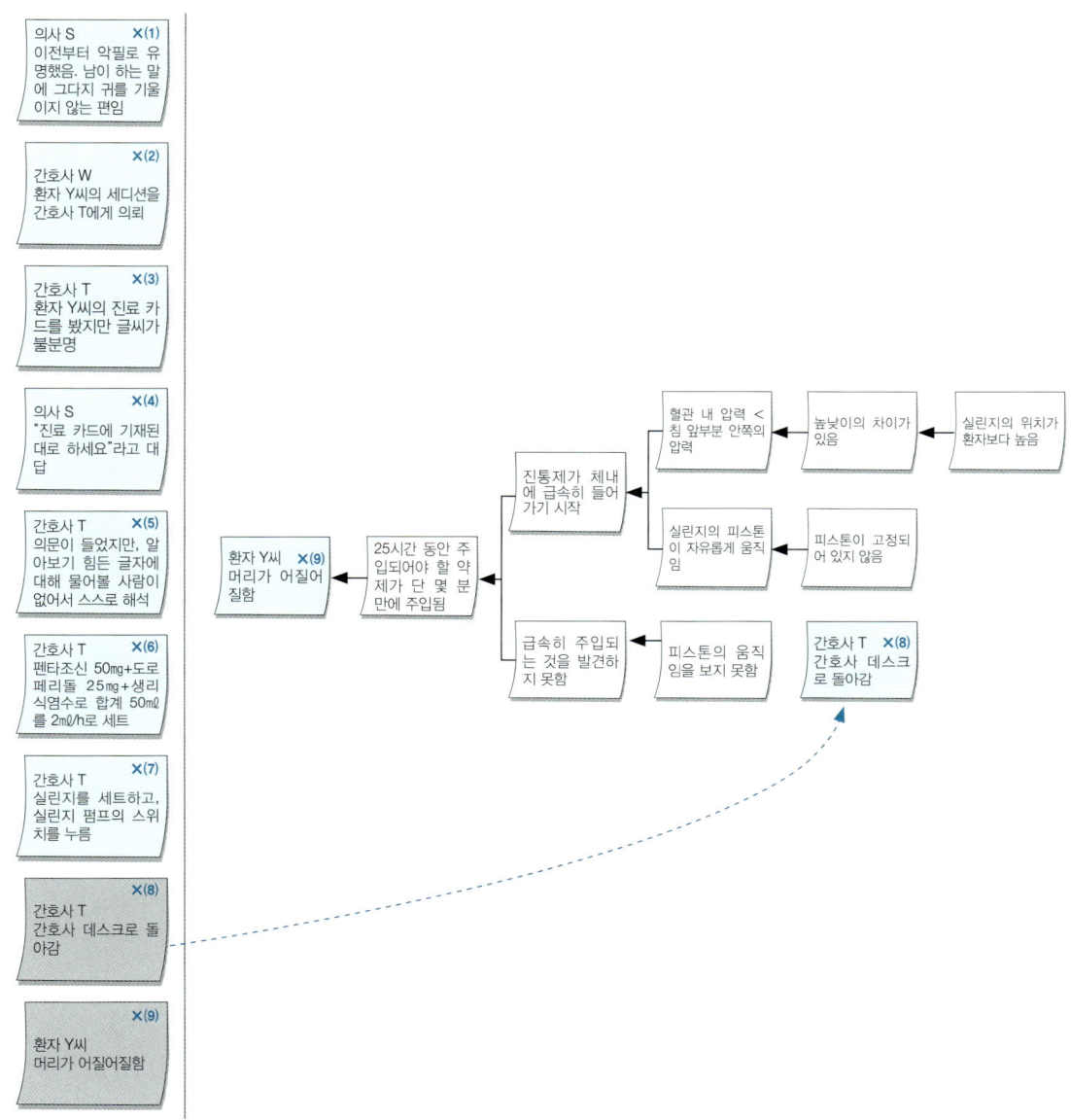

그림 10-26 문제 카드와 같은 배후 요인이 나오면 문제 카드를 이동시킨다.

이렇게 배후 요인 전체를 탐색하여 얻어진 것이 그림 10-27의 배후 요인 관련도입니다.

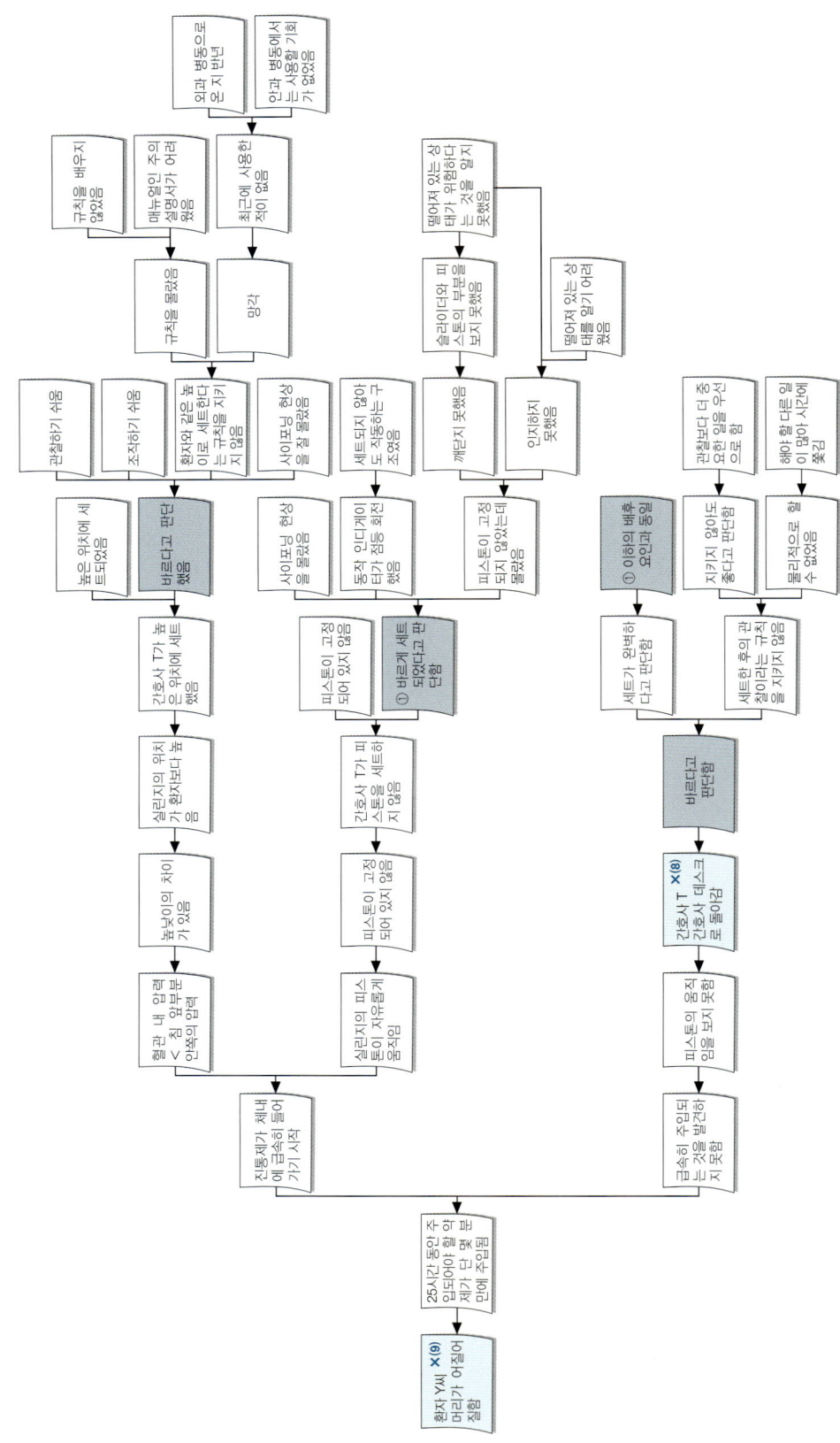

그림 10-27 배후 요인 관련도

▼ 남은 카드에서 문제점을 찾는다

물론 여기서 분석을 종료해도 좋습니다만, 하나의 사례에 여러 문제점이 포함된 경우가 많습니다. 최초의 가장 중요한 문제점을 다 찾고도 아직 문제점 카드 몇 장이 남아 있는 경우, 그 남겨진 카드에는 이제 분석을 끝낸 문제점과는 직접 관계가 없는 독립된 문제점이 있을 가능성이 있습니다.

그래서 남은 문제 카드에서 가장 중요한 문제점을 찾습니다(그림 10-28).

다음으로 큰 문제점은 의사의 지시와 투여된 약제의 양이 달랐다는 것입니다. 실제로는 '펜타조신 50㎎ + 도로페리돌 25㎎ + 생리 식염수로 합계 50㎖를 2㎖/h'로 세트했지요. 그러나 주치의는 항상 하던 대로 '펜타조신 150㎎ + 도로페리돌 25㎎ + 생리 식염수로 50㎖'라고 증언했기 때문에 펜타조신은 150㎎이 주사 처방전에 적혀 있었습니다만, 간호

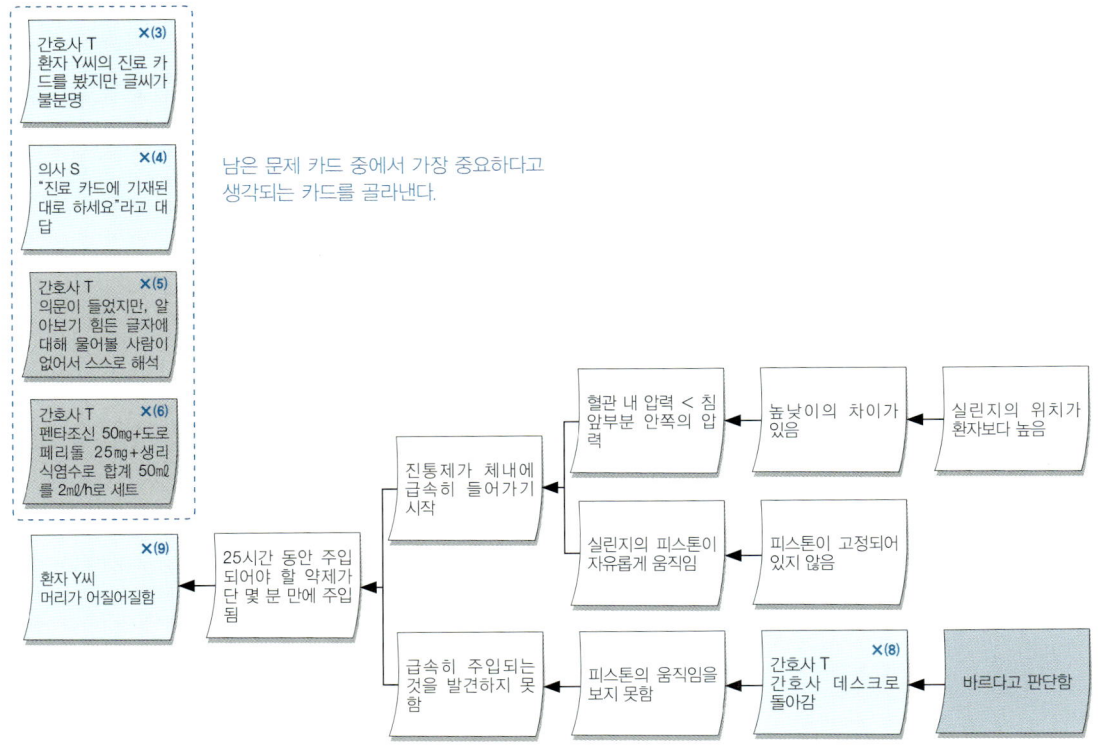

그림 10-28   남은 카드에서 중요하다고 생각되는 카드를 고른다.

사 T는 100mg 적은 50mg을 세트했습니다.

분석 대상 상황이 정해지면 다음에는 마찬가지로 다시 배후 요인을 찾아나갑니다(그림 10-29). 이때 대상 상황의 카드의 내용을 간결하게 수정하면 배후 요인이 무엇인지를 생각하기가 쉬워집니다. 예를 들면 약제의 구체적인 명칭은 생략하고, 의사가 지시한 약제의 양과 실제로 투여된 약제의 양이 달랐다면 분석 대상이 가지는 문제가 명확해지지요.

약제의 양이 잘못된 것에 관한 배후 요인에는 많은 문제 카드가 사용되는 것을 알 수 있습니다. 결과적으로 환자 Y씨에게 다량의 진통제가 한번에 주입되었습니다만, 그 전에 약제 관련 지시가 간호사 T에게 정확하게 전달되지 않았다는 문제가 매우 중요합니다.

배후 요인 추정 포인트

첫째, 가급적 논리적으로 생각합니다. 이를테면 25시간에 걸쳐 주입되어야 할 진통제가 단 몇 분 만에 몸속으로 들어갔다는 사이포닝 현상에 의한 사고의 키워드는 압력과 시간입니다. 이러한 물리적 현상을 잘 생각하고 "왜?"라고 질문하면서 배후 요인을 찾아나갑니다.

둘째, '시점'을 생각해봅니다. 여기서도 각각 관계자의 시점에서 보는 것이 중요합니다.

셋째, '배후 요인은 여러 개'라고 생각하는 것입니다. 어떤 문제점의 배후 요인에는 '그에 대한 배후 요인'이 또 있기 마련입니다. 왜 그런 일이 일어났는가? 그것과 관련하여 "왜?"라는 배후 요인의 배후 요인을 가능하다면 생각해보는 것이 중요합니다.

넷째, 배후 요인에는 패턴이 있습니다. 그것을 잘 적용하면 배후 요인을 효율적으로 탐색할 수 있습니다〔→ 255쪽〕.

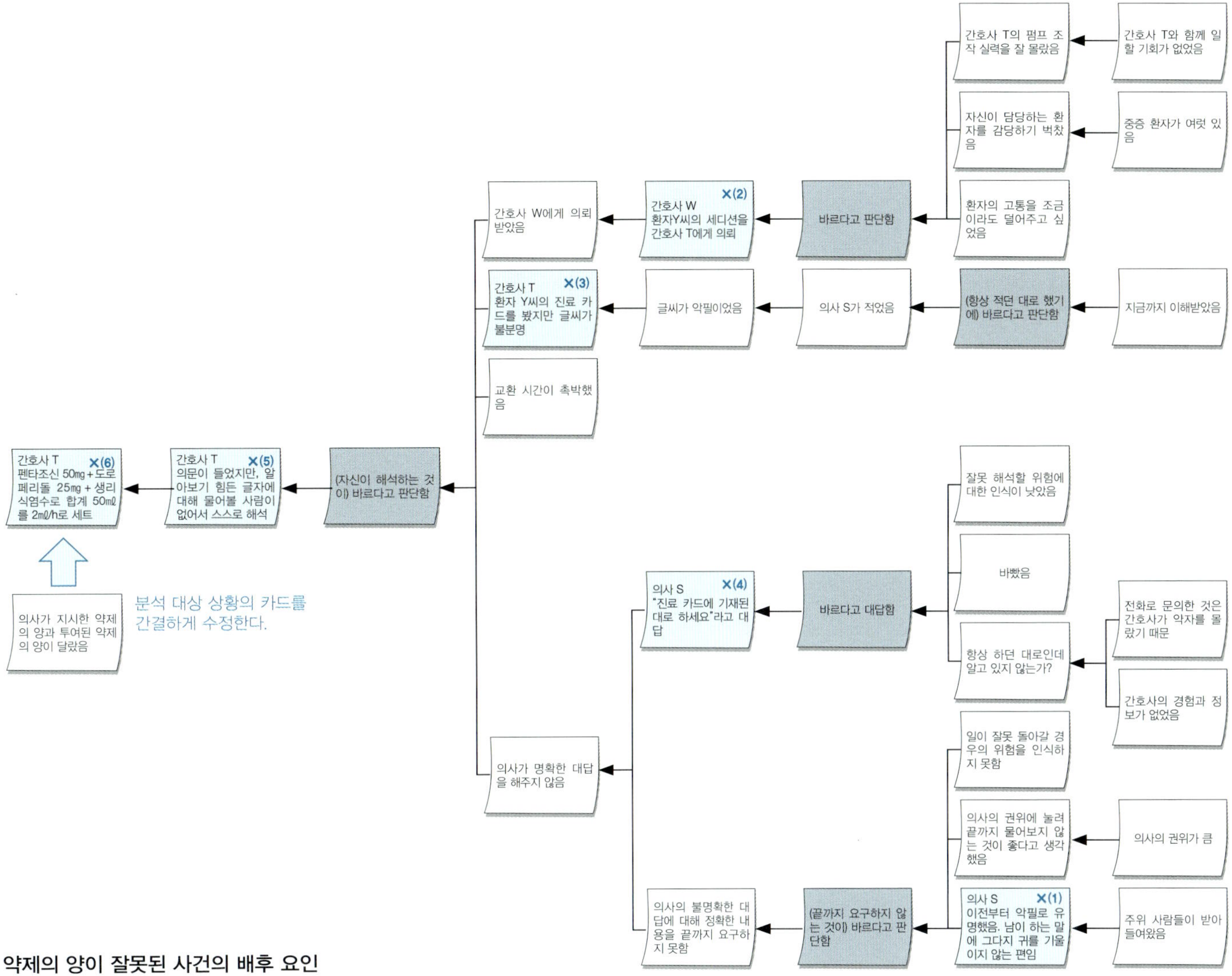

간호사 T ×(6) 펜타조신 50㎎ + 도로페리돌 25㎎ + 생리식염수로 합계 50㎖를 2㎖/h로 세트
간호사 T ×(5) 의문이 들었지만, 알아보기 힘든 글자에 대해 물어볼 사람이 없어서 스스로 해석
(자신이 해석하는 것이) 바르다고 판단함
간호사 W에게 의뢰받았음
간호사 W ×(2) 환자Y씨의 세디션을 간호사 T에게 의뢰
바르다고 판단함
간호사 T의 펌프 조작 실력을 잘 몰랐음
간호사 T와 함께 일할 기회가 없었음
자신이 담당하는 환자를 감당하기 벅찼음
중증 환자가 여럿 있음
환자의 고통을 조금이라도 덜어주고 싶었음
간호사 T ×(3) 환자 Y씨의 진료 카드를 봤지만 글씨가 불분명
글씨가 악필이었음
의사 S가 적었음
(항상 적던 대로 했기에) 바르다고 판단함
지금까지 이해받았음
교환 시간이 촉박했음
의사가 명확한 대답을 해주지 않음
의사 S ×(4) "진료 카드에 기재된 대로 하세요"라고 대답
바르다고 대답함
잘못 해석할 위험에 대한 인식이 낮았음
바빴음
항상 하던 대로인데 알고 있지 않는가?
전화로 문의한 것은 간호사가 약자를 몰랐기 때문
간호사의 경험과 정보가 없었음
의사의 불명확한 대답에 대해 정확한 내용을 끝까지 요구하지 못함
(끝까지 요구하지 않는 것이) 바르다고 판단함
일이 잘못 돌아갈 경우의 위험을 인식하지 못함
의사의 권위에 눌려 끝까지 물어보지 않는 것이 좋다고 생각했음
의사의 권위가 큼
의사 S ×(1) 이전부터 악필로 유명했음. 남이 하는 말에 그다지 귀를 기울이지 않는 편임
주위 사람들이 받아들여왔음
의사가 지시한 약제의 양과 투여된 약제의 양이 달랐음
분석 대상 상황의 카드를 간결하게 수정한다.

그림 10-29 약제의 양이 잘못된 사건의 배후 요인

순서 4 : 생각할 수 있는 개선책 열거

대책은 2단계로 생각할 수 있습니다. 우선 순서 4에서는 문제점이나 그 배후 요인을 없애기 위한 개선책을 나열해놓고, 순서 5에서는 그 개선책을 평가하고 최종적으로 취해야 하는 개선책을 결정합니다.[*19]

순서 4에서는 실행 가능성을 아예 무시하고 가급적 개선책만 생각합니다. 주의를 집중한다든가 안전 의식을 고양시킨다는 개인의 심리에 기반을 둔 대책이 아니라, 에러를 유발하기 어려운 환경에 대한 개선책을 생각합니다.

순서 3의 배후 요인을 추정하는 것은 3단계로 나눌 수 있습니다. 순서 4에서는 순서 3에서 사용한 각 수준에서 개선책을 생각합니다. 수준 1에서 배후 요인 관련도를 작성했다면, 그 그림을 토대로 대책을 마련합니다.

11단계에 걸쳐 생각해낸 순서에 따라 개선책을 마련한다

여기서는 수준 3의 '환자가 머리가 어질어질하다고 말하는' 경우를 어떻게 방지하고 개선할 것인가에 대해 생각해봅니다.

우선 전체를 봅니다. 배후 요인은 나무의 뿌리(root) 형상을 하고 있지요. 이 나무를 자른다는 생각을 하면서 대책이나 개선책을 검토합니다. 나무의 뿌리는 어디에서 잘라도 좋습니다. 이러면서 머리에 떠올릴 것이 있지요. 바로 휴먼에러의 전략적 대책인 4STEP/M에서 도출된 전술적 에러 대책인 '11단계'를 생각해내는 순서입니다(그림 10-30).

[*19] 대책을 마련하는 단계를 2단계로 나눈 이유는 지금까지 분석 실습을 지도하면서 얻은 경험에 따라 대책을 마련하는 과정을 2단계로 나누게 되었기 때문이다. 현장 분석 담당자는 우선 제약의 영향을 받는 경향이 있다. "경제력이 없다", "사람이 없다", "시간이 없다" 같은 제약 조건이 떠올라 생각이 좁아지고, 결국 "주의하라"는 말을 한다든가 "안전을 우선하라" 등 사람에게 주의를 시키는 대책밖에 생각할 수 없다. 이러한 생각의 빈약함을 없애기 위해 우선 순서 4에서는 대담하게 생각할 수 있도록 2단계로 나누었다.

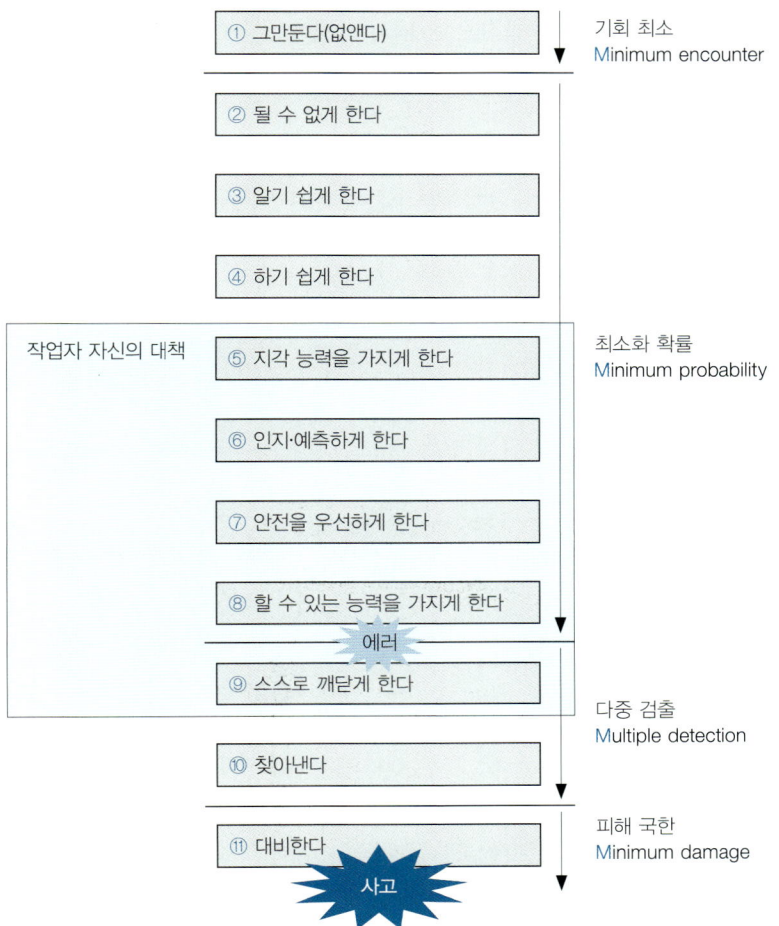

그림 10-30 전술적 에러 대책을 생각해내는 순서

11단계를 생각해내는 순서의 시작은 "그만둔다"이기 때문에 우선 그만둘 것을 생각합니다. 배후 요인 관련도라는 나무의 뿌리를 보고, 예를 들어 "진통제를 투여하는 것을 그만둔다"라든가, "실린지 펌프를 사용하는 것을 그만둔다" 같은 생각을 하는 것이지요.

여기에서는 실행 가능성을 무시하고 있기 때문에 무리라고 생각하지 않도록 합니다.

구체적으로 나무의 뿌리 부분을 자른다는 이미지를 명확하게 하려면 자를 수 있는 장소에 △를 기입합니다(그림 10-31). 엄밀하게 할 필요는 없습니다. △를 기입했는데도 개선책이 생각나지 않는 경우도 있으니까, 그것도 카드에 적어서 붙입니다.

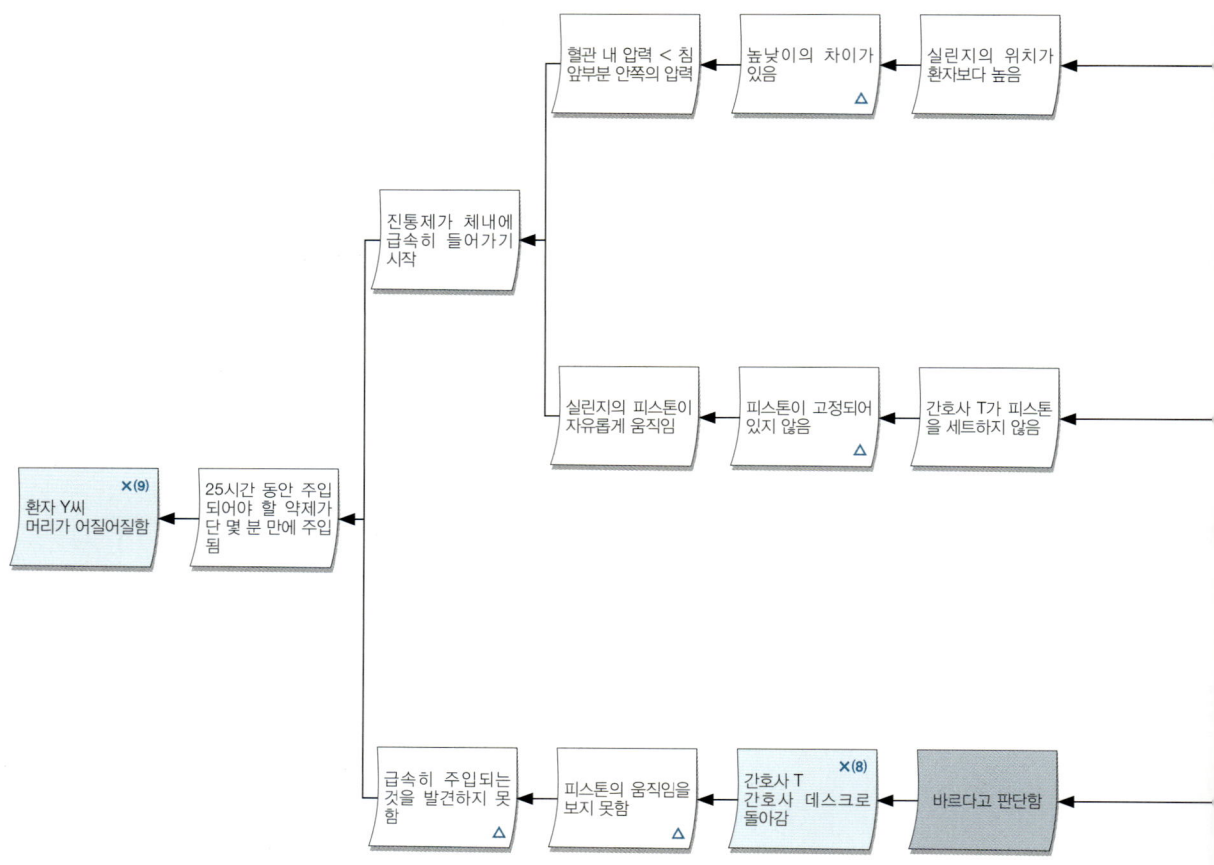

그림 10-31   배후 요인 관련도에서 자를 수 있는 카드에 △를 기입한다.

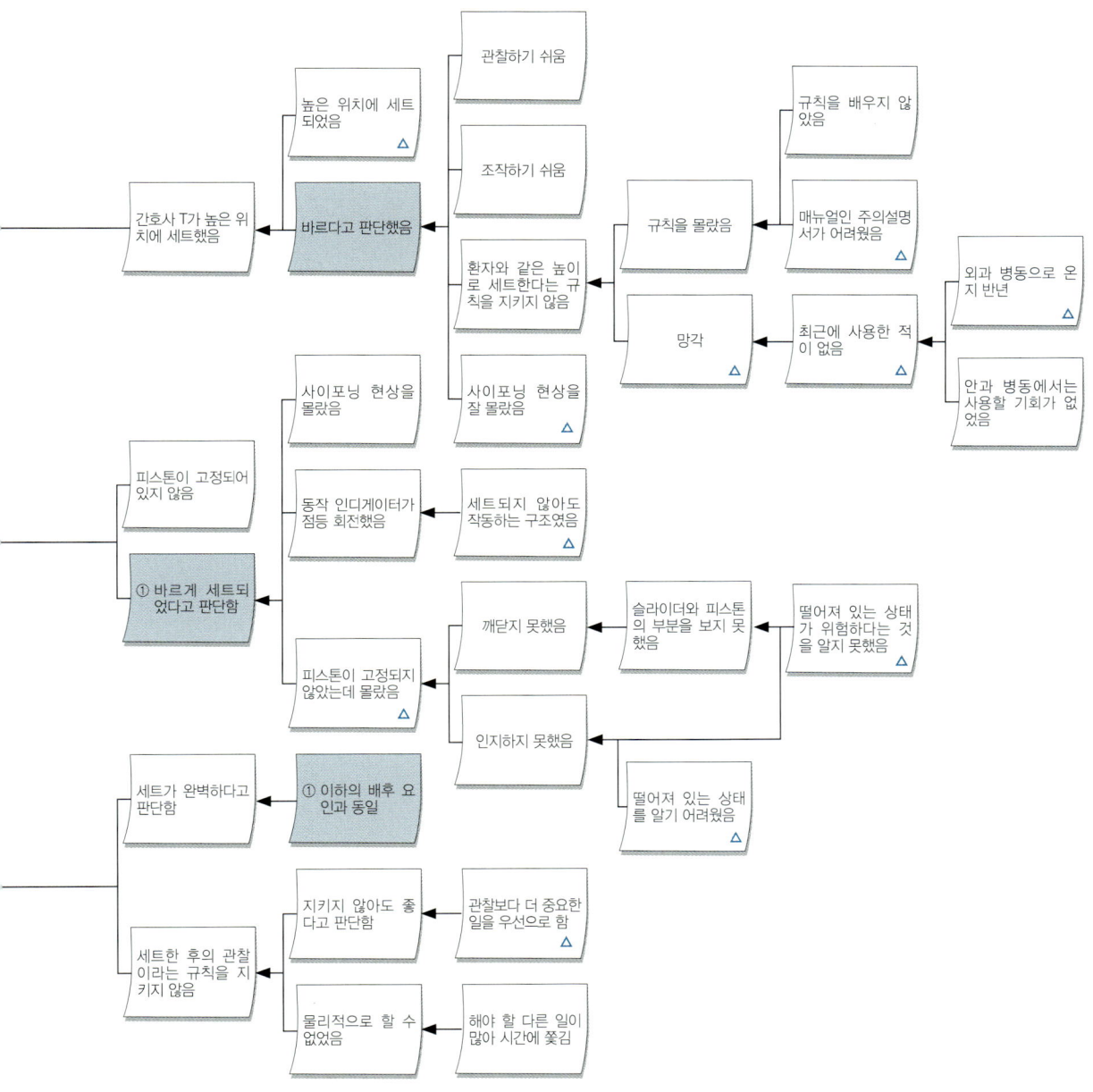

간호사 T가 높은 위치에 세트했음

바르다고 판단했음

높은 위치에 세트되었음 △

관찰하기 쉬움

조작하기 쉬움

환자와 같은 높이로 세트한다는 규칙을 지키지 않음

사이포닝 현상을 잘 몰랐음 △

규칙을 몰랐음

규칙을 배우지 않았음

매뉴얼인 주의설명서가 어려웠음 △

망각

최근에 사용한 적이 없음 △

외과 병동으로 온 지 반년 △

안과 병동에서는 사용할 기회가 없었음

① 바르게 세트되었다고 판단함

피스톤이 고정되어 있지 않음

사이포닝 현상을 몰랐음

동작 인디게이터가 점등 회전했음

세트되지 않아도 작동하는 구조였음 △

피스톤이 고정되지 않았는데 몰랐음 △

깨닫지 못했음

슬라이더와 피스톤의 부분을 보지 못했음

떨어져 있는 상태가 위험하다는 것을 알지 못했음

인지하지 못했음

떨어져 있는 상태를 알기 어려웠음 △

① 이하의 배후 요인과 동일

세트가 완벽하다고 판단함

세트한 후의 관찰이라는 규칙을 지키지 않음

지키지 않아도 좋다고 판단함

관찰보다 더 중요한 일을 우선으로 함 △

물리적으로 할 수 없었음

해야 할 다른 일이 많아 시간에 쫓김

마찬가지 방법으로 "될 수 없게 한다"와 "알기 쉽게 한다"를 생각합니다. 생각한 개선책을 하나씩 카드에 적습니다. 모조지의 오른쪽에는 배후 요인에 대응하는 개선책을 붙여나갑니다(그림 10-32). 그리고 그림 10-32에서는 배후 요인과 관련하여 개선책을 화살표로 연결했습니다

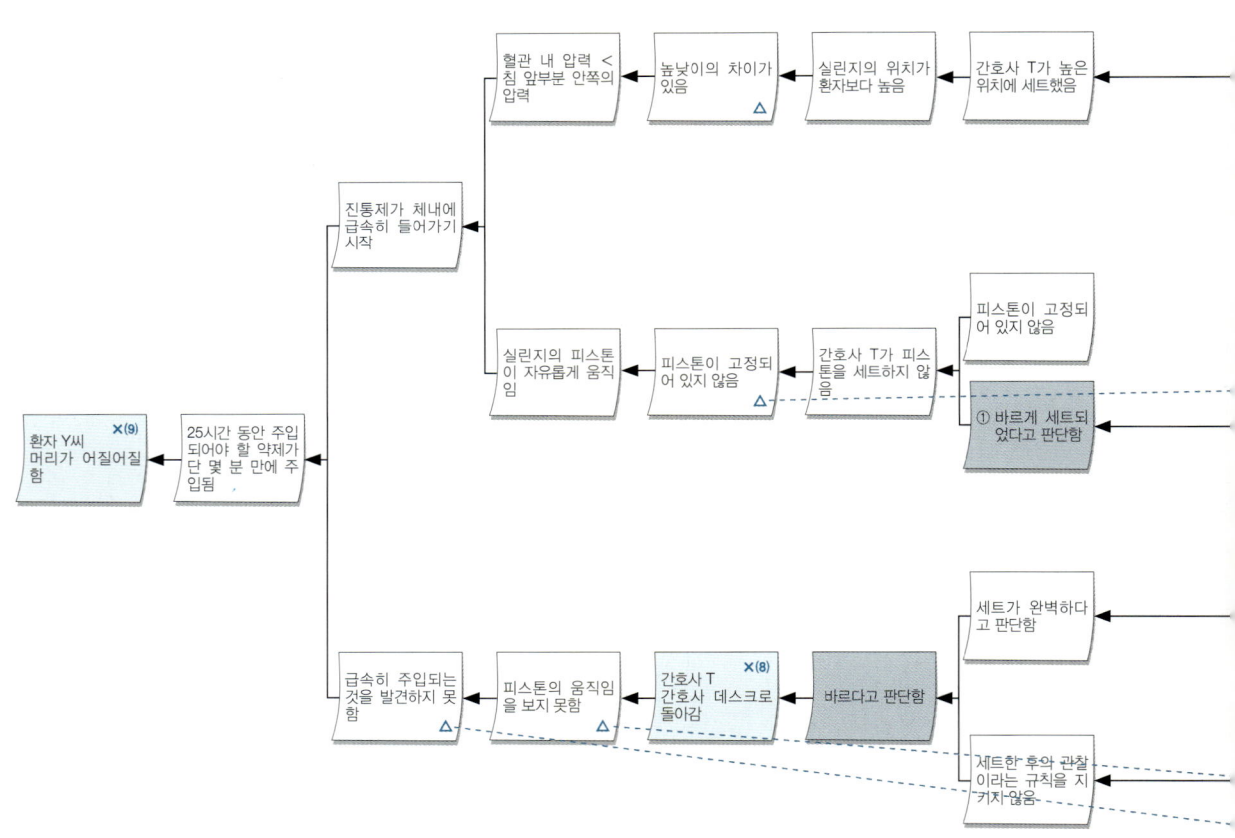

배후 요인 관련도

그림 10-32 생각한 개선안을 모조지 오른쪽에 붙인다.

만, 실제로는 적어 넣을 필요가 없습니다.

그리고 그 외에도 많은 개선책을 생각할 수 있습니다만, 여기에는 대표적인 것만 소개했습니다.

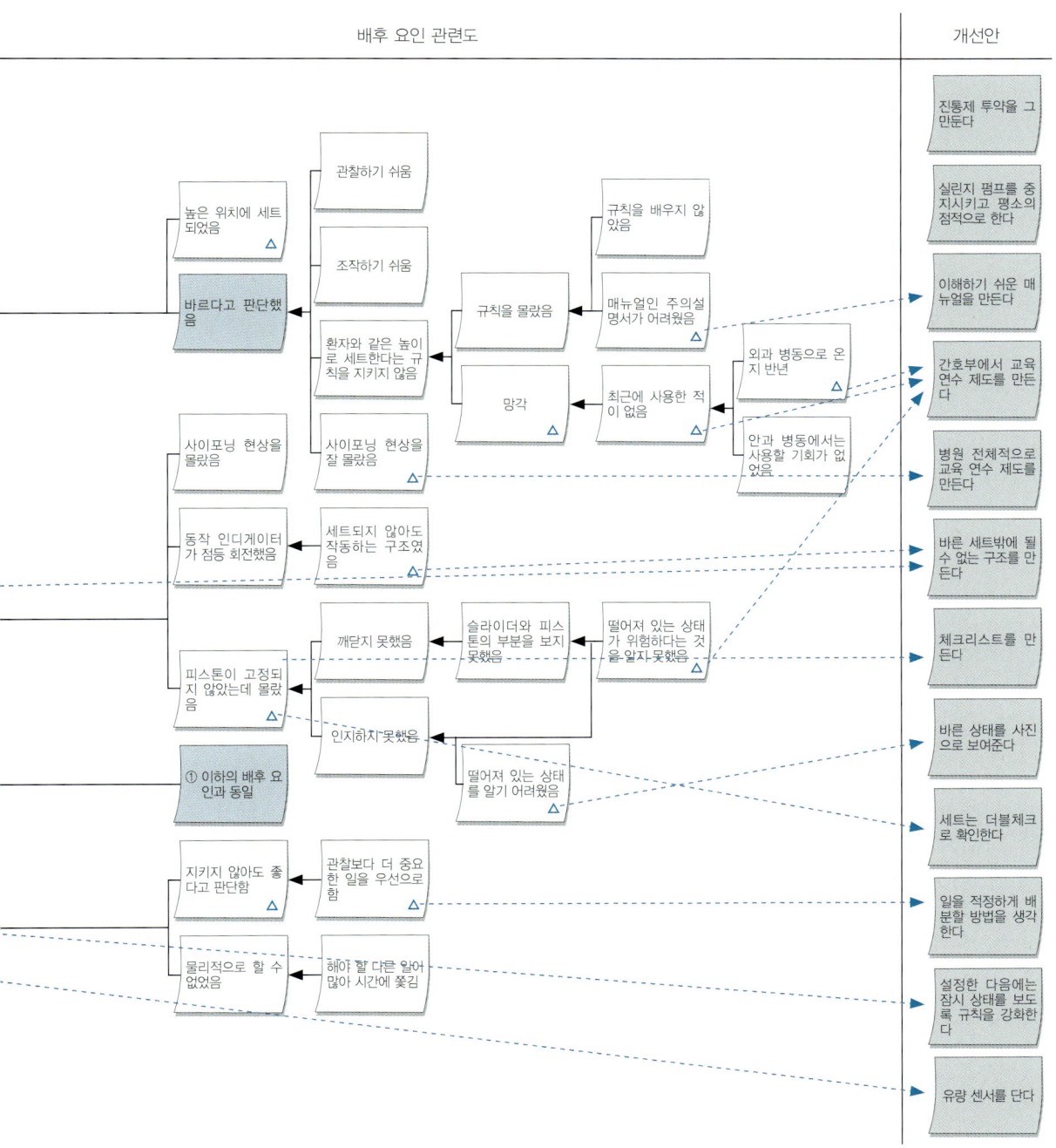

개선책을 생각할 때의 포인트

개선책을 생각할 때는 첫째, 가급적 작업 환경을 바꾸는 대책을 생각합니다. 사람에게 의존하는 대책을 처음에 마련하는 것이 아니라, 에러를 일으키기 어렵도록 작업 환경을 바꾼다는 시각을 가집니다.

둘째, 가급적 구체적인 대책을 생각합니다. 예를 들면 대책안으로서 교육 훈련을 예를 든 경우 단지 "교육 훈련을 한다"는 막연한 대책이 아니라, "신입 간호사가 배속되면 1주일에 2시간씩 조작하는 실습을 선배 간호사가 실행한다" 같은 구체적인 대책을 분명하게 기록합니다.

셋째, 가급적 '그만둔다'에 가까운 대책을 생각합니다. '그만두는'에 가까운 대책을 생각하면 효과가 높은 대책안을 예로 들 수 있습니다.

넷째, 11단계의 에러 대책을 생각해내는 순서와 PmSHELL을 조합하여 검토해봅니다. 구체적으로 말하면 "'그만둔다(없앤다)'를 관리(m)할 방법은 없는가?", 또는 "소프트웨어(S)로 가능한 방법은 무엇인가?", "하드웨어(H)로 가능한 것은 없는가?" 등을 순서대로 검토하면 좋은 아이디어가 떠오르게 됩니다(표 10-5).

그림 10-31의 배후 요인 관련도[→ 240~241쪽]를 보면서 예를 들면, "높낮이의 차이가 있다"와 "높은 곳에 세트할 수 있다"는 상황을 개선하려고 생각한 경우 표 10-5를 참조하되, "될 수 없게 한다"가 대책이기 때문에 실린지 펌프가 환자의 높이보다 또는 어느 일정한 높이 이상으로 설치될 수 없도록 받침대를 사용하는 방법 등을 생각할 수 있습니다. 또한 "알기 쉽게 한다"가 대책이라면 실린지 펌프의 장착 위치를 받침대로 표시해두면 됩니다, "인지 · 예측하게 한다"가 대책이라면 "KYT(위험 예지 트레이닝)용 교재를 개발하여 이를 공부하게 한다" 같은 대책 등을 떠올릴 수 있습니다.

"매뉴얼의 주의 설명서가 이해하기 어려웠다"는 것이 문제라면, 그 반대인 "이해하기 쉽게 한다"가 바로 떠오릅니다. 또한 '망각'을 개선해야 한다면 "수행 능력을 가지게 한다"는 대책에 따라 "정기적인 재훈련 코스를 병원에서 관리한다" 같은 대책을 떠올릴 수 있지요.

전술적 에러 대책을 생각해내는 순서 / PmSHELL 모델	환경에 대한 대책				작업자를 위한 대책					환경에 대한 대책	
	① 그만둔다(없앤다)	② 될 수 없게 한다	③ 알기 쉽게 한다	④ 하기 쉽게 한다	⑤ 지각 능력을 가지게 한다	⑥ 인지·예측하게 한다	⑦ 안전을 우선하게 한다	⑧ 할 수 있는 능력을 가지게 한다	⑨ 스스로 깨닫게 한다	⑩ 찾아낸다	⑪ 대비한다
m(매니지먼트) 풍토, 조직을 바꾼다											
H(하드웨어) 설비를 바꾼다											
S(소프트웨어) 매뉴얼과 표시를 바꾼다											
E(환경) 작업 환경을 바꾼다											
L-L(주변 사람) 사람에 의한 지원 체제를 준비한다											
P(환자) 환자에게 협력하게 한다											

표 10-5 　PmSHELL 모델과 에러 대책을 생각해내는 순서를 편성

그리고 개선안을 열거하다보면 '브레인스토밍 법(brainstorming method)'과 같은 사고방식을 참고해볼 만합니다.

브레인스토밍 법은 집단으로 아이디어를 내기 위한 방법 중 하나로 1941년에 A. F. 오스본이 제안했습니다. 한 사람 한 사람이 고정관념에 사로잡히지 않고서 상상과 아이디어를 자유롭게 내놓으며, 또한 상상이나 연상으로 많은 아이디어를 떠올리는 기법입니다. 브레인스토밍의 요령은 다음과 같이 4가지입니다.

▼ 판단 엄금: 다른 사람의 아이디어에 트집을 잡아서는 안 됩니다

실행 가능성을 무시하고서 어쨌든 아이디어를 자유롭게 내는 것이 첫째입니다. "그런 것은 안 된다"든가, "그것은 비현실적이다"라고 말하는 등,

다른 사람의 아이디어를 비판하거나 평가하지 않는 것이 중요합니다.

◥ 자유분방 : 어쨌든 생각나는 대로 열거합니다

"예산이 없다", "장소가 없다" 같은 제약을 따지지 말고 생각나는 대로 대책안을 늘어놓습니다. 제약에 얽매어 자유로운 생각이 이루어지지 않으면 효과적인 대책안을 늘어놓을 수 없게 됩니다. 하나뿐인 대책을 생각했다면 그것으로 끝내지 말고, 다양한 관점에서 더 생각해보는 것이 중요합니다. 실현 가능성이 보이지 않는 대책이라도 약간 연구해보면 실행 가능한 대책이 되기도 하고, 시간이 지나면 실행할 수 있게 되기도 합니다.

◥ 질보다 양 : 아이디어는 많을수록 좋습니다

대단한 아이디어 하나를 내기보다도 어쨌든 많은 아이디어를 내려는 마음가짐이 중요합니다. 아무튼 아이디어를 많이 내놓습니다.

◥ 편승 · 발전(무임승차) : 다른 사람의 의견에 자기 의견을 더해도 좋습니다

다른 사람의 아이디어에 다른 아이디어를 더하는 일은 자주 있지요. 적극적으로 다른 사람의 아이디어에 자기 아이디어를 더해봅니다.

순서 5 : 실행 가능한 개선책 결정

순서 4에 나온 개선안을 실행 가능성을 토대로 평가하고, 실행할 대책을 고릅니다.

실행 가능성을 무시한 많은 아이디어 중 현실의 제약 조건을 고려하여 실행할 수 있는 대책에 우선순위를 붙여 결정합니다.

평가 척도 설정

평가에는 평가 척도가 필요합니다. 평가 척도는 평가 항목과 평가 기준으로 구성됩니다.

우선 대책 평가 항목에서 다음과 같은 것들에 대해 결정합니다. '남아 있는 리스크(Risk)', '코스트(Cost)', '노력', '즉효성', '실행 가능성', '효과' 등을 떠올릴 수 있지요. 이 중에서 가장 주의해서 봐야 할 중요한 평가 항목은 '효과'와 '남아 있는 리스크'입니다. 이 항목은 반드시 넣습니다.

어느 항목을 넣는가 같은 판단은 각각 시설의 환경에 따라 정하는 것이기 때문에 적절한 항목을 선택합니다. 대표적인 평가 항목의 내용이나 주의 사항은 다음과 같습니다.

① 남아 있는 리스크 : 어떤 결정된 에러 방지책에 의해 다른 문제가 일어나지 않는가?

② 효과 : 대책이 에러 방지에 어느 정도의 효과가 있는가?

③ 코스트 : 비용이 얼마나 드는가?[20]

④ 시간 : 즉시 실행할 수 있는가? 또는 시간이 걸리는가?[21]

⑤ 노력 : 대책을 실행하는 데 어느 정도의 노력이 필요한가?[22] 또는 필요한 인재는 확보되었는가?

⑥ 실행 가능성 : 정말로 실행할 수 있는가? 실현 가능성은 어느 정도인가?

그 밖에 어떤 기재를 도입할 때는 물리적인 토대를 확보해야 하는 문제가 있는데, 그런 경우도 생각할 수 있습니다.

평가 항목을 많이 만들어두면 빠짐이 없어 좋다고 생각할지도 모릅니다. 하지만, 예를 들어 만약 그러한 평가 기준이 모두 1~5단계로 이루어졌다고 한다면, 중요한 항목이 부당하리만치 낮게 평가될 가능성이

---

[20] 명확한 기준은 없다. 각 시설의 사고방식에 기반을 둔다. 100만 원이 비싸다고 판단하는 시설도 있을 것이고, 1,000만 원이 싸다고 판단하는 시설도 있을 것이다.
[21] 자주하는 질문은 "시간이라는 것은 실행할 때까지의 시간인가요? 아니면 그 대책을 현장에 도입했을 때 임무 수행에 걸리는 시간인가요?"(순서가 정해져 있기 때문에 지금까지 필요했던 것 이상으로 시간이 걸리는 경우가 있다) 같은 것이다. 어느 쪽이든 고려하는 것이 답이다.
[22] 자주하는 질문은 시간에 대한 것과 마찬가지로 "실행할 때까지의 노력인가요? 아니면 대책을 현장에 도입했을 때 드는 노력인가요?" 같은 것이다. 이 경우에도 마찬가지로 양쪽을 고려한다.

있습니다. 이것이 큰 문제입니다. 따라서 평가 항목의 가중치를 보는 연구가 필요합니다. 단순하게 가산하면 된다는 안이한 사고방식에는 함정이 있습니다.

다음으로 "각 항목을 어떻게 평가하는가?"에 관한 평가 기준을 정합니다. 여기서는 평가의 높이에 따라 ◎, ○, △ 등 4단계로 평가합니다 (표 10-6). 또는 점수화하여 평가가 높은 순서대로 3, 2, 1, 0 등으로 나누는 것을 생각해볼 수 있습니다.

평가 척도를 정하고, 1점부터 5점까지 점수를 임의로 정하여 평가한 뒤, 마지막으로 그 점수를 더하여 최우선 순위를 정하는 방법을 자주 사용합니다. 그러나 이러한 안이한 방법에는 문제가 있습니다. 덧셈을 하려면 점수 사이의 거리(크기)가 일정한 간격, 즉 간격척도(間隔尺度)를 따른 것임을 보증해야 합니다. 심리학자인 S. S. 스티븐스가 척도를 정리했습니다. 즉, 덧셈을 할 수 있는 경우의 척도는 간격척도여야 합니다.[2]

'남아 있는 리스크'는 반드시 고려해야 합니다. 이른바 어떤 에러 방지책이 새로운 종류의 에러를 유발할지를 충분히 검토합니다. 약으로 말하자면 그 새로운 종류의 에러라는 것은 '부작용'인 셈이지요. 어떤 에러를 방지하려고 힘들여 도입한 대책이 또 다른 종류의 에러를 불러일으키는 사례가 있습니다. 예를 들면 더블백 방식의 점적약제〔→ 118쪽〕입니다. 이 약제는 혼합할 때 잘못하는 것을 방지하기 위해 사용할 때 약과 약 사이의 분리를 해제한 뒤 혼합하여 점적하기 위해 고안되었습니다. 그러나 분리를 해제하지 않고 사용한 사례가 상당히 많이 발생하고 있습니다.

대책과 우선순위 검토

장기적인 대책과 단기적인 대책을 생각합니다. 바로 실행할 수 있는 대책을 우선 실행하고, 준비가 필요하거나 시간이 걸리는 대책을 다음에 실행합니다.

대책의 우선순위를 정합니다. 먼저 '인간'이 아닌, '환경', 즉 '사물'에 대한 대책을 생각합니다. 효과를 가장 많이 기대할 수 있다고 예상하고

개선안	남아 있는 리스크	효과	코스트	시간	노력	실행 가능성	선택	
							단기적	장기적
진통제 투약을 그만둔다	환자의 고통을 완화시키기가 곤란하다	◎	◎	◎	◎	×	불채택	
실린지 펌프를 사용하지 않고 평소처럼 점적으로 한다	엄밀한 조절이 어렵다	○	○	△	△	△	불채택	
이해하기 쉬운 매뉴얼을 만든다	사용하지 않을 가능성이 있다	△	○	△	△	○	선택 4	
간호부에서 교육 연수 제도를 만든다	누가, 언제 하는가가 불명확하다	△	○	△	△	○	선택 5	
병원 전체적으로 교육 연수 제도를 만든다	교육체제를 다시 보는 것부터 착수해야 한다	△	○	△	△	○		선택 6
바른 세트밖에 될 수 없는 구조를 만든다	제조사가 안 받아들일 가능성이 있다	◎	△	×	○	△		선택 7
체크리스트를 만든다	누가 작성하는가? 사용하지 않을 가능성이 있다	△	○	○	△	○	선택 3	
바른 상태를 사진으로 보여준다	바른 상태와 이상 상태를 식별할 수 있는가?	△	○	○	△	○	불채택	
세트는 더블체크로 확인한다	필요한 시간에 인원이 있는가? 일이 늦어진다	△	○	○	○	○	선택 2	
일을 적정하게 배분할 방법을 생각한다	일의 적정한 배분의 기준이 불명확하다	△	△	○	○	△	불채택	
설정한 다음에는 잠시 상태를 보도록 규칙을 강화한다	바쁘면 실행할 수 없다	△	○	◎	○	○	선택 1	
유량 센서를 단다	현재 기술로는 어렵다	○	△	△	○	×	불채택	

표 10-6 개선책 평가표의 예

서 "설정한 후에는 잠시 상태를 보도록 규칙을 강화한다"고 정합니다. 그리고 즉효성을 생각하여 "더블체크, 체크리스트, 이해하기 쉬운 매뉴얼을 만든다" 같은 것을 선택합니다. 그리고 '인간'에 대한 장기적인 대책으로서 "간호부에서 교육을 실행한다"라고 합니다.

대책을 검토할 때 고려해야 하는 것이 "부분에서의 최고가 전체에서의 최고는 아닐 수 있다"는 것입니다. 어떤 에러를 방지하기 위해 생각해낸 대책이 누군가에게는 에러 방지에 효과적입니다만, 전체적으로 보면 특수한 것이기 때문에 전체적인 균형을 깨고, 효과적이지도 않으며, 사람들이 그 취지를 늦게 깨닫는 경우가 있지요.

예를 들면 중요하기 때문에 빨갛게 표시하면 누군가는 그 기기와 관련된 잘못을 하지 않을지도 모릅니다. 그러나 처음부터 빨간 표시를 한 기기도 있을 것이고, 거기에 빨간 표시 같은 것을 또 하면 오히려 사용자의 혼란을 가중시킬 수 있는 경우도 생각할 수 있습니다.

순서 6 : 개선책 실행

대책 실행과 확인

누가, 언제까지, 어떻게 실행할지 정하고 정확하게 실행되는지를 확인합니다.

결정한 개선책을 우선순위에 따라 각각의 역할에 맞춰 실행합니다. 우선 정해진 개선책을 확인합니다. 이 사례에서는 단기적 개선안으로서 "설정 후 잠시 상태를 보도록 규칙을 강화한다", "세트는 더블체크로 확인한다", "체크리스트를 만든다", "이해하기 쉬운 매뉴얼을 만든다", "간호부에서 교육 연수 제도를 만든다" 같은 것을 정했습니다. 그리고 장기적인 개선책으로서 "병원 전체에서 교육 연수 제도를 만든다"와 "바르게 세트될 수 밖에 없는 구조로 만든다" 등으로 정했습니다.

각 책임자가 책임을 완수합니다. '더블체크'에 대해서는 각 병동의 위험 관리자가 자기 병동에서 책임감을 가지고 실행합니다. 그리고 구체적인 방책을 더 많이 검토합니다.

대책을 실행하는 데 있어서는 각 직장에서 해결할 수 있는 경우와, 조직을 넘어 해결해야 하는 경우가 있습니다. 각 직장에서 해결할 수 있는 것에 대해서도 대책을 실행하기 위한 검토 팀을 새롭게 편성하는 곳이 많아졌습니다. 이 사례 같은 경우 "간호부에서 교육 연수 제도를 만든다"면 특별 팀을 편성하여 시행하는 것이 좋습니다.

정기적인 위험 관리 위원회에서 개선안의 실행 상황을 체크합니다. 각각의 책임자가 실행 상황을 보고하고, 실행이 늦어지고 있으면 새로운 지원책을 검토합니다.

대책 실행 포인트

첫째, '누가'라는 주어가 중요합니다. 개선책을 실행하면서 누가, 언제까지, 어떻게 실행하는가를 밝혀둡니다.

둘째, 어중간한 상태로 방치하면 위험한 경우가 있습니다. 예를 들어 새로운 표시를 부분적으로 도입했을 때, 이전의 표시와 혼동되면서 에러를 일으킬 수 있습니다.

셋째, 개선책을 실행하는 사람들에게 배경과 경위를 주지시킵니다. 왜 이러한 대책을 실행하게 되었는지에 대한 배경을 대책에 관련된 전원에게 철저하게 주지시킵니다.

순서 7 : 실행한 개선책 평가

실행한 대책 평가와 새로운 대책 검토

실행한 대책에 효과가 있는지, 또는 새로운 문제점은 없는지 등을 평가합니다.

구체적인 대책 실행을 확인하고, 인시던트 보고의 내용과 보고 건수,

앙케이트 조사 등의 분석으로 평가합니다.

가장 중요한 평가 항목은 "에러가 감소되었는가?" 같은 재발 방치책의 유효성이기 때문에 이를 평가 척도로 삼습니다. 코스트와 노력 등은 표를 검토할 때 이용합니다.

실행한 대책은 '개선책 평가표'[→ 169쪽, 표 10-6]와 같은 요령에 따라 표에 적습니다.

에러 방지책은 다면적·다중적으로 하기 때문에 "어느 것이 효과적이었나?" 같은 판단은 어렵다고 생각합니다. 그러나 실제로 대책을 취해 보면 예상외의 문제가 발생하는 경우가 있습니다. 그러한 경우에는 문제가 발생하지 않도록 대책을 변경하든지, 발생한 문제에 대한 대책을 생각합니다.

실시한 대책을 종합적으로 평가합니다.

평가 결과를 토대로 더 많이 취해야 하는 대책이 있으면 그 대책을 실행합니다. 그렇게 하더라도 새로운 문제가 발생할지 모릅니다. 예를 들면 바쁘거나 인원이 부족해서 더블체크를 하지 못하고, 그래서 공청회 직무 보고라든가 실린지 펌프 관련 교육이 예정보다 늦어지는 것 등입니다. 늦어지는 원인이 어디에 있는지를 위험 관리 위원회 등에서 검토할 필요가 있습니다.

개선책 평가 포인트

첫째, 평가 척도를 충분하게 이해하는 것입니다.

평가로는 정량적(定量的) 평가와 정수적(定數的) 평가가 있습니다. 정량적 평가로서 가장 알기 쉬운 지표는 "사고나 사건의 수가 감소했는가?" 입니다.

정수적 평가를 할 때는 보고 내용을 보고서 질적 변화를 평가합니다. 예를 들면 작업을 하기 쉬워진 경우 등을 말합니다.

둘째, 대책을 '실행하기 전'과 '실행한 후'를 평가합니다. 즉, 대책의 효과를 알기 위해 이전보다도 에러가 줄었는지, 또는 에러가 없어졌는지를 조사합니다.

셋째, 보고가 이루어진 사건이 몇 개인지, 그 숫자를 평가에 이용할 수 있는지 생각하는 것입니다. 수로 평가한다면 배경을 잘 생각하여 평가해야 합니다.

넷째, 다른 문제가 발생하지 않았는지 확인합니다. 대책을 실행하기 전에 문제를 충분히 검토했더라도, 실제로 실행한 뒤 비로소 알 수 있는 문제도 있습니다. 그래서 도입에 따른 영향을 평가하는 것이 중요합니다.

지금까지 ImSAFER의 순서를 설명했습니다.

사건과 현상을 바르게 이해하고, 에러에 대해서는 그 발생 메커니즘을 이해하며 대책을 세운다면, 그리고 계통이 마련된 대책을 생각해내는 순서에 따라 떠올리면 효과적으로 분석할 수 있고, 재발 방지책도 마련할 수 있습니다.

ImSAFER의 특징은 에러 발생 메커니즘을 분석에 도입한다는 것입니다. 특히 레빈의 행동 모델을 이용하는 것입니다. 이는 일종의 제약 요인이 되니, 배후 요인을 자유롭게 찾는 편이 더 좋다고 생각할지도 모릅니다. 그러나 자유롭게 탐색하면 분석자의 지식과 경험에 크게 의존하게 되고, 기분에 따라 분석하게 될 가능성도 있지요. 자유롭다보니 기존에는 생각해낼 수 없었던 재발 방지책이 많이 나올 것이고, 그러면 의료 사고의 위험을 줄일 수 있습니다.

가장 중요한 것은 에러나 의료 사고를 보는 법과 사고방식을 바꾸는 것입니다.

ImSAFER는 이러한 사고방식에 기반을 둔 도구입니다.

●참고 문헌
1) 가와노 류타로 : 의료에서의 휴먼에러, 의학서원, 2004.
2) 오야마 다다시, 무토 신스케, 야나이 하루오 : 행동과학을 위한 통계학, 조창서점, 1980.

▶ 부록 1

도저히 시간이 없을 때 → QuickSAFER

이 책에서는 ImSAFER의 사고방식과 순서를 설명했습니다. 하지만 의료 현장에 대해 생각하면 분석할 시간이 충분하지 않다는 것도 잘 알고 있습니다.

사건과 현상을 분석하는 데 가장 중요한 것은 사실 파악입니다. 말하자면 ImSAFER에서 가장 중요한 부분이 시계열사상관련도라는 것이지요. 따라서 문제가 발생했을 때는 시계열사상관련도 작성이 필수적입니다. 그러나 경우에 따라서는 환자에게 영향이 적은 사건도 있을 수 있고, 시계열사상관련도를 작성할 시간이 없을 수도 있습니다.

그래서 ImSAFER를 한번 수강한 사람에게는 분석하는 순서를 생략한 QuickSAFER를 소개합니다(그림 10-33).

(1) 보고된 인시던트 리포트를 잘 읽고, 사건과 현상을 이해한다.
(2) 분석 대상인 행동을 고른다(그림 10-33의 ①).
(3) 레빈의 행동 모델의 요인을 정리한다(그림 10-33의 ②).
(4) 분석 대상인 행동 다음에 "바르다고 판단했다"고 적힌 카드를 놓는다.
(5) (3)에서 정리된 요인에 따라 배후 요인을 탐색한다(그림 10-33의 ③).
(6) 배후 요인에 대한 대책을 열거한다(그림 10-33의 ④).
(7) 실행 가능한 대책을 선택하여 실행한다.

QuickSAFER는 중요한 시계열사상관련도 작성을 생략했기 때문에 사고의 구조를 명확하게 하지 않았다는 결점이 있습니다. 에러 발생 메커니즘을 따른다는 요건을 조금 갖추고 있고, 간이적인 분석법이라는 것도 이해하기 바랍니다. 도저히 시간이 없다면 아무 것도 하지 않는 것보다 뭐든 해보는 것이 에러 재발을 방지하는 데 도움이 된다고 생각합니다.

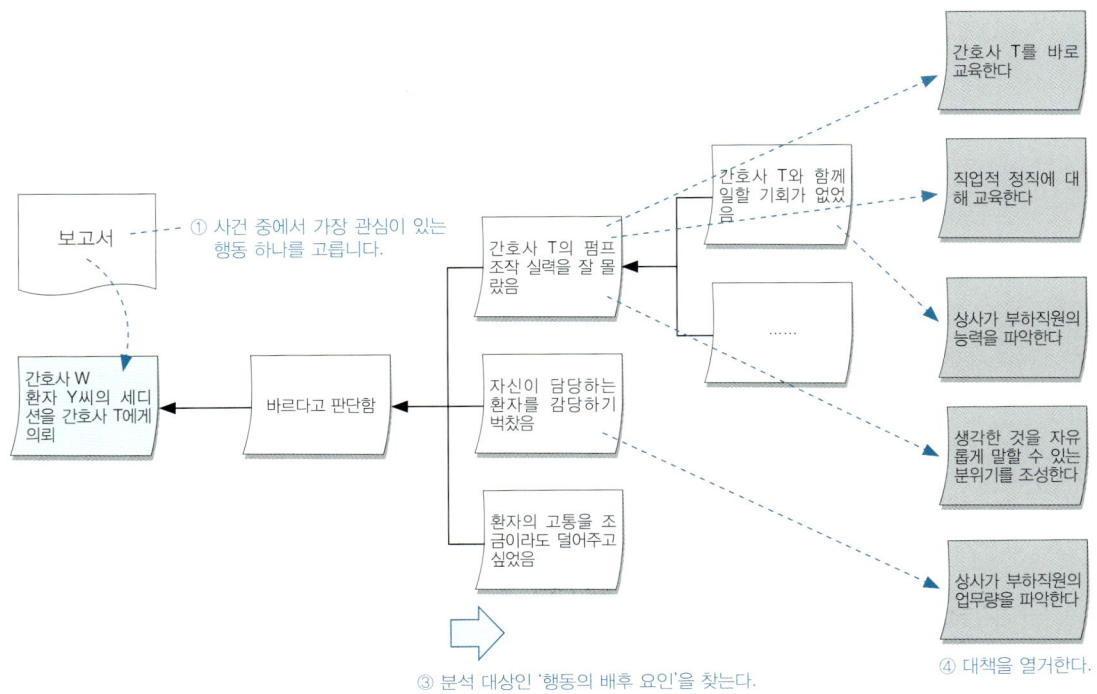

③ 분석 대상인 '행동의 배후 요인'을 찾는다.

④ 대책을 열거한다.

② B = f(P, E)를 정리한다.

분석 대상자: 간호사 W	
분석 대상인 행동: 환자 Y씨의 세디션을 간호사 T에게 의뢰	
P(인간)	**E(환경)**
• 간호사 T의 펌프 조작 실력을 잘 모른다. • 담당하고 있는 환자가 너무 많다. • 환자의 고통을 조금이라도 덜어주고 싶다.	• 교환 시간이 촉박하다. • 상태가 급변하는 환자에 대한 대응으로 바쁘다. • 다른 사람들도 모두 바쁘다.

그림 10-33   QuickSAFER의 순서

▶ 부록 2

대책을 효율적으로 추정하기 위하여 → 배후 요인 탐색의 패턴화

분석자는 배후 요인을 탐색하는 경험을 축적하면서 탐색하는 시간이 점점 빨라집니다. 이는 배후 요인의 구조에 유사한 점이 있음을 깨닫고, 그 패턴에 적용하여 분석을 하게 되기 때문입니다.

다음과 같이 배후 요인의 구조와 관련하여 대표적인 5가지 패턴을 소개합니다.

(1) 사건 발생 패턴

(2) 에러 행동 패턴

(3) 판단 근거의 패턴

(4) 해야 할 행동을 하지 않는 패턴

(5) 간과하는 패턴

　이러한 패턴화를 이해하면 작업 효율이 향상되면서 전체적인 정리가 이루어지지요. 그렇게 되면 대책을 생각하기가 쉬워집니다.

◥ 사건 발생 패턴

　일반적으로 시스템은 안전을 확보하기 위한 다양한 방호벽을 준비하고 있습니다. 그러나 다양한 방호벽은 완전한 것이 아닌지라 곳곳에 구멍이 있습니다. 에러나 문제가 발생하고, 그러한 것들이 다양한 방호벽을 뚫었을 때 사고가 발생합니다(그림 10-34).

　모든 방호벽의 구멍의 위치가 겹치고 이어지면서 사고가 발생합니다.

　이 모델에서 휴먼에러와 관계된 사고가 발생했을 때 사고를 ① '에러가 발생한 것'과 ② '에러를 확대시킨 것'으로 나눕니다(그림 10-35). 그리

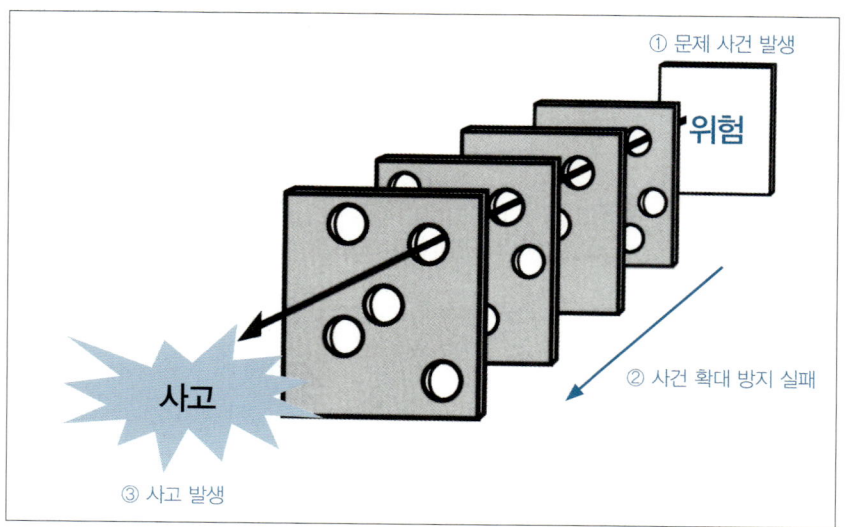

그림 10-34　스위스치즈 모델

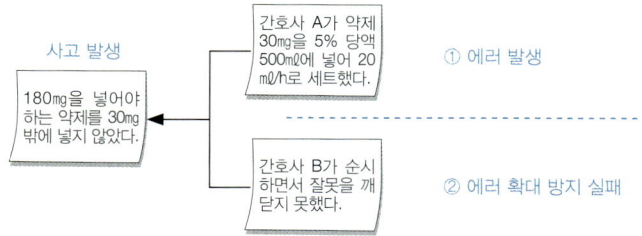

그림 10-35 상황 발생 패턴

고 ①과 ② 각각의 배후 요인을 탐색할 수 있습니다.

▼ 에러 행동 패턴

결과적으로 에러가 발생하게 된 행동을 한 당사자는 그러한 행동을 하기로 결정한 순간에 "자신이 바르다고 판단했다"고 이해하는 것이 중요합니다(그림 10-36). "바르다고 판단했다"는 것을 넣으면 판단의 근거, 즉 배후 요인이 나오기 쉬워집니다.

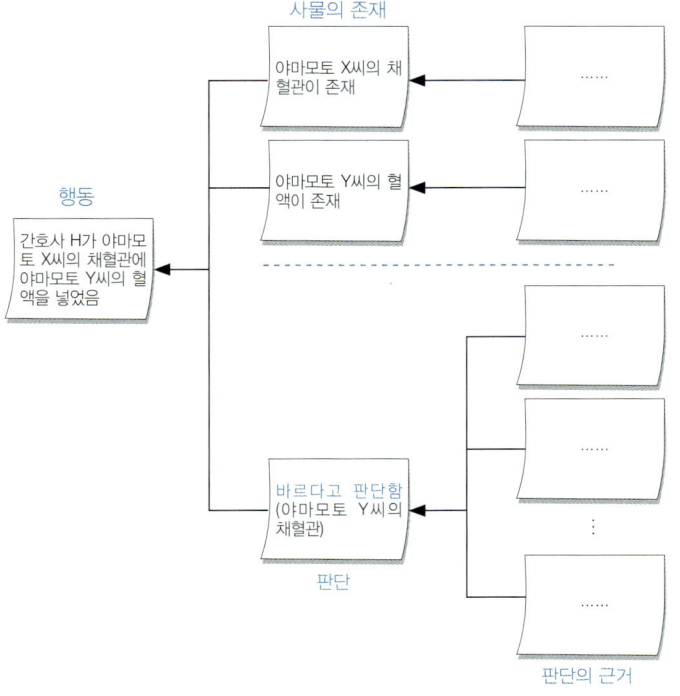

그림 10-36 에러 행동 패턴

▼ 판단 근거의 패턴

"바르다고 판단했다"는 생각에는 이유가 있지요. 그것은 크게 2가지로 나눌 수 있습니다(그림 10-37).

① "내 판단이 바르다"라고 적극적으로 판단하도록 만든 배후 요인의 존재, 즉 잘못된 판단을 촉진하는 지시나 정보의 존재입니다.

② "내 판단이 잘못되었구나"라고 깨닫게 하는, 즉 바른 판단에 필요한 순서나 정보가 결여된 점이 요인입니다. 대부분은 "○○ 밖에 없었다"든가, "××가 불완전했다"고 합니다. 순서나 절차를 따르지 않은 요인입니다.

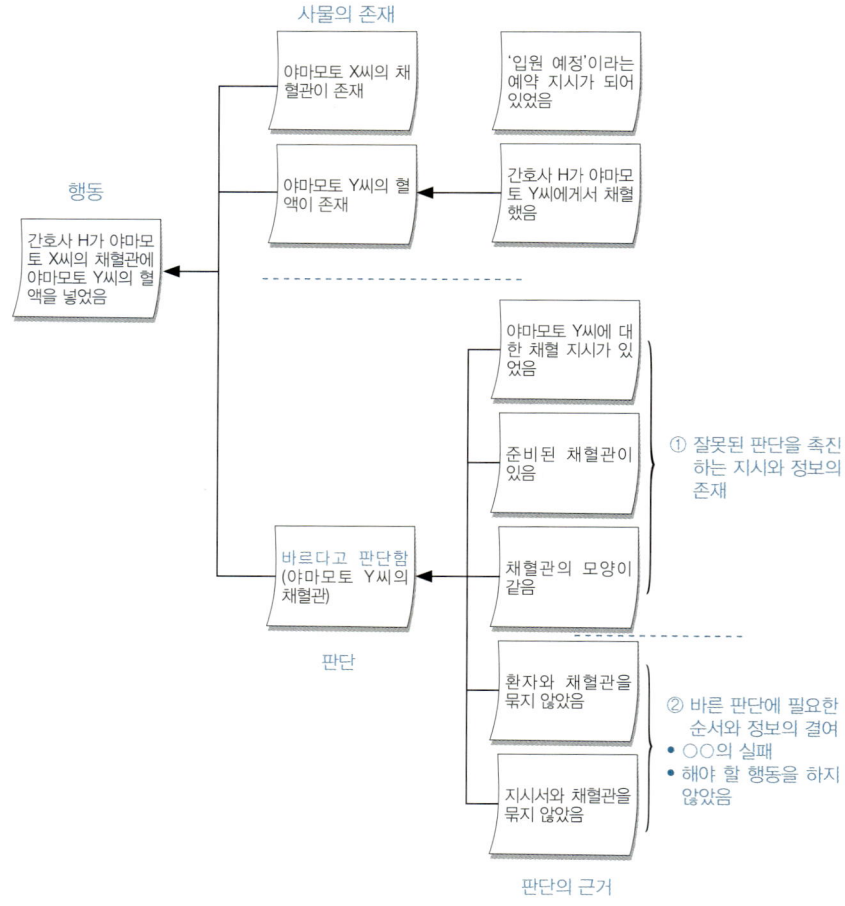

그림 10-37　판단 근거의 패턴

이 두 가지를 의식하지 않으면 ①과 ② 중 어느 쪽이 한쪽만을 요인으로 들어 다른 한 쪽을 간과할 수 있습니다.

▼ 해야 할 행동을 하지 않는 패턴

필요한 순서나 수속을 하지 않는 이유를 대개 다음과 같이 3가지로 분류해도 좋다고 생각합니다(그림 10-38).

① 하지 않아도 된다고 판단한 경우 : '판단하여' 하지 않았다면 당사자에게 어떤 이유가 존재하기 때문입니다. 그러니 앞서 소개한 판단 근거의 패턴을 참고하여 배후 요인을 찾습니다.

② 망각했기에 하지 않은 경우 : 단순히 '망각해서' 해야 할 행동을 하지 않았다면 시간과 주의를 다른 곳에 돌리도록 만든 요소가 배후에 있습니다. 예를 들면 '작업 중단' 등입니다.

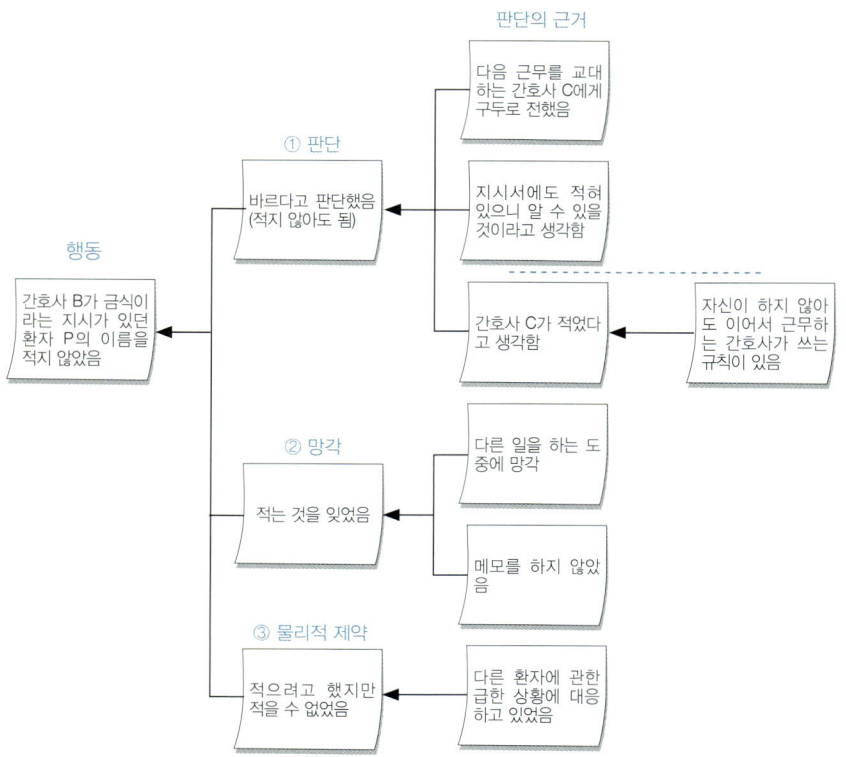

그림 10-38 해야 할 행동을 하지 않는 패턴

③ 물리적인 이유로 할 수 없었던 경우 : 예를 들면 급한 환자를 운송해야
　했고, 그래서 그곳에 갈 수 없었던 경우 등입니다.

▼ 간과하는 패턴
"깨닫지 못했다"는 정보 처리 모델을 이용하여 생각하면 다음과 같이
2가지로 나눌 수 있습니다(그림 10-39).

① 지각하지 못했다(망막에 비치지 않았다. 고막이 진동하지 않았다).
② 지각했지만(망막에는 비쳤다. 고막이 진동했다), 인지하지 못했다. 예를
　들면 "주의를 다른 곳에 기울이고 있었기 때문에 경보로서의 긴급성을
　인지할 수 없었다" 같은 경우입니다.

지금까지 소개한 5가지 패턴을 기본으로 하여 각각의 사례에 적용하
면 배후 요인을 효율적으로 추정할 수 있습니다. 단, 비슷한 사례라고
하더라도 완전히 똑같지는 않지요. 항상 상황에 관한 데이터를 세심하
게 수집하고, 분석하는 노력을 기울여야 합니다.

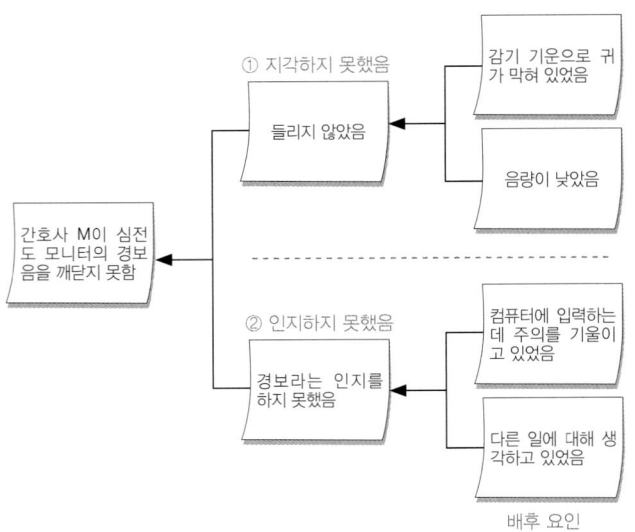

그림 10-39　간과하는 패턴

"의료 사고는 반드시 일어난다!"
의료 시스템에서 위험을 조금이라도 줄이기 위해 국민 모두가 생각해봅시다

이 책의 초판을 집필하고 10년 동안 여러 가지 변화가 있었습니다. 저 자신도 대학 의학부의 교원과 같은 의학부 부속 병원 의료 안전 대책부의 구성원이 되고, 차차 의료 현장의 현실을 알게 되었지요.

지금까지의 경험을 토대로 현장에 적용할 수 있는 구체적인 휴먼에러를 줄이는 방법을 제안하고 있습니다. 하지만 저는 의료 시스템이 가지고 있는 한계도 봤습니다. 명확하게 표현하면 의료에는 치명적인 한계가 있고, 의료 사고는 반드시 일어난다고 확신했습니다(이에 대해서는 의료 시스템의 문제점〔→ 152쪽〕에서 설명했습니다). 그리고 의료 종사자만의 노력으로는 한계가 있다고 확신합니다. 정말로 국민적 논의를 하지 않으면 해결할 수 없는 상황까지 왔다고 생각합니다.

제1판에서 '후기'에 저는 다음과 같이 적었습니다.

어느 때, 어떤 병원의 안전연구회에 참가한 저는 휴먼에러 발생 메커니즘과, 에러를 방지하려면 어떻게 하면 좋을지에 대해 강연했습니다. 강연이 끝나고 컴퓨터 같은 기재를 정리할 때, 여성 간호사 한 명이 울면서 제가 있는 곳으로 왔습니다. 그녀 뒤로 간호사 세 명이 따라왔고요.

저는 깜짝 놀랐습니다. 어떤 실례되는 말을 한 것은 아닐까? 혹시 내가 이 사람에게 상처를 주는 말을 한 것은 아닐까하는 걱정이 스쳤습니다. 저는 사정을 잘 이해하지 못했기 때문에 "제가 무슨 실례되는 말을 했습니까?"라고 물었습니다. 그러자 간호사는 눈물을 그치지 못했습니다. 그리고 "선생님의 강의를 들으면서 제가 과거에 저지른 일이 떠올라 눈물이 나기 시작했는데, 멈추지 않아 죄송하네요"라고 말을 이었습니다.

들어보니 그 간호사는 어떤 실수를 저질렀는데, 그로 인하여 입원했던 환자가 사망한 의료 사고의 관계자였던 것입니다. "저는 지금도 그때의 모습이 눈에 아른거리고, 죄책감 때문에 어떻게 살아가면 좋을지 모르겠어요. 그래서 감정이 복받쳐 눈물이 그치지 않네요"라고 말했습니다.

저는 이 갑작스런 상황에서 어떻게 말해야 좋을지 몰랐지요. 그래서 "제가 해드릴 수 있는 일이 있다면 부담 가지지 말고 연락하세요"라면서 메일 주소가 인쇄된 명함을 건넸습니다. 시간이 없어서 더 이상 이야기도 못하고 그곳을 떠났지요. 사고의 내용과 상황은 그 간호사의 상사에게서 들었습니다.

돌아오는 전철 안에서 그 간호사의 모습을 떠올리고, 사고의 내용과 상황에 대해 생각했습니다. 그러던 중 저는 점차 화가 나기 시작했습니다. 의료 시스템에 대한 분노가 일었습니다.

의료 사고가 일어나면 희생자가 적어도 두 명 나옵니다. 한 명은 말할 것도 없이 환자입니다. 환자의 가족도 희생자라고 말할 수 있고요.

또 한 사람은 의료 종사자입니다. 제가 알고 있는 범위에서는 휴먼 에러를 일으킴으로써 결과적으로 의료 사고의 당사자가 된 간호사들은 대개 성실한 사람이고, 일을 적당히 하는 사람은 없었습니다. 오히려 대개 친절했고, 세세한 부분까지 주의를 기울인다는 평가를 받던 경우가 많은 것 같았습니다. 환자에게 빨리 어떻게든 잘해주고 싶고, 통증을 조금이라도 덜어줌으로써 편하게 해주고 싶다든가, 환자를 위해 생각하고, 바쁘게 일하는 동료 간호사를 도와주려는 생각을 가진 사람들이었습니다.

　그런 간호사들이 순간의 실수로 에러를 일으키고, 그로 인해 의료 사고가 발생함으로써 결국 의료 현장을 떠나는 것을 생각하면 도무지 참기 힘든 지경에 이릅니다. 에러를 일으키려는 사람은 아무도 없습니다. 그 사람들 중 대부분은 어렸을 때부터 간호사를 동경하고 열심히 공부하여 국가고시에 합격한 뒤 열정을 가지고 일에 임합니다. 그러한 사람들이 의료 사고로 인하여 사회적 형벌을 받고 정신적 충격도 받아 의료 현장을 떠난다는 것은 아무래도 참을 수 없게 만드는 일입니다. 그 사람들이 만약 의료 현장에서 떠나지 않았더라면 이후 얼마나 많은 환자에게 공헌했을지는 가늠조차 할 수 없습니다. 열정이 있는 의료 종사자가 떠나가는 것은 국가적인 큰 손실이라고 말할 수 있습니다.

(제1판, p165~166)

　눈을 감으면 당시의 어느 정경이 떠오릅니다.

　정말로 국가적인 손실이지요. 의료 사고에는 두 사람의 희생자가 나옵니다. 한 명은 물론 환자입니다. 또 한 사람은 의료 종사자입니다.

　그 원인을 이 책에서 반복해서 설명해왔듯이 의료 종사자의 문제가 아니라 의료 시스템의 문제입니다. 의료 시스템에 대한 제 주장은 특별한 것이 아닙니다. "안전한 시스템은 어떤 조건을 만족시켜야 하는가?"라는 관점에서 보면 제 주장은 일반적인 것이라고 생각합니다. 그만큼 현재 의료 시스템은 안전을 위한 조건을 갖추고 있지 않습니다.

　현실을 다시 돌아보면, 현재의 의료 시스템의 위험을 크게 줄이려면 국가가 개입해야 한다는 사실이 보입니다. 환자를 1,000명 수용하는 병원은 대형 병원입니다만, 산업계에서 보면 중소기업입니다. 따라서 자체 노력으로는 한계가 있습니다. 더군다나 병원은 중소기업 중에서 한 명당 매상이 적고, 지출의 대부분이 인건비에 해당하는 회사이지요. 그렇다는 것은 병원이 만성적인 4N 상태〔→ 168쪽〕에 있다고 볼 수 있습니다. 국가가 적극적으로 의료 안전을 위해 나서지 않으면 아무것도 안 됩니다. 국가가 강력히 주도해야 합니다.

우선 의료 현장의 부담을 줄이는 것을 대책으로 생각할 수 있습니다. 부담을 줄여주는 대책 중 하나가 의료 현장의 환경에 관한 규제입니다.

환경 개선

의료 작업 환경에는 에러 유발 요인이 넘쳐납니다. 안전을 확보하려면 에러 유발 요인을 가급적 제거해야 합니다.

이름이 비슷한 약제를 받아들이지 않는다든가, 에러를 유발하기 쉬운 모양의 약제를 허가하지 않는 것은 당연합니다. 예를 들어, 먹어서는 안 되는 약제는 캡슐형으로 만들지 못하게 한다든가, 용기의 크기와 표시의 통일 등을 세심하게 관리해야 합니다. 바코드를 제조 단계에서 붙이는 것도 당연한 일입니다.

그리고 의료기기 인터페이스의 가이드라인 등을 정비하고, 인가를 내줄 때 정확하게 관리해야 합니다. 원자력 발전소의 설비에는 예전부터 제어반 인터페이스의 가이드라인[*1]이 정비되어 있습니다. 따라서 설비에 따라 표시와 조작 방법이 크게 다른 경우는 거의 없습니다.

실린지 펌프나 인공호흡기를 조작하는 방법이 가이드라인을 따라 설계되어 있으면 사용하는 사람이 혼란해질 일이 없습니다. 그리고 조작 방법을 이해하는 데 필요한 시간도 적게 듭니다. 이러한 통일이 설계 · 제조 단계에서 이루어지면 코스트의 상승으로는 거의 이어지지 않을 것입니다. 이러한 환경을 기술적으로 개선하는 데 휴먼팩터 공학의 지식을 사용하면 의사나 간호사에게 이해하기 쉬운 형태로 정보를 제공하는 것도 가능해지고, 의료 사고도 대폭 감소하는 것을 기대할 수 있습니다.

---

*1 U. S. NRC : Human-System Interface Design Review Guideline, Process and Guidelines, Final Report, NUREG-0700, Rev.1, 1996이 그 사례이다.

환자 고유의 식별 부호 도입

의료 시스템에서 매우 많이 발생하는 휴먼에러는 '환자를 착각하는 것'입니다. 이름이 비슷한 환자를 착각할 가능성이 높을 것이라는 점은 쉽게 상상할 수 있지요. 그리고 실제로 이름이 비슷한 환자를 착각하는 사례도 많이 발생하고 있습니다. 이러한 에러를 방지하는 효과적인 방법 중 하나가 환자 고유의 식별 부호를 이용하는 것입니다. 여기에 컴퓨터를 활용하면 신뢰성이 눈에 띄게 좋아질 것입니다.

병원의 데이터 양은 사람의 손으로 처리할 수 있는 수준을 넘어섰습니다. 그러니 컴퓨터 시스템을 도입할 것을 적극적으로 권장합니다. 그러나 컴퓨터 시스템 도입이 각 병원에서 따로따로 이루어지면서 혼란이 더욱 커지고 있습니다. 예를 들어 환자 진료 카드의 포맷과 운용·관리가 병원마다 각각 독자적인 것은 에러를 유발하는 것은 물론, 효율 면에서도 문제가 많지요.

현재, 국민 개개인을 위한 병원등록번호 제도의 도입이 검토되고 있습니다만 의료 안전의 관점에서는 하루라도 빨리 주민등록번호 같은 제도의 도입이 시급합니다. 그렇게 되면 어떤 병원에 가도 똑같은 식별 번호로 관리할 수 있지요. 그러니까 이름이 같은 환자도 번호로 식별할 수 있게 됩니다. 앰뷸런스로 이동되는 환자에게 식별 번호가 있으면 그 환자가 어느 병원에서 진료를 받게 되더라도 관련 데이터를 바로 꺼내 처리할 수 있게 됩니다. 안전과 효율에 공헌하는 것은 틀림없지요.

또한 환자 측 분들도 환자를 관리하는 데 이용할 수 있습니다. 환자가 닥터쇼핑(Doctor shopping)을 검색하거나, 헛된 진료나 검사 혹은 나쁜 의도를 품고 약제를 구입하는 사람을 알아낼 수 있다고 생각합니다. 물론 세금 징수도 확실하게 할 수 있고, 그렇게 해서 거둬들인 세금을 의료 시스템에 지원하는 것도 가능할 것입니다. 당연히 관리는 엄격하고 세밀하게 이루어져야 합니다.

인간의 능력에 대한 품질 보증 제도 확립

의료 종사자 자격은 한 번 취득하면 평생 사용할 수 있습니다. 면허를 갱신하는 제도는 없고, 의료 행위의 범위를 한정하는 법도 없습니다. 이 것은 안전한 시스템을 실현한다는 관점에서 보면 매우 큰 문제이지요.

일반적으로 한번 라이선스를 취득하면 평생 유효하다는 것은 안전한 시스템의 관점에서 보면 기묘합니다. 개인의 능력이 평생 변화하지 않을 것이라고 장담할 수 없고, 작업 환경도 계속 그대로일 것이라고 생각할 수도 없습니다. 의료 기술은 일취월장하니 더욱 그렇습니다. 현실을 보면 의료 종사자의 실력은 제각각입니다. 예를 들면 모든 의료 종사자가 구급소생술을 할 줄 아는 것도 아니지요.[2]

더구나 의료 시스템은 인간이 개입하는 경우가 많고, 아울러 인간의 개입이 없으면 이루어질 수 없는 시스템입니다. 따라서 안전한 의료 시스템은 의료 현장에서 일하는 사람의 능력이 일정한 수준과 요구 사항을 충족시키고 있음을 보증해야 합니다.

인간의 능력의 품질을 보증해주는 체크는 2가지입니다. 정신적·신체적 기능을 체크하는 것과, 작업 수행 능력을 체크하는 것이지요.

우선 의료 시스템에서는 안전이 제일이지요. 그러니 안전하게 작업할 수 있도록 일정한 정신적·신체적 기능을 갖춰야 합니다. 구체적으로 말하면 정신적 장애가 있는 사람이 환자의 생명과 직접 관련된 작업을 하는 것은 위험합니다. 항공 시스템에서는 파일럿이나 관제사가 정신 장애를 가지고 있으면 사고를 일으킬 가능성이 높다고 생각하지요. 그래서 항공 신체검사에 합격하지 않으면 업무를 맡을 수 없습니다. 그래도 불행히 이러한 체크를 빠져나간 사람 때문에 하네다 공항에서 착륙 직전에 사고가 발생했습니다(하네다 중일비행기 추락 사고, 1982년 2월 9일). 또는 평형 감각에 문제가 있다든가 약물에 의존하는 파일럿이 비행기를

---

*2 2011년 3월 11일에 발발한 동일본 대지진과 같은 재해 때 의사와 간호사의 역할은 매우 중요하다. 의료 종사자가 구급소생술을 할 줄 안다는 것은 일반적인 국민들이 원하는 바이기도 할 것이다. 그래서 각 자치구는 시뮬레이션 센터를 몇 군데 설치하고, 의료 기술을 정기적으로 재교육·훈련하게끔 제안하고 있다.

조종하는 것은 대단히 위험하다는 것을 이해할 수 있을 것입니다. 마찬가지로 의료 시스템에서도 우선 작업을 수행하는 데 필요한 정신적 · 신체적 기능을 정기적으로 체크할 필요가 있습니다.

다음으로 의료 업무를 수행하는 데 필요한 실력을 정기적으로 체크해야 합니다. 이것에 대해서도 항공 시스템을 예로 들어보겠습니다. 의료 시스템에도 국가적인 수준의 정기적인 실력 체크가 필요합니다. 하지만 각 병원에서도, 예를 들면 신입 간호사가 왔을 때 일정한 수준의 실력을 갖췄는지 평가한 뒤 실제 업무에 투입하는 구조가 필요합니다. 간호사의 정착률은 다른 산업에서의 정착률과 비교하면 낮다고 들었습니다만, 그렇다면 더욱 더 의료 현장에서 일하는 사람의 능력 기준을 명확하게 하고서 능력을 평가하여 보증해야 합니다. 저는 1급 간호사 면허, 2급 간호사 면허 같은 능력 구분이 필요하다고 봅니다. 물론 이것은 의사를 비롯한 다른 의료 직종도 마찬가지라고 봅니다.

실행을 할 때는 각양각색의 어려움이 있다고 생각합니다. 하지만 의료 시스템의 안전성을 향상시키려면 그 방향성은 명확해야 합니다. 조금이라도 그 방향에 맞게 시스템을 바꿀 필요가 있습니다.

환자 관련 데이터의 클라우드화

의료 시스템에서의 가장 큰 문제점은 환자에 관한 정보의 부족입니다. 판단하는 데 필요한 정보가 없으면 아무리 우수한 의사라도 바른 진단을 내리는 데 지장이 있습니다. 동시에 아무리 우수한 약제사도 환자의 병명을 모른다면 제대로 된 복약 지도를 할 수 없습니다. 예를 들어 환자가 의사에게서 처방전을 받은 뒤 병원 밖에 있는 약국에서 약을 구입합니다. 이때 약제사는 복약 지도를 합니다. 그러나 약제사는 의사가 뭐라고 진단했는지 알 수 없으니 환자에게 물어야 합니다. 물론 환자가 병명을 확실하게 기억한다고 볼 수 없겠지요. 사실을 전한다고 볼 수도 없고요. 어쩌면 환자는 다른 병 때문에 다른 약을 먹고 있을지도 모릅니다. 그러한 정보가 없으면 약제사는 약을 먹을 때 주의해야 할 사항을 적절하게 지도할 수 없습니다. 즉, 현대의 의료 시스템은 정보가 없는 상태에서 바르게 지도할 것을 요구하기 때문에 불완전하고 결함이 있는 시스템이라고 할 수 있습니다.

그러면 환자의 몸에 관한 정보를 의사나 약제사에게 어떻게 하면 적절하게 전달할 수 있을까요?

일단, 환자가 자신의 몸에 관한 데이터를 가지고 있게 하는 것입니다. 직접 가지고 있을 필요는 없습니다. 클라우드, 즉 인터넷상의 엄밀하게 관리되는 서버 시스템에 보존해두고 필요할 때마다 참조하면 됩니다. 환자는 진찰할 때마다 문진표에 병력 등을 적을 필요가 없게 되고, 지문 등을 확인하는 것만으로 관련 업무가 처리됩니다.

이것이 실현되면 메리트는 매우 크다고 생각합니다.

우선 어느 병원에 가도 환자에 관한 정보를 알 수 있게 됩니다. 클라우드 진료 카드에는 혈액형이나 알레르기에 관한 기본적 데이터는 물론, 지금까지는 문진에 의존할 수밖에 없었던 가족 관련 정보나 어린 시절에 걸렸던 병, 다른 병원에서 받고 있는 치료, 복용하고 있는 약제 관련 정보가 모두 들어 있습니다. 의사는 환자에 관한 매우 많은 데이터를 매핑할 수 있게 되고, 그만큼 바른 진료를 함으로써 효율이 높아지리라 기대할 수 있습니다.

2011년 3월 11일에 발발한 동일본 대지진 당시 많은 병원이 피해를 입고, 많은 진료 카드가 손실되어버렸습니다. 그러나 그러한 상황에서도 클라우드 진료 카드는 통신 설비가 정비되었을 경우 환자에 관한 데이터를 제공할 수 있고, 그럼으로써 많은 사람에게 메리트를 주리라 봅니다.

의료 보상 제도 운용

의료 시스템은 산업 시스템과 달리 본질적인 한계가 있습니다. 판단에 필요한 정보가 충분히 제공되지 않는다는 한계가 그렇습니다. 아무리 우수한 의사라도 정보가 없는 상황에서 바른 판단을 할 수 없지요.

더구나 현실의 의료 현장을 보면 제한된 시간에 차례대로 환자를 진단해야 합니다. 현재의 방법으로는 사고를 피할 수 없지요.

건강 검진의 일환으로 행해지는 채혈조차 위험합니다. 전형적인 위험은 신경 손상이지요. 채혈 담당자가 아무리 주의를 기울여도 신경이 보이지 않는 상태에서 채혈을 하기 때문에 신경이 손상되는 것은 있을 수 있는 일입니다. 물론 그 확률을 줄일 수는 있습니다. 그러나 100% 막는다는 것은 불가능하지요. 이때 채혈 담당자에게 책임을 묻는 것은 부적절합니다. 왜냐하면 예측할 수는 있어도 막을 수는 없으니까요.

만약 그렇다면 "사고는 반드시 발생한다"는 전제하에 피해를 최소화할 방법을 생각하는 것이 현명하겠지요. 즉, 일어난 사건에 대해 금전적인 보상을 환자에게 해줄 수밖에 없다고 생각합니다.

산부인과의 의료 보상 제도가 일본에서는 운용되고 있습니다만, 그 적용 범위를 넓혀 일반적인 의료 시스템에도 적용하는 것을 생각할 수 있습니다. 필요한 비용은 예를 들어 외래 환자로부터 일정한 비율의 돈을 받아들여 저축해두는 것 등을 생각할 수 있습니다. 그렇게 하려면 환자, 즉 국민들이 "의료의 위험을 완전하게 피할 수는 없다"는 사실을 이해할 필요가 있습니다.

국민들을 위한 위험 교육

① 알려지지 않은 의료 시스템의 현상

국민들이 의료 종사자가 놓인 작업 환경을 모른다는 현실에 큰 문제가 있습니다. 저는 의료 시스템이 지금까지 취약했었다는 사실을 의료 안전에 관한 연구를 할 때까지 전혀 몰랐습니다. 의료 종사자가 놓인 작업 환경은 휴먼에러의 관점과 노동 조건의 관점에서 보면 열악합니다.

"현재의 의료 시스템에서는 왜 사고가 많은가?"라는 의문에 대해 답을 하나 내놓으라면, 능력이 체크되지 않은 미숙련 기술자가 갑자기 현장에서 일하기 때문입니다. 더구나 에러 유발 요인이 많은 상황에서 바쁜데다가 피로한 채로 근무하기 때문입니다. 아마 대부분의 사람들은 현재 의료 종사자들이 놓인 노동 환경의 실태를 알면 분명히 놀라리라 봅니다.

② 환자에게도 '의무'가 있다

병원의 현관에는 환자의 권리가 붙어 있습니다. 그러나 환자의 '의무'를 명확하게 강한 표현으로 알리는 병원은 거의 없습니다. 환자, 즉 국민은 자신의 건강에 좀 더 관심을 가져야 합니다. 그리고 건강하게 살기 위한 노력을 게을리하지 않도록 해야 합니다. 자신의 건강은 자신이 판단하는 것도 중요합니다.

일본의 국민 의료 보험 제도의 장점을 이해하고 있지 않은 사람도 많다고 봅니다. 다른 나라의 의료 시스템과 비교해보면 일본의 의료 보험 제도가 얼마나 우수한지 알 수 있지요. 그리고 국민들이 그것을 이해하는 것이 중요합니다. 아울러 그 제도를 유지하기 위해 국민 한 사람 한 사람이 자신이 해야 할 것, 공헌할 수 있는 것도 이해하게 하면서 협력하게 할 필요가 있습니다.

국민 의료 보험 제도를 유지하려고 한다면 국민의 의무가 발생하는 것도 당연합니다. 낮에 진료를 받을 수 있는데도 시간외 진료를 받는다면 당직을 서는 의사가 지칩니다. 구급차를 택시처럼 사용하는 것은 언어도단이지요. 긴급한 상황에 대비하기 위한 시스템을 자신의 편의를 위해 이용하는 것은 허용해서는 안 됩니다.

의료의 현실을 이해하는 것과, 데이터에 기반을 둔 토론이 필요합니다. 약자를 구제한다는 생각은 일반적으로 받아들여지고 있습니다만, 지나치면 사회에 마이너스 요인이 됩니다. 어떻게 하는 것이 가장 좋은 해결 방법인지를 데이터라는 기준을 토대로 의논하는 것이 중요하다고 생각합니다.

③ 의료에 그치지 않는 위험 관리 교육이 필요하다

의료의 위험에 대한 제 생각을 설명하고 있습니다만, 의료 시스템에서의 위험 관리를 위한 사업을 진행하더라도 그 실현은 어렵다고 생각합니다. 위험은 의료 시스템에만 있는 것이 아니니까요. 경제적인 리스크, 지구 환경 관련 리스크, 에너지 관련 리스크, 국가 안전 관련 리스크, 그리고 건강 관련 리스크가 서로서로에게 위험하다는 이해가 필요합니다.

즉, 의료 시스템의 위험을 줄이려고 한다면 경제력이 필요합니다. 그러니까 자금이 필요하지요. 도대체 누가 그 돈을 부담할지 생각해야 합니다. 국가가 부담할까요? 세금을 인상하지 않는다면 불가능합니다. 세금을 늘리려면 경제 활동이 활발하게 이루어져야 하지요. 그런데 경제 활동이 활발해져서 지구 온난화를 야기하는 가스가 계속 방출된다면 지구 환경이 더 위험해집니다. 지구 환경이 악화되면 그에 따른 자연 재해가 발생할 가능성도 더 높아지지요. 그것을 제어할 대책을 마련하려면 자금이 필요하고요. 에너지나 자원을 확보하려면 군사력도 필요하지요. 물론 이 부분에서 최고가 되겠다는 생각이야말로 잘못된 판단이고요.

결국, 위험에 관한 지식을 국민들이 이해하게 하려면 초등학교와 중학교의 의무 교육 프로그램에 위험 관리 과목을 필수적으로 넣어야 한다고 봅니다. 그 기초로서 데이터에 기반을 둔 의논을 할 수 있도록 해주어야 합니다.

지금까지 제 이상적인 생각을 표현했습니다. 현실에는 많은 어려움이 있고, 또한 많은 시간이 필요하리라고 봅니다.

한편, "가능한 일부터 한다"는 생각을 품고 활동을 시작하는 것입니다. 의료에 관련된 조직을 넘어 공동으로 의료 안전 활동에 착수하려는 것이 바로 의료 안전 전국 공동 행동의 '생명을 지키는 파트너'입니다. 일본의 의료 시스템을 짊어진 의료 관계자와 의료 기관(병원·진료소), 의료의 발전을 지원하는 학회·의료단체가 각각의 입장이나 전문성을 살려 연계·협력함으로써 환자와 의료 관계자가 함께 안심하고 케어에 전념할 수 있는 환경을 만들어나가는 것입니다. 이 캠페인은 2008년에 시작되었으며, 2013년 5월에 '일반 사단 법인 의료 안전 전국 공동 행동'이 설립되면서 구체화되었습니다. 현재 행동 목표를 정하고 실현하기 위해 활동하고 있습니다.[*3]

저는 지금까지 의료 안전에 관한 많은 연구회와 연수회에 참가했습니다. 그곳에는 바쁜 업무를 끝낸 의사나 간호사 등의 모습이 있고, 피로한 몸을 쉬고 싶은데도 불구하고 토요일 연구회에 멀리서 참가하는 의료 종사자의 열정어린 모습도 많이 볼 수 있었지요. 그것이 제게는 매우 좋은 자극제가 되었습니다. 그래서 저도 어떻게든 거기에 보답하려고 안전에 관한 사고방식을 알릴 제1판을 썼습니다. 그리고 이번에 제2판을 내게 되었습니다. 의료에 관한 자격을 가진 적도 없고, 실제로 환자를 접하고서 일한 경험도 없기 때문에 현장의 의료 종사자분들이 보기에 잘못된 부분이 있을지도 모릅니다. 하지만 너그러이 용서해주시기 바랍니다.

마지막으로 의학서원 간호출판부의 시나다 아키코 씨에게서 개정의 필요성을 설득받고 읽기 쉽게, 이해하기 쉽게 하기 위한 어드바이스도 받았습니다. 진심으로 감사드립니다.

의료 시스템의 위험을 조금이라도 줄이기를 바라면서…

가와노 류타로

[*3] 예를 들어 '행동 목표 5. 의료기기의 안전한 조작과 관리'는 수액 펌프와 실린지 펌프에 관한 교육용 동영상과 테스트 문제를 홈페이지에 제공하고 있다(열람하려는 사람의 등록이 필요하다). 각 병원은 이 파일을 다운로드한 뒤 파일 이름을 병원 이름으로 바꾸면 바로 병원 내에서 활용할 수 있다. 전국 규모로 생각하면 대폭적인 시간과 노력을 절약하게 되는 셈이다.

의료 사고 예방 솔루션 2

환자 안전 RCA 분석 ImSAFER
Improvement for medical System by Analyzing Fault root in human ERror incident

펴 냄   2014년 11월 15일 1판 1쇄 박음 / 2014년 11월 20일 1판 1쇄 펴냄
지은이   가와노 류타로
감수자   정정희
옮긴이   이민자
펴낸이   김철종
펴낸곳   (주)한언
          등록번호 제1-128호/등록일자 1983. 9. 30
주 소   서울시 종로구 삼일대로 453(경운동) KAFFE빌딩 2층
          02)701-6911   팩스번호 02)701-4449
책임편집   장웅진
디자인   이찬미, 송유미
마케팅   오영일
이메일   haneon@haneon.com   홈페이지 www.haneon.com

ISBN 978-89-5596-703-6   14510
      978-89-5596-696-1   14510(세트)